U0207422

新面部密码

面部注射美学解剖要点

Aesthetic Facial Anatomy Essentials for Injections

主　编　（英）阿里·皮拉耶什（Ali Pirayesh）, MD, FCC (Plast)
Plastic, Reconstructive and Aesthetic Surgeon
Founder, Amsterdam Plastic Surgery Clinic, the Netherlands
Consultant, Burns and Tissue Regeneration Unit
University Hospital, Gent, Belgium
Research Consultant, University College Hospital, London, UK

（英）达里奥·贝尔托西（Dario Bertossi）, MD
Associate Professor of Maxillofacial Surgery
Specialist in Maxillofacial Surgery, Otolaryngology
Facial Plastic Surgeon
Department of Surgery, Dentistry, Pediatrics and Gynaecology
Chief of Maxillofacial Plastic Surgery Unit
University of Verona, Verona, Italy
Professor of Practice, University of London
Centre for Integrated Medical and Translational Research, London, UK

（南非）伊索达尔·海德里奇（Izolda Heydenrych）, MD
Dermatologist, Founder and Director, Cape Town Cosmetic Dermatology Centre
Consultant, Division of Dermatology, Faculty of Health Sciences
University of Stellenbosch, Stellenbosch, South Africa

主　审　姜海燕

主　译　张旭东　洪恺志　骆　叶

副主译　戴　霞　孙华凤　费杨虹虹

北方联合出版传媒（集团）股份有限公司
辽宁科学技术出版社
沈阳

Aesthetic Facial Anatomy Essentials for Injections 1st edition / by Ali Pirayesh, Dario Bertossi and Izolda Heydenrych (ISBN: 9781138505728)

Copyright © 2020 Taylor & Francis Group, LLC.

All Rights Reserved. Authorized translation from the English language edition published by CRCPress, a member of the Taylor & Francis Group, LLC.

Liaoning Science and Technology Publishing House Ltd. is authorized to publish and distribute exclusively the Chinese (Simplified Characters) language edition. This edition is authorized for sale in the People's Republic of China only (excluding Hong Kong, Macao SAR and Taiwan). No part of this publication may be reproduced or distributed in any form or by any means, or stored in a database or retrieval system, without the prior written permission of the publisher. Copies of this book sold without a Taylor & Francis sticker on the cover are unauthorized and illegal.

©2022 辽宁科学技术出版社

著作权合同登记号：第 06-2021-190 号。

版权所有·翻印必究

图书在版编目（CIP）数据

新面部密码：面部注射美学解剖要点 /（英）阿里·皮拉耶什（Ali Pirayesh），（英）达里奥·贝尔托西（Dario Bertossi），（南非）伊索达尔·海德里奇（Izolda Heydenrych）主编；张旭东，洪恺志，骆叶主译. — 沈阳：辽宁科学技术出版社，2022.9（2023.6 重印）

ISBN 978-7-5591-2504-0

Ⅰ.①新… Ⅱ.①阿… ②达… ③伊… ④张… ⑤洪… ⑥骆… Ⅲ.①面—注射—美容术—图解 Ⅳ.① R625.1-64

中国版本图书馆 CIP 数据核字（2022）第 069378 号

出版发行：辽宁科学技术出版社
　　　　　（地址：沈阳市和平区十一纬路 25 号　邮编：110003）
印　刷　者：辽宁新华印务有限公司
经　销　者：各地新华书店
幅面尺寸：210mm × 285mm
印　　张：15
插　　页：4
字　　数：400 千字
出版时间：2022 年 9 月第 1 版
印刷时间：2023 年 6 月第 2 次印刷
责任编辑：凌　敏
封面设计：刘　彬
版式设计：袁　舒
责任校对：黄跃成

书　　号：ISBN 978-7-5591-2504-0
定　　价：198.00 元

联系电话：024-23284363
邮购热线：024-23284502
E-mail:lingmin19@163.com

序

解剖学描述了人体的复杂性，一直是临床医师们的重要参考；许多解剖学图书展示了人体的重要结构及其解剖关系，从而指导临床医师和医学生的学习及临床治疗。

然而，我们发现，目前关于临床解剖与美学及面部年轻化治疗相交叉的领域仍为研究空白，在医疗美学领域，仅有少数作者的书或文章涉及必要的解剖。

Euromedicom全球会议网络平台为我们提供了探索外科与医疗美学这一持续扩大的领域的思路和想法。

本书由面部美学解剖小组（Aesthetic Facial Anatomy group）编写完成，是一本多作者、跨学科的图书。

在此，我们对于能够帮助我们探索解剖结构并向同行传递知识的男性及女性大体老师表示敬意，他们是真正的英雄教育者。同时，我们对于能够在这一持续性项目中工作感到十分荣幸。

Ali Pirayesh, Dario Bertossi, Izolda Heydenrych

前言

"我们将不停探索，而我们一切探索的终点将是到达我们出发的地方，并且是生平第一遭知道的地方……"

——摘自 TS Eliot，"Little Gidding"，*Four Quartets*, with permission from Faber & Faber Ltd.

古老的解剖学艺术，长期以来吸引着无数人，近年来，已在医疗美学领域大大扩展。这本书展示了我们在日常工作中的解剖细节，并且为那些对医学领域充满热情的人提供宝贵的实用资源。

本书旨在提高医疗美学操作的安全性和临床的卓越性。能成为编写者中的一员，我很自豪。

Mauricio de Maio, MD

在我 40 年的临床实践中，我培训了许多住院医师，其中一些现在是面部美学领域的大师，他们见证了该领域在过去几十年中取得的令人瞩目的发展。作为一名教师，我的职责一直是准确评估国际上的科研成果。当我收到这本图书的初稿时，我意识到它对医疗美学领域的影响将是巨大的，因为它将为读者（无论是初学者还是高级注射医生）提供扎实的科学知识和实用工具。

Pierfrancesco Nocini, MD

事实证明，填充剂注射和肉毒毒素注射是针对面部年轻化治疗的经济实惠且安全的治疗方法。注射剂持续受到欢迎，并且是迄今为止全球最受欢迎的美容疗法。随着需求和受欢迎程度的增加，医生需要进行适当的培训，需要确保结果的安全性和有效性。

我祝贺Pirayesh博士、Bertossi博士和Heydenrych博士将这样一群杰出的专家聚集在一起，在这本书中分享他们的专业知识，本书旨在改善医疗美容结果并提高安全性。

注射剂最可怕和最具破坏性的并发症是动脉内注射，可导致组织坏死和视力丧失。本书按面部区域进行章节划分，准确、详细地描述了解剖结构，配有精美的医学插图和完美清晰的尸体解剖图，突出了危险区域中的血管位置和走行，概述了每个区域的血管风险，并建议使用安全注射技术来降低风险。

这本书不仅对于渴望完善注射技术的新手极其宝贵，而且对于我们这些有多年经验的医生来说也是无价的。作为一名长期从事外科教育的工作者，以及患者安全的倡导者，我计划将这本书推荐给我所有的学员。

Foad Nahai, MD FACS FRCS（Hon）

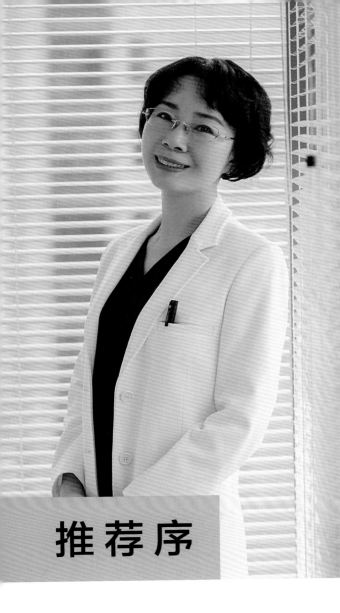

推荐序

感谢大家的厚爱，《新面部密码：肉毒毒素注射全方位攻略》和《新面部密码：皮肤填充剂注射全方位攻略》获得了广大医生朋友的喜爱。

在与读者朋友的交流中，我们深切地感受到了医生同道们对技术的专注和执着。如果能通过我们的努力，把更多好的理念和资讯传播给国内的同道，这将会是一件多么幸福和有意义的事情啊。于是，就有了这本《新面部密码：面部注射美学解剖要点》。

本书从面部分区和7个主要层次着手，以皮肤、软组织、骨骼的老化为主线，结合肌肉调节对五官、皱纹和轮廓的影响，把复杂面部结构讲解得清晰透彻、面面俱到。

特别具有实用价值的是，本书归纳总结了各种注射产品的基本特性，如肉毒毒素、可吸收性填充剂等；并结合各种材料的特性和功效，细致讲解了面部不同部位应选择何种特性的玻尿酸、非HA填充剂，如聚左旋乳酸（PLLA）、羟基磷灰石钙（CaHA）、聚己内酯（PCL）。

细致入微、实用性强，是本书的一大特点。本书着重于介绍面部主要层次（皮肤、浅层脂肪和皮肤支持韧带、浅层肌肉腱膜系统、肌肉、血管及神经、骨骼）的解剖特点以及随着衰老的相应改变，继而延展至肉毒毒素的注射方法及并发症，以及填充剂的危险区及并发症、避免各种并发症的注射技巧、副作用的治疗建议方案等，剥丝抽茧，由浅入深，逻辑清晰。

本书对国内快速发展的微整形行业有一定的指导价值，可以帮助医生清晰快速地掌握不同部位、层次的解剖，并且直接指导临床技术应用。相信微整形医生技术的提高，会极大地促进微整形行业的健康长远发展，并造福广大求美者。

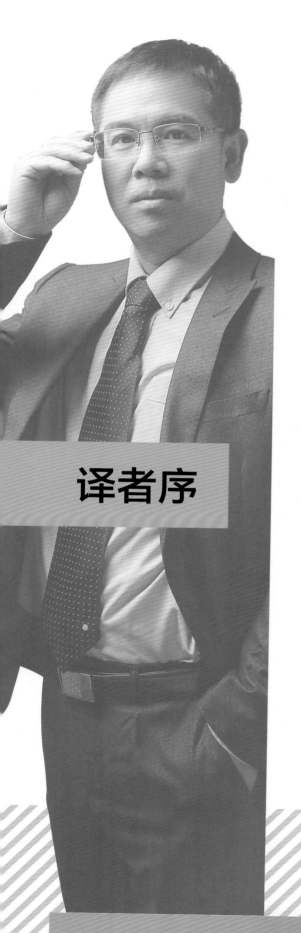

译者序

注射美容作为近10年来发展迅猛的新兴医疗美容项目，因其创伤小、恢复快、效果显著等特点获得求美者的青睐，治疗需求量逐年增长。

作为工作在整形美容领域一线的医生，我们十分欣喜地看到求美者对注射美容这一治疗方式的接受程度越来越高。但与此同时，我们也意识到，需要与日益增长的治疗需求相匹配的，是操作医生的技能水平。近年来，注射并发症层出不穷：轻者，暂时性毁容；重者，失明、偏瘫甚至脑死亡。

过硬的专业技能是整形医生打造美的基础。作为一名合格的具有实施注射美容项目资质的医生，不是懂得所谓的"流行审美"，或者具有能言善辩的沟通能力就行了，更重要的是要熟悉解剖学知识与注射技巧，在可控的解剖区域和位点做相应的治疗，避免接触危险区域和容易导致并发症的器官和神经、血管。我们期望做的就是，让更多的临床医生有机会学习到国内外关于面部常见注射区域与临床相关的解剖学细节，来指导他们安全地实施这些操作。

本书将面部进行分区，对每个部位精准注射的解剖知识和注射层次进行详细介绍。本书涵盖的部位有额部、颞部、眶部与泪沟、颧颊部、鼻部、鼻唇区、唇部、口周、颏部与下颌、颈部等，主要介绍了各个部位的肉毒毒素注射与玻尿酸填充的操作方法、注意事项及并发症处理等。书中展示了一系列精美的人工智能透视图，与人体尸体解剖图相结合，清晰地展现了注射点位、路径与解剖结构的关系，引导读者一步一步学习面部各个部位的注射方法，带给初学注射美容的临床医生以非常直观的学习感受。

为了更好地诠释本书的内涵，我们邀请了多位译者共同翻译本书，经过仔细斟酌、严谨校稿后才印刷出版。由于东方人与西方人存在解剖结构上的细微差异，以及审美标准和注射产品上的不同，因而在实际操作过程中仍应结合求美者的实际情况来做出相应调整。

最后，希望每一位注射美容医生都能具备深厚的解剖学知识，精准、安全且稳定地进行注射美容操作，实现求美者心目中的"理想之美"。

编者名单

Shino Bay Aguilera
Dermatologist
Assistant Professor of Dermatology
Shino Bay Cosmetic Dermatology and Laser
Institute
and
Dermatology Department
NOVA Southeastern University
Fort Lauderdale, Florida, USA

Khalid Alawadi
Consultant Plastic and Hand Surgeon
Department of Hand and Reconstructive
　Microsurgery
Rashid Hospital
Dubai Health Authority
Dubai, United Arab Emirates

Chytra V. Anand
Chief Cosmetic Dermatologist
Kosmoderma Clinics
Bangalore, India

Fazıl Apaydın
ENT Surgeon
Department of Otorhinolaryngology
Ege University
Izmir, Turkey

Raul Banegas
Plastic Surgeon
Director of Centro Arenales
Medical Center
Buenos Aires, Argentina

Emanuele Bartoletti
Plastic Surgeon
Studio Bartoletti-Cavalieri
Fatebenefratelli Hospital
Rome, Italy

Laura Bertolasi
Department of Neurosciences
Unit of Neurology AOUI
Verona, Italy

Thierry Besins
Plastic Surgeon
Private Clinic
Nice, France

Luis Fernando Botero
Plastic Surgeon
Clinica Quirofanos El Tesoro
Medellín, Colombia

Chiara Botti
Plastic Surgeon
Villa Bella Clinic
Salo, Italy

Giovanni Botti
Plastic Surgeon
Villa Bella Clinic
Salo, Italy

Koenraad De Boulle
Dermatologist
Aalst Dermatology Clinic
Aalst, Belgium

André Braz
Dermatologist
Private Practice
Rio de Janeiro and São Paulo, Brazil

Alastair Carruthers
Dermatologist
Clinical Professor of Dermatology
University of British Columbia
and
Private Practice
The Carruthers Clinic
Vancouver, British Columbia, Canada

Maurizio Cavallini
Plastic Surgeon
Unit of Plastic Surgery and Dermatology
CDI Hospital
Milan, Italy

Steven R. Cohen
Plastic Surgeon
Clinical Professor of Plastic Surgery
University of California, San Diego and Private Practice
FACES+
La Jolla, California, USA

Sebastian Cotofana
Associate Professor of Anatomy
Department of Clinical Anatomy
Mayo Clinic
Rochester, Minnesota, USA

Steven Dayan
Facial Plastic Surgeon
Clinical Assistant Professor
University of Illinois
Chicago, Illinois, USA

Henry Delmar
Plastic Surgeon
Clinique Del Mar
Antibes, France

Wolfgang G. Philipp-Dormston
Dermatologist
Medical Director, Department for Dermatology, Dermatosurgery and Allergology
Clinic Links vom Rhein
Cologne, Germany

Paul van der Eerden
ENT/Facial Plastic Surgeon
Lange Land Hospital
Zoetermeer, the Netherlands

Steven Fagien
Oculoplastic Surgeon
Aesthetic Eyelid Plastic Surgery
Private Practice
Boca Raton, Florida, USA

Fernando Felice
Associate Professor in Anatomy
University of Buenos Aires
Aesthetic Plastic Surgeon, Private Practice
Buenos Aires, Argentina

Jay Galvez
Facial Plastic Surgeon
Galvez Clinics
Makati City, the Philippines

Jennifer Gaona
Plastic and Reconstructive Surgeon
Founder of Keraderm and INTI Foundation
Private Practice
Bogota, Colombia

Giorgio Giampaoli
Resident in Maxillofacial Surgery
Maxillofacial Surgery Department
University of Verona
Verona, Italy

Kate Goldie
Aesthetic Physician
Medical Director, European Medical Aesthetics Ltd
London, UK

Uliana Gout
Aesthetic Physician
London Aesthetic Medicine Clinic and Academy
London, UK

Alessandro Gualdi
Plastic Surgeon
Clinical Professor
Vita-Salute San Raffaele University
Milano, Italy

Ekaterina Gutop
Dermatologist
Actual Clinic
Yaroslavl, Russia

Per Heden
Plastic Surgeon
Associate Professor in Plastic Surgery
Karolinska Institute
Stockholm, Sweden

Benoit Hendrickx
Plastic Surgeon
Associate Professor
University Hospital Brussels
Brussels, Belgium

Haideh Hirmand
Plastic Surgeon
Clinical Assistant Professor of Surgery
Cornell-Weill Medical College
New York-Presbyterian Hospital
New York City, New York, USA

Rene van der Hulst
Head and Professor of Plastic Surgery
Maastricht University Medical Center
Maastricht, the Netherlands

Shannon Humphrey
Clinical Assistant Professor
Department of Dermatology and Skin Science
University of British Columbia
Vancouver, Canada

Fabio Ingallina
Plastic Surgeon
Private Practice
Catania, Italy

Mohammad Ali Jawad
Plastic, Reconstructive and
    Burn Surgeon
R5 Aesthetic and Healthcare
Karachi, Pakistan

Krishan Mohan Kapoor
Consultant Plastic Surgeon
Plastic and Cosmetic Surgery
Fortis Hospital
Mohali, India
Honorary Senior Clinical Lecturer
University of London
London, UK

Philippe Kestemont
Facial Plastic Surgeon
Saint George
Aesthetic Medicine Clinic
Nice, France

Paraskevas Kontoes
Plastic Surgeon
DrK Medical Group
Athens, Greece

Berend van der Lei
Plastic, Reconstructive and Aesthetic
    Surgeon
Professor, Aesthetic Plastic Surgery
Department of Plastic Surgery
University Medical Centre Groningen
Bey Bergman Clinics
Groningen, the Netherlands

Shirong Li
Professor of Plastic Surgery
Department of Plastic Surgery
Third Military Hospital
Chongking, China

Steven Liew
Plastic Surgeon
Medical Director Shape Clinic
Darlinghurst, Australia

Philippe Magistretti
Consultant Radiologist and Aesthetic
    Physician
The Summit Clinic
Crans Montana, Switzerland

Mauricio de Maio
Plastic Surgeon
MD Codes™ Institute
São Paulo, Brazil

Natalia Manturova
Plastic Surgeon
Head, Department of Plastic and Recon-
    structive Surgery
Cosmetology and Cell Technologies
Russian National Research Medical
    University
Moscow, Russia

Alberto Marchetti
Plastic Surgeon
San Francesco Clinic
Verona, Italy

John J. Martin
Oculoplastic Surgeon
Oculo-facial Plastic Surgery
Miami, Florida, USA

Leonard Miller
Plastic Surgeon
Founder, Boston Center for Facial Rejuvenation
Brookline, Massachusetts, USA

Randy B. Miller
Plastic Surgeon
Miller Plastic Surgery
Miami, Florida, USA

Stan Monstrey
Professor in Plastic Surgery
Plastic Surgery, Burns and Tissue Regeneration Unit
Gent University Hospital
Gent, Belgium

Colin M. Morrison
Consultant Plastic Surgeon
St. Vincent's University Hospital
Dublin, Ireland

Ash Mosahebi
Professor of Plastic Surgery
Royal Free Hospitals and University College Hospital
London, UK

Paul S. Nassif
Facial Plastic and Reconstructive Surgery
Assistant Clinical Professor
Department of Otolaryngology – Head and Neck
    Surgery
Division of Facial Plastic and Reconstructive Surgery
University of Southern California Keck School of
    Medicine
Los Angeles, California, USA

Marc Nelissen
Plastic Surgeon
Global Care Clinic
Heusden-Zolder, Belgium

Riccardo Nocini
ENT Surgery
Department of Otolaryngology
Department of Surgical Sciences, Dentistry, Gyne-
    cology and Pediatrics
University of Verona
Verona, Italy

Anna Marie C Olsen
Dermatologist
Private Practice
London, UK

Tim Papadopoulos
Plastic Surgeon
Private Practice
Sydney, Australia

Michele Pascali
Plastic Surgeon
Plastic Surgery Academy Roma
Rome, Italy

Tatjana Pavicic
Dermatologist
Private Practice for Dermatology
    and Aesthetics
Munich, Germany

Eqram Rahman
General Surgeon
Associate Professor
Division of Surgery and Interventional
    Science
University College London
London, UK

Jinda Rojanamatin
Dermatologist
Head of Dermatosurgery and Laser Department
Institute of Dermatology
Bangkok, Thailand

Hervé Raspaldo
Facial Plastic Surgeon
Chef de Clinique des Universités
Face Clinic Genève
Geneva, Switzerland

Enrico Robotti
Plastic Surgeon
Chief, Department of Plastic Surgery
Papa Giovanni XXIII Hospital
Bergamo, Italy

Yves Saban
Facial Plastic Surgeon
Private Practice
Nice, France

Neil Sadick
Dermatologist
Sadick Dermatology
New York City, New York, USA

Massimo Signorini
Plastic Surgeon
Studio Medico Skin House
Milano, Italy

Jianxing Song
Professor of Plastic and Reconstructive Surgery
Changhai Hospital, Second Military Medical
    University
Shanghai, China

Alwyn Ray D'Souza
Plastic Surgery
London Bridge Hospital
London, UK

Ruth Tevlin
Department of Surgery
Stanford University School of Medicine
Stanford, California, USA

Gloria Trocchi
Specialist in Internal Medicine
Aesthetic Medicine Department
Fatebenefratelli Hospital
Rome, Italy

Ines Verner
Dermatologist
Department of Dermatology and Regenerative
  Medicine
Verner Clinic
Tel Aviv, Israel

Daria Voropai
Aesthetic Physician
AEGIS London
London, UK

Heidi A. Waldorf
Dermatologist
Waldorf Dermatology Aesthetics
Nanuet, New York, USA
Associate Clinical Professor
Department of Dermatology
Icahn School of Medicine of Mount Sinai
New York City, New York, USA

Vitaly Zholtikov
Plastic Surgeon
Private Practice "Atribeaute Clinic"
Saint Petersburg, Russia

审译者名单

主　审：姜海燕

主　译：张旭东

　　　　洪恺志

　　　　骆　叶

副主译：戴　霞

　　　　孙华凤

　　　　费杨虹虹

参　译：陈淑君

　　　　周　珺

　　　　张荷叶

　　　　吴近芳

　　　　范　浩

　　　　丁寅佳

　　　　司婷婷

　　　　陈　钊

　　　　孙　燚

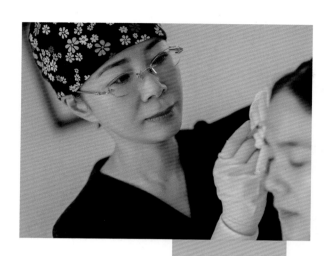

姜海燕

资深皮肤微整形注射专家

主审

2004年毕业于复旦大学上海医学院，硕士研究生，在复旦大学上海医学院附属华山医院皮肤科完成硕士研究生学业。专攻激光美容，肉毒毒素、玻尿酸和胶原蛋白注射，埋线技术，女性私密部敏感紧致10余年。

代表中国与澳大利亚、德国、法国、美国、韩国等多个国家的著名注射大师切磋交流，多次赴海外进行学术交流和演讲，掌握综合的先进注射技术。

凭借扎实的临床医学理论知识、敏锐的审美理念以及出色的临床诊治经验，成为亚太地区知名的注射微整形领军人物之一。

淘宝
购书链接

微信
购书链接

作者小红书

作者视频号

提倡年轻化疗效显著的同时，
应维持原有面容的自然与生动。

· 受聘于美国艾尔建公司，为肉毒毒素 BOTOX®（保妥适）和玻尿酸 JUVEDERM（乔雅登）注射培训导师。

· 受聘于高德美公司，为瑞蓝玻尿酸的专家组成员，可联合运用玻尿酸和胶原蛋白水光，改善油敏肌肤。

· 受聘为"双美胶原"专家团成员，为黑眼圈与眼周综合注射培训导师，提出"眼周问题鸡尾酒疗法"。

· 受聘为艾维岚童颜针注射培训导师。

· 受聘为美国博士伦热玛吉官方指定培训授证导师。

· 受聘于韩国韩士生科，为密特线的特聘线材与玻尿酸联合治疗讲师，是"less is more"理念的倡导者。

· 中国整形美容协会医美与艺术分会、注射美容与微整形专业委员会常务委员。

· 中国非公立医疗机构协会皮肤专业委员会委员。

· 中国非公立医疗机构协会皮肤管理委员会美塑学组委员。

· 中国整形美容协会损伤救治康复分会理事。

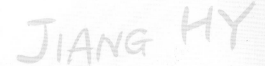

著作与译作

· 已出版：《关于微整形，你想知道的都在这里》

· 已出版：《你素颜最好看：水光、果酸、水杨酸、微针中胚层美塑疗法全攻略手册》

· 已出版：《光电抗衰消费者手册：皮秒、超声刀、热玛吉、Fotona 4D、酷塑一网打尽》

· 已出版：《新面部密码：肉毒毒素注射全方位攻略》（主译：姜海燕、骆叶；原著者：Altamiro Flávio, DDs）

· 已出版：《新面部密码：皮肤填充剂注射全方位攻略》（主译：姜海燕、骆叶；原著者：Altamiro Flávio, DDs）

· 已出版《新面部密码：面部注射美学解剖要点》（主审：姜海燕，原著者：Ali Pirayesh, Dario Bertossi, Izolda Heydenrych）

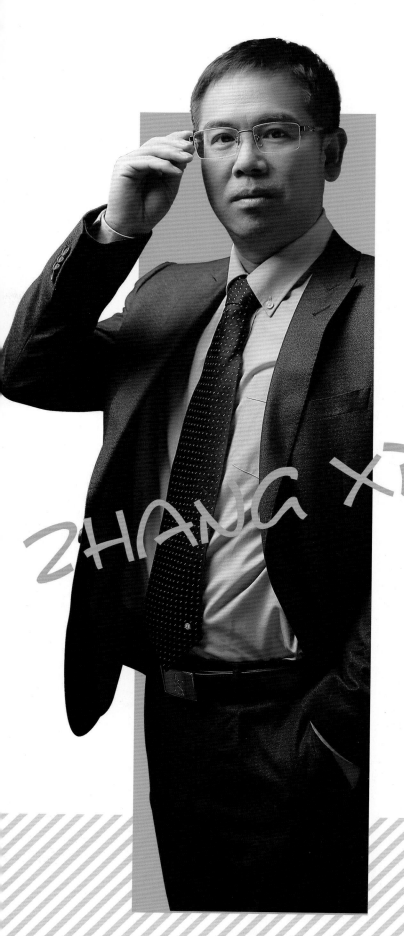

主译

张旭东

主任医师，博士

浙江省医学会医学美学与美容学分会
候任主任委员

杭州市医学美学与美容学分会
副主任委员

中华医学会整形外科学分会器官再造
专业学组委员

从事整形及医学美容外科专业20余年，擅长眼、鼻、下颌、乳房等部位的美容整形和面部年轻化的综合治疗及二期修复，在慢性溃疡、疑难创面、各种先天性畸形和瘢痕、各种美容失败病例的修复和整形方面有丰富的经验，对注射美容等微创治疗方面有独到的见解。

发表论文40余篇，副主编专著1部，获军队科技进步奖一、二、三等奖共4项。

洪恺志

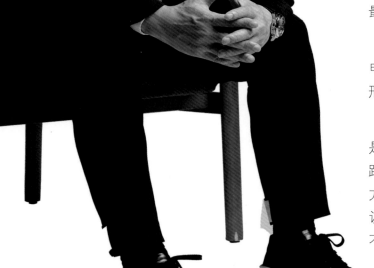

美国 AAAM 美容医学学会会员
中国整形美容协会医美与技术分会常务委员
中国非公立医疗机构协会皮肤专业委员会第
二届委员会委员

　　毕业于北京大学医学部临床医学系、
复旦大学上海医学院，硕士研究生，从事
皮肤科、激光美容、微整形注射 10 余年，
多次受邀参加国际医美会议，从业至今不
断钻研精进医学美容领域，同时拥有丰富
培训经验。曾经担任 PDO 埋线培训讲师、
艾尔建注射培训讲师、乔雅登注射培训讲
师、高德美瑞蓝注射培训讲师、Fillmed 特
邀全国培训讲师、圣博玛艾维岚认证注射
导师，对于再生材料、埋线、填充剂注射
小有心得，持续致力于更进一步学习国际
最新技术知识。

　　擅长全面部年轻化综合设计治疗，光
电治疗皮肤问题，填充剂填充进行面部塑
形，肉毒毒素注射除皱等。

　　在自己喜爱并擅长的领域深耕下去，
是一件幸福的事！在医学美容多维抗衰的
路途中，每一天都在思考如何用最合理的
方式尽力守护求美者的青春年华！对于知
识以及技术的探索没有极限，提倡"美丽
不动刀"的无创理念。

骆叶

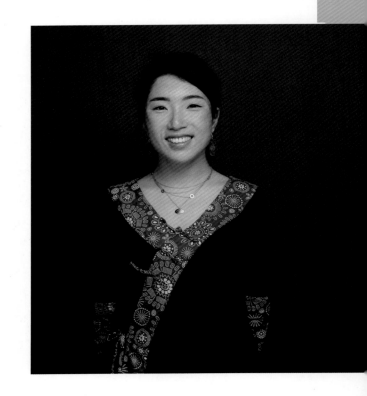

中国肉毒毒素研究院 医学编辑

INA（国际肉毒毒素协会）委员

肉毒毒素 btxa 公众号 创始人

著作与译作

1. 胡兴越，孙燚，骆叶：《面部密码——肉毒毒素注射手册》

2. 李建华，胡兴越，骆叶：《身体密码——肉毒毒素注射手册》

3. 骆叶，朱全超，孙燚：《亚洲人肉毒毒素注射》（译作）

4. 朱先理，许立龙，吴涛，胡兴越，靳令经，骆叶：《超声引导下的化学去神经技术》

5. 骆叶，靳令经，张旭东：《庖丁解牛——面部解剖挂图（美容）》

6. 骆叶，胡兴越，靳令经：《只有肉毒毒素知道：肉毒毒素注射患者必备手册》

7. 姜海燕，骆叶：《关于微整形，你想知道的都在这里》

8. 姜海燕，骆叶：《你素颜最好看：水光、果酸、水杨酸、微针中胚层美塑疗法全攻略手册》

9. 姜海燕，骆叶：《光电抗衰消费者手册：皮秒、超声刀、热玛吉、Fotona 4D、酷塑一网打尽》

10. 姜海燕，张旭东，骆叶：《新面部密码：肉毒毒素全方位注射攻略》（译作）

11. 姜海燕，张旭东，骆叶：《新面部密码：皮肤填充剂全方位注射攻略》（译作）

12. 《2015年韩国透明质酸类填充剂产品发展趋势及对我国的影响》

13. 《2016年中国肉毒毒素白皮书：全球肉毒毒素品牌》

14. 《2017年中国肉毒毒素白皮书：医师处方观念与消费者行为调研》

15. 《2017年中国医疗美容行业咨询师职业调查》

16. 《2018年中国肉毒毒素白皮书：肉毒毒素差异化》

17. 《2019年中国肉毒毒素白皮书：非法肉毒毒素深度市场调研》

18. 《2021年中国医疗美容机构术前洁面现状调研分析》

目录

序 ·· III

前言 ··· IV

推荐序 ··· V

译者序 ··· VI

编者名单 ··· VII

译者名单 ·· XIII

主审 ··· XIV

主译 ··· XVI

第 1 章　面部美容部位 ·· 001
Alessandro Gualdi, Michele Pascali, Heidi A. Waldorf, Rene van der Hulst, Philippe Magistretti, Dario Bertossi

第 2 章　面部层次 ·· 007
Eqram Rahman, Yves Saban, Giovanni Botti, Stan Monstrey, Shirong Li, Ali Pirayesh

第 3 章　皮肤、软组织与骨骼的老化 ·· 012
Daria Voropai, Steven Dayan, Luis Fernando Botero, Chiara Botti, Leonard Miller, Ali Pirayesh

第 4 章　肌肉调节 ·· 016
Mauricio de Maio, Izolda Heydenrych

第 5 章　肉毒毒素 ·· 033
Massimo Signorini, Alastair Carruthers, Laura Bertolasi, Neil Sadick, Wolfgang G. Philipp-Dormston, Dario Bertossi

第 6 章　可吸收性软组织填充剂：基本特征 ································· 042

Ali Pirayesh, Colin M. Morrison, Berend van der Lei, Ash Mosahebi

第 7 章　可吸收性填充剂的并发症 ····································· 050

Maurizio Cavallini, Gloria Trocchi, Izolda Heydenrych, Koenraad De Boulle, Benoit Hendrickx, Ali Pirayesh

第 8 章　额部 ··· 066

Izolda Heydenrych, Fabio Ingallina, Thierry Besins,Shannon Humphrey, Steven R. Cohen, Ines Verner

第 9 章　颞部和眉外侧 ··· 089

Krishan Mohan Kapoor, Alberto Marchetti, Hervé Raspaldo,Shino Bay Aguilera, Natalia Manturova, Dario Bertossi

第 10 章　眶周及泪沟 ·· 108

Colin M. Morrison, Ruth Tevlin, Steven Liew, Vitaly Zholtikov, Haideh Hirmand, Steven Fagien

第 11 章　面颊和颧弓 ·· 125

Emanuele Bartoletti, Ekaterina Gutop, Chytra V. Anand, Giorgio Giampaoli, Sebastian Cotofana, Ali Pirayesh

第 12 章　鼻部 ··· 144

Dario Bertossi, Fazıl Apaydın, Paul van der Eerden, Enrico Robotti, Riccardo Nocini, Paul S. Nassif

第 13 章　鼻唇沟 ·· 161

Berend van der Lei, Jinda Rojanamatin, Marc Nelissen, Henry Delmar, Jianxing Song, Izolda Heydenrych

第 14 章　唇部 ··· 171

Ali Pirayesh, Raul Banegas, Per Heden, Khalid Alawadi, Jennifer Gaona, Alwyn Ray D'Souza

第 15 章　口周区域 ·· 186

Krishan Mohan Kapoor, Philippe Kestemont, Jay Galvez, André Braz, John J. Martin, Dario Bertossi

第 16 章　颏及下颌线 ·· 197

Ash Mosahebi, Anna Marie C Olsen, Mohammad Ali Jawad,Tatjana Pavicic, Tim Papadopoulos, Izolda Heydenrych

第 17 章　颈部和肩部 ·· 212

Kate Goldie, Uliana Gout, Randy B. Miller, Fernando Felice, Paraskevas Kontoes, Izolda Heydenrych

第1章　面部美容部位

Alessandro Gualdi, Michele Pascali, Heidi A. Waldorf,
Rene van der Hulst, Philippe Magistretti, Dario Bertossi

前额

前额上缘位于发际线，外侧边界为颞嵴，由额肌和颞肌融合而成，眉间、鼻额沟（中央）和眶上缘的眉毛形成下界（图1.1）。前额并没有明显的种族差异，但南美洲人和亚洲人的前额通常较窄，而高加索人和非洲人的前额较宽，差异很大。

在衰老过程中，发际线逐步后缩，眶缘加宽，前额面积增加，眉毛下降，前额外侧方相对保持不变。

深入了解前额和眉间解剖具有重要的临床意义。额肌是一块非常表浅的肌肉，可能出现几种解剖学变异，使用神经调节剂时要考虑这些变异因素以保证得到有效治疗。皱眉肌位于内侧眶缘，是神经调节剂治疗的重要目标之一。它的内侧起源于深层骨骼，随之向上外侧走行，在外侧眉毛处与皮肤相连，并与额肌纤维融合。降眉间肌位于中央鼻根深部，是一块垂直走行的肌肉。这一区域的主要血管是眶上血管和滑车上血管。血管走行与皱纹方向大体一致，掌握它们的解剖深度非常重要，因为颈内动脉和颈外动脉循环之间有交通支，填充剂进入血管后导致失明的风险很高。神经通常和血管相毗邻。

值得注意的是，眶上神经的深部分支延伸至颞嵴内侧约1cm；为了最大限度地减轻疼痛或减少神经损伤，建议避免用锐针注射该区域。

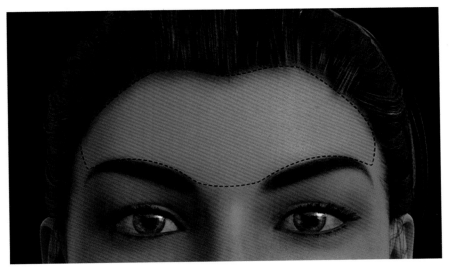

图 1.1　前额

颞区

颞区包括从颞嵴到颧弓之间的区域，界线清晰（图1.2）。眶缘构成颞区前缘，发际线构成后缘。颞区范围的种族差异很小，但非洲人的颅骨中的颞骨非常厚，因此颞部凹陷不常见。随着年龄的增长，外侧眶缘变宽，同时骨质吸收，导致颞部凹陷，形成老态或病态外观。颞动脉通过颞窝从深层穿行到浅层。其走行紧贴耳朵，靠近耳轮，然后经眉弓外侧约2cm处，在颞浅筋膜中走行。它可能与上睑血管和眶上血管吻合，因此，在误注射入填充剂后，这也是一个可能导致失明的危险区域。

颞区有重要的静脉，其中最重要和最危险的是颞中静脉。这是一条非常粗的静脉，汇入颈内静脉，误注射入填充剂可导致栓塞和死亡。颞中静脉与前哨静脉吻合。注射层次应很深或很浅，并应掌握颞中静脉的走行，该静脉走行在颧弓上方1~2cm。

眶周区域

眶周区域（图1.3）从眉毛下方延伸至颧颊韧带，此韧带位于鼻颧沟和眼轮匝肌支持韧带外侧。

眶周是显示年龄和种族差异最明显的区域。在非洲人的颅骨中，眼眶更宽且更方，骨吸收发生得更早。由于皮下脂肪减少和眶上缘突出，眶周组织明显萎缩，导致眼窝凹陷。尽管亚洲人的骨骼结构与高加索人相似，但肌腱结构不同，并且上睑形成内眦赘皮。

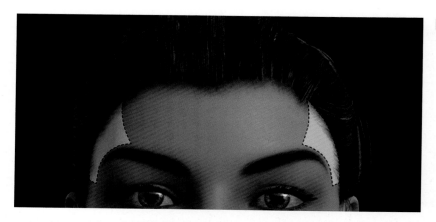

图 1.2　颞区

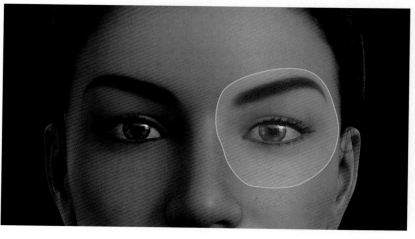

图 1.3　眶周区域

在衰老的过程中，渐进的骨质吸收导致眼眶逐渐扩大。眉毛下降，眼睑皮肤松弛可能导致睑皮松弛症和上睑下垂，从而影响视力。

神经调节剂的注射部位通常在没有血管危险区的外侧眼轮匝肌区，不建议应用于上睑，因为导致上睑下垂的风险很高。上睑是填充剂注射的高风险区域，滑车上动脉、睑内侧动脉和眼动脉在此处相交通，此处栓塞可能导致失明。因此，注射医生必须熟练掌握解剖学知识，并且在治疗上睑凹陷畸形时使用钝针。

鼻部

鼻部的骨骼结构和软骨发育不同，有种族差异。

鼻部从鼻根上缘延伸到鼻孔和鼻小柱下缘，侧面延伸到鼻颊沟（图1.4）。

鼻部是一个血管危险区域。在口角蜗轴上方，面动脉进入浅层并分成两支。

接近鼻翼沟处，皮下深层面动脉又分成侧鼻动脉和角动脉。非洲人以短鼻子大鼻孔和大鼻尖为其特征。上颌骨中央部分发育很好，向前凸起。鼻背通常平坦，鼻根稍高于眼角连线。亚洲人鼻子扁平，鼻根低且鼻背不明显。鼻孔小，鼻尖肥大，通常很短且圆钝。随着年龄的增长，鼻软骨增大，鼻骨腔室变宽。软骨变得更薄，鼻尖下降。尽管老年人鼻背的骨质没有改变，但可能变得更薄，边缘更锋利。侧鼻血管在鼻翼沟上方走行，与来自上唇动脉的一个分支穿过鼻小柱，一起供应鼻尖的血运。鼻尖血运丰富，尤其在浅层区域。

由于鼻根部血管呈树枝状分布，鼻根部也是一个危险区域。要在骨膜上注射，以避免发生血管栓塞或压迫，尤其是滑车上动脉的鼻背分支。靠近鼻根，在内眦正下方，内眦静脉和面静脉吻合并汇入海绵窦，成为重要的危险区域。建议从外侧向内侧注射，并朝向内侧按摩。使用钝针可以预防并发症的发生。鼻背中1/3是注射的最安全区域。

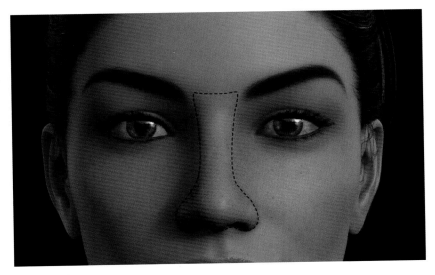

图 1.4　鼻部

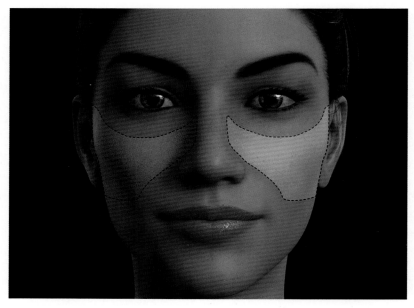

图 1.5　面颊部

面颊部（图1.5）

面颊部位于眶下区域，侧面从耳前延伸至内侧鼻部（上界）、嘴唇（下界）。非洲人面颊较大，其正面观和侧面观显示颧骨明显，而中央突出的上颌骨通常使脸部呈现不平整的外观。

亚洲人的面颊部骨骼也很明显，但是鼻子扁平，上颌骨小，形成了典型的扁平脸。面颊部脂肪通常发育良好。

随着年龄的增长，眼眶和鼻腔的增宽以及骨骼变薄导致软组织下垂，从而使鼻唇沟、泪沟、木偶线更加明显。

面神经起源于耳垂附近，深入腮腺。从腮腺前缘浅出后，分成5个分支。额支在颧弓上方浅出，与颞浅动脉伴行。这是一个危险的区域。

面部脂肪室非常清晰，可以分为浅层组和深层组。增大某些脂肪室内容量可确保最大的投影效果，而注射其他隔室可能会导致下垂（参考第11章）。眶下神经从眶下孔穿出进入面部，眶下孔位于内侧角膜缘垂直线上，眶下缘下方6~8mm范围内。在眶下孔旁边注射，以避免进入血管。避免栓塞发生从下颌角一直延伸到眼眶内侧的面静脉。

嘴唇和口周区域

口周区域包括嘴唇和口轮匝肌相对应的区域（图1.6和图1.7）。

种族或区域差异方面，嘴唇的范围没有变化，但比例却不同。非洲人和地中海人的嘴唇通常较大，而亚洲人、北欧人和北美人的嘴唇较薄。

老年人的嘴唇也较薄。如果出现全部或部分牙龈炎，可能会出现中度至重度牙槽萎缩，导致嘴唇和口周组织回缩，鼻子到下颌长度变短。

图 1.6　口周区域

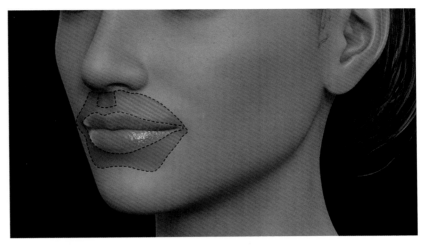

图 1.7　嘴唇区域

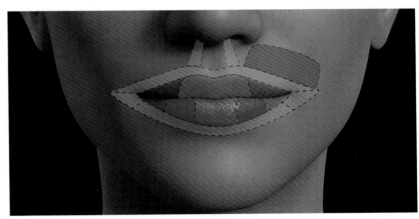

插入口角蜗轴的肌肉运动，使笑容产生。颧大肌在由颧大肌主导的笑容（Zygomatic Smile）中起到强大作用。当提肌力量随着年龄增长而减弱时，笑肌可能占主导作用，产生更多水平方向的笑容。最终，降口角肌占主导作用，从而产生嘴角向下的笑容。颧小肌、提上唇肌、提上唇鼻翼肌的肌纤维插入上唇。

经过口角蜗轴后，面动脉浅出分成上唇动脉和下唇动脉。上唇动脉穿过口轮匝肌进入嘴唇，在干湿黏膜交界处走行。下唇动脉起源于口角轴下方的面动脉，并从深部延伸至黏膜下浅层。但是，要注意形态上变异较多。

下颏

下颏位于降口角肌（外侧界）、口轮匝肌下缘（上界）与下颌骨缘之间（图1.8）。非洲人下颏宽，骨骼厚，下颌骨明显。

亚洲人大多上颌后缩，下颏较小。除了软组织下垂，老龄化不会直接影响下颏区域。但是，由于患者缺牙而使咬合缺失，会导致前凸。尽管下颏是相对安全的治疗区域，但要注意在两个前磨牙下方的颏神经。在年老或无牙的患者中，颏孔通常更靠近牙槽。注射到神经可能导致下唇永久性感觉异常，或下唇麻木。

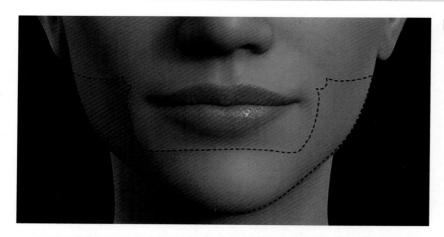

图 1.8　下颌，下颌线

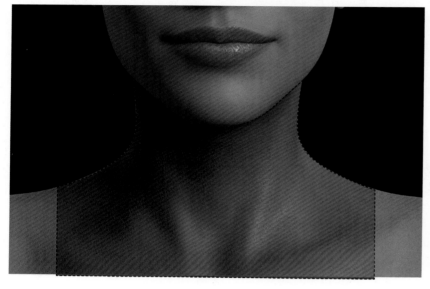

图 1.9　颈部

下颌

　　下颌区域从降口角肌（前侧界）延伸到后方颞下颌关节，以骨质边缘构成的下颌线为下界。除了软组织下垂，没有特定的老化改变。面动脉在咬肌前缘前方约1cm处穿过下颌骨。咬肌是人体最强的肌肉。

颈部（图 1.9）

　　颈部前面的解剖区域从下颌骨向下、向前延伸到胸骨柄上。颈后侧以颅骨的枕骨为上界，第7颈椎与第1胸椎之间的椎间盘为下界。颈部又被分为前三角和后三角。前三角由胸锁乳突肌的前缘、颈部中线和下颌骨的下缘构成，后三角由胸锁乳突肌的后缘、斜方肌的前缘以及锁骨的外侧1/3构成。可见的前三角区域是美学治疗的重点区域。随着年龄的增长，颈部会出现软组织松弛、皮肤过多、脂肪堆积和下颌角消失等情况。

第2章　面部层次

Eqram Rahman, Yves Saban, Giovanni Botti, Stan Monstrey, Shirong Li, Ali Pirayesh

面部具有在交流时表现情感的各种能力，是人体最独特的部位之一。人们对面部美学的兴趣逐渐浓厚，加之深入的研究，使人们已经认识到了面部各层结构及其因潜在骨骼结构和遗传因素引起的细微物理变化。随着年龄的增长，面部会经历各种变化，手术也越来越有挑战。对衰老过程相关的面部解剖学的深刻理解，有助于医生制订治疗规划和预测效果。通常面部分为上、中、下三等份，上面部从发际线延伸到眉间，中面部从眉间到鼻基底，下面部从鼻基底到下颌。

然而，Mendelson和Wong（2013）提出，将面部按功能区域划分，则由韧带联系的层次结构可以更全面地理解解剖。

面部可以分为7个主要层次（图2.1）：

（1）皮肤。

（2）浅层脂肪和皮肤支持韧带。

（3）浅层肌肉腱膜系统（SMAS）。

（4）肌肉。

（5）血管及神经。

（6）深层脂肪。

（7）骨骼。

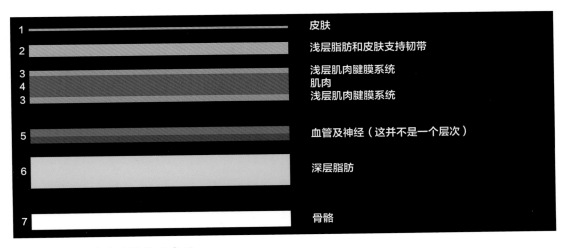

图 2.1　面部层次的图层示意图

皮肤

皮肤是面部的浅层，是反映年龄的重要指标。在青年时期，皮肤光滑，紧致，无瑕疵，质地均匀。皮肤在组织学上可分为表皮和真皮，真皮由胶原蛋白、弹性纤维以及包含黏多糖、透明质酸和硫酸软骨素的基质构成。

在遗传、激素、行为和环境等重要因素的影响下，皮肤衰老通常从40岁开始逐步加重。在软组织衰老过程中，凹陷、下垂表现为皮肤过多。下睑和眼眶外侧区域开始出现皱纹，并伴有皮肤异色、质地变化、色素沉着、干燥、皮肤变薄、褶皱、下垂和动态纹。中面部老化受紫外线影响较大，容易出现粗糙、皱纹和皮革样皮肤，导致毛细血管扩张、癌前病变和恶性肿瘤的发生率升高。导致衰老的外在因素包括吸烟、环境污染、红外线及可见光辐射。容量缺失为面部老化的重要因素，随着容量填充技术在外科和非外科治疗中的整合，注射填充剂改善容量缺失成为面部年轻化领域中最重要的进步之一。

浅层脂肪和皮肤支持韧带

年轻人的面部脂肪在浅层和深层广泛而均衡地分布，使面部呈现不同弧度和凸度。浅层肌肉腱膜系统（SMAS）把浅层脂肪和深层脂肪隔开。包含血管结构的筋膜把浅层脂肪分隔成独立的隔室。脂肪层的主要作用是作为面部肌肉运动的滑行平面。

浅层脂肪室包括鼻唇脂肪室，内侧、中部和外侧颞颊（位于额头内）脂肪室，以及上、下和外侧眼眶脂肪垫。鼻唇脂肪室位于颊脂肪垫的内侧，在鼻唇沟下垂中起重要作用。眼轮匝肌支持韧带（ORL）位于眶下缘下方2~3mm，形成鼻唇沟和颊内侧脂肪室的上边界。颊中部脂肪室在内侧和外侧颞颊脂肪室之间，包含被称为颊上隔的筋膜上缘。

各个脂肪室以不同的速度老化，代谢上也有不同，从而导致局部饱满度变差和出现老化痕迹。眶周、前额、颧部、颞部、下颌、上颌、眉间和口周部容易出现容量缺失，而鼻唇沟和下颌下脂肪垫可能增大。眶下和颧部脂肪垫通常会更加突出，而颧部脂肪垫的突出会导致其向鼻唇沟挤压，从而加深鼻唇沟。重点要理解单独的脂肪室注射填充剂后表现不同，鼻唇沟浅层、颊中部脂肪室和下颌脂肪垫注射后会产生注射物下移的情况。但是，内侧和外侧颊部以及颞部浅层注射后会增加局部投影，而不会产生注射物向下移位的情况。

浅层肌肉腱膜系统（SMAS）

SMAS 1977年以来就已经被人们所认识，它是一层独特的皮下筋膜，与下方的颈阔肌和上方的睑板相连续。它作为面部表情肌的封套筋膜，在面部表情中发挥重要作用。SMAS在侧面被牢固地附着在腮腺咬肌筋膜上，此处被认为是固定的SMAS。面部支持韧带起源于骨膜（颧骨和下颌骨支持韧带）或肌肉筋膜（咬肌韧带和颈部固有韧带），穿过SMAS连接于皮肤，并成为浅层和深层脂肪之间的纤维隔。神经血管结构或面部危险区域位于这些固有韧带之间。

SMAS向上经过颧弓，与颞浅筋膜连接。SMAS在腮腺上明显较厚，但向中间走行时变薄。SMAS跃过颧弓后，被称为颞浅筋膜，并分层以包含面神经的颞支和颞中脂肪垫。

　　SMAS的黏弹特性和三维结构的退化性变化会导致面部下垂。研究人员认为，由于SMAS数量减少，中面部老化更早且进展更快。随着年龄的增长，支持韧带变弱，导致咬肌SMAS进一步下垂，由此形成下颌袋。

　　由于SMAS靠近面神经的颞支，该位置的操作应在颞浅筋膜深部，以免损伤任何神经。

肌肉

　　面部的肌肉可分为眼周肌肉和口周肌肉，大体上分为4层，其中面神经位于最深层与第三层之间。第一层，浅层，包括眼轮匝肌、颧小肌和降口角肌。第二层，包括提上唇鼻翼肌、颧大肌、笑肌、降下唇肌和颈阔肌。第三层，包括口轮匝肌和提上唇肌。第四层，也是最深层，包括颊肌、提口角肌和颏肌。面部肌肉的主要功能与面部运动有关，它们在支持软组织方面也起着重要作用。SMAS联动面部肌肉，特别是颧大肌和口轮匝肌。

　　面颊部的肌肉分为浅层肌肉和深层肌肉。浅层肌肉包括颧大肌、颧小肌、提上唇肌、笑肌、降口角肌、眼轮匝肌和口轮匝肌。深层肌肉包括提口角肌、颊肌、降下唇肌和颏肌。

　　肌肉老化会引起明显的变化，例如肌肉体积减少和力量下降。这样的例子可以在中面部看到，口轮匝肌随着年龄的增长而变薄，而眼轮匝肌则不会。对不同年龄的人群进行广泛的面部MRI检查的研究表明，中面部肌肉同时收缩和舒展。研究人员认为，在人的一生中，这不仅会让面部收缩，还会导致深部脂肪室脱出。

血管及神经

　　直接从颈外动脉或其分支起源的3个主要动脉为面部供血，包括面动脉、面横动脉和眶下动脉。面动脉最粗，在咬肌前缘穿过下颌骨下界，此处可以触及动脉搏动，然后向梨状窝蜿蜒走行。面动脉从深层下颌骨发生，跃过颊肌，在笑肌和颧大肌下方，颧小肌下方或上方，在近端1/3交界处由内向外穿过鼻唇沟，之后变成内眦动脉，与颞浅动脉（STA）吻合。

　　眼动脉是为眼球提供血供的主要动脉。该动脉起源于颅中窝的颈内动脉，穿过视神经孔并在眶内分出很多分支。

　　颞浅动脉是颈外动脉的终末支。该动脉从腮腺内部发出，此处也是颈外动脉发出上颌动脉分支的位置。在面部两侧，颞浅动脉为面部大部分皮肤提供血供，包括外侧额部、颞部、颧部和耳廓。来自颞浅动脉一个重要的分支是面横动脉（也从腮腺发出）。

　　前额由眶上动脉和滑车上动脉（眼动脉分支）提供血供。鼻子的鼻翼、鼻尖和鼻小柱有独特的细小动脉构成的复杂血管网，其中大部分由侧鼻动脉（起源于面动脉）或上唇动脉（也源自面动脉）供血。上唇主要由上唇动脉供血，下唇由3个唇部动脉供血。颏部主要的血管是颏动脉（下牙槽动脉的分支）。

　　大多数静脉与同名动脉伴行。面静脉与面动脉一起跃过下颌骨后，直接通向内眦。面静脉在前额外侧和颞顶区域汇入颞浅静脉，在前额中部和上睑区域汇入内眦静脉或海绵窦内的眼静脉。中面部的静脉回流至眶下静脉和翼状丛静脉。一些结构如嘴唇和面颊部的静脉回流至面静脉。

主要动脉的位置、粗细和发出位置因个体和种族不同存在差异。随着年龄的增长，个别血管会发生随机的退行性变化，包括管径增粗、弹性下降、动脉压升高。这些变化可导致这些动脉变长和进一步迂曲。

面动脉在咬肌前缘跃过下颌骨边界，此处可触及动脉搏动，然后蜿蜒向梨状窝走行。

第7对颅神经（CN）——面神经——是面部肌肉的主要运动神经。面神经损伤是严重（但罕见）的手术并发症之一。面神经出茎乳孔后，分成上、下两束穿过腮腺，然后到达面部肌肉。该神经在面部手术中具有重要临床意义。下颌神经阻滞后出现潜在的偏瘫，也称为贝尔麻痹。

其他重要的神经包括三叉神经（CN V），它具有3个分支以及来自颈丛的其他分支。

耳大神经位于外耳道下约5cm处，在颈部浅筋膜深部走行。颏神经是下牙槽神经的一个分支，从颏孔穿出，该处可见，当口腔黏膜伸展时可以触及。颏神经支配下唇和下颌。颊黏膜和颊部的皮肤由下颌神经的颊支支配，而舌的前2/3由舌神经支配（三叉神经下颌支的一个分支）。

面部组织移植已迅速发展为严重毁容患者的可行性治疗方案。为了修复损坏的面部表情肌并保持其功能，医生还必须了解面部肌肉和神经分布，相比于咀嚼肌（由三叉神经支配并含有本体感受器）而言，这些肌肉不含本体感受器。

深层脂肪

深层脂肪包括眼眶内侧和外侧眼轮匝肌下脂肪（SOOF），以及颊内深脂肪室。SOOF大多位于眶下缘的外侧，但也有位于眼轮匝肌下方的情况。其他较深的脂肪室包括颞部脂肪垫和该脂肪垫深层的脂肪垫，称为Bichat脂肪垫。深部骨膜上脂肪层位于SMAS下方。尽管SMAS夹在脂肪层之间，但仍存在包含神经血管结构的膜结构或融合区。与浅层脂肪相比，深层脂肪由节段性大的白色小叶组成，其间有薄的纤维隔膜。随着年龄的增长，深层脂肪可能会分解并下垂，眼轮匝肌下缘因此更加突出，而颧弓和鼻唇沟也更加明显。雌激素减少引起的绝经后变化可能导致脂肪沉积增加，浅层脂肪减少。

骨骼

当一组特定的骨骼比例使得面部软组织处于理想状态时，在这个时间点上能够呈现出最佳的年轻特征。骨骼框架是面部特征的基础，为软组织提供支撑并保持理想的软组织关系。

重要的面部骨骼包括前额骨、上颌骨、颧骨、腭骨、鼻骨、颞骨、泪骨、筛骨和下颌骨。骨骼为面部表情肌和咀嚼肌提供结构支撑和附着点，还可以保护眼睛等结构。

面部骨骼在整个生命过程中都会经历膨胀和选择性吸收，梨状窝和眼眶处则特别容易因年龄的增长而发生吸收。在60岁以后，可以观察到上颌后缩，上颌角也减小10°。中面部骨骼退化也发生在60岁左右，女性比男性常见。骨骼退化尤其是眶外侧缘和牙槽处的后退，导致中面部支撑丧失及面部整体高度降低。

因年龄因素，鼻孔、成对的鼻骨会有所改变，加之上颌骨的上升，可导致鼻部外形发生显著变化，包括鼻腔整体长度延长，鼻尖下塌、下旋，鼻小柱和外侧脚后移，以及鼻翼退缩。

上颌骨的选择性吸收可能导致牙列随之缺失，Bartlett等证明，上颌骨和下颌骨高度降低与牙列的最终缺失密切相关。

牙齿脱落通常对上颌骨的影响比对下颌骨的影响更大，而女性牙齿脱落的风险更高。

具有明显骨质特征的个体，有结实的面颊骨和明显的眶上缘、下颌线，对于抗衰老而言更有优势。

结论

面部因具有交流、情感表达和咀嚼的功能，而具有独特性。由于这种复杂功能，临床工作者必须对其解剖要有深刻的理解。面部的每个层次在形态和临床上都不同，并且在衰老过程中有不同程度的影响。在进行医美治疗时，这种分层结构是一种挑战，功能和美学因素都需要考虑到。

在尝试新的美学方案之前，首先将解剖分层次理解，就能够更容易了解整体结构的功能。

参考文献

[1]　Kumar N, et al. *Plast Reconstr Surg Glob Open*. 2018;6(3):e1687.

[2]　Prendergast PM. Anatomy of the face and neck. In: *Cosmetic Surgery: Art and Techniques*. Shiffman, MA and Di Giuseppe, A. eds. Springer: Belin, Heidelberg, 2013.

[3]　Khazanchi R, et al. *Indian J Plast Surg*. 2007; 40(2):223–239.

[4]　Wulc AE et al. The anatomic basis of midfacial aging. In: Hartstein M et al., eds. *Midfacial Rejuvenation*. New York, NY: Springer; 2012: 15–28.

[5]　Barton FE. *Aesthetic Surg J*. 2009;29(6):449–463.

[6]　Coleman SR and Grover R. *Aesthetic Surg J*. 2006;26(1S):S4–9.

[7]　Von Arx T et al. *Swiss Dent J*. 2018;128:382–392.

[8]　Freilinger G et al. *Plast Reconstr Surg*. 1987; 80(5):686–690.

[9]　Soikkonen K et al. *Br J Oral Maxillofac Surg*. 1991;29(6):395–398.

[10]　Mangalgiri A et al. *Indian J Otolaryngol Head Neck Surg*. 2015;67(1):72–74.

[11]　Mendelson B and Wong CH. *Aesthetic Plastic Surgery*. 2012;36(4):753–760.

[12]　Rohrich R et al. *Plast Reconstr Surg Glob Open*. 2019;7(6):2270.

[13]　Bartlett SP et al. *Plast Reconstr Surg*. 1992;90(4):592–600.

第3章 皮肤、软组织与骨骼的老化

Daria Voropai, Steven Dayan, Luis Fernando Botero, Chiara Botti,
Leonard Miller, Ali Pirayesh

面部衰老是一个复杂的多因素参与过程，涉及多个面部层次。皮肤、颅骨和软组织的变化起着重要作用。胶原蛋白和弹性蛋白的损失，加上表皮变薄，导致皱纹产生。除骨骼重塑外，浅层和深层脂肪垫的分布发生变化是影响形态的关键因素，并呈现特征性的倒立心形衰老面孔。理解了这些因素导致衰老的过程，有助于进行有效的美学治疗。

面部骨骼的主要功能是保护大脑和重要的感观器官包括嗅觉、视觉和味觉器官，并为面部组织提供支撑。头骨分为两个主要部分：颅顶，保护大脑并容纳中耳和内耳结构；面骨，为面部软组织、鼻腔、眼球和上下牙提供支撑。

成年人的头骨包括22块独立的骨，其中只有1块（下颌骨）是可移动的，不能与其他头骨融合成一个整体。为了解骨骼的老化过程，了解不同骨骼之间的关系，过渡和体表标记非常重要。

面部可分为3个部分（上面部、中面部、下面部），以识别重要的骨性标记和软组织标记（图3.1）。

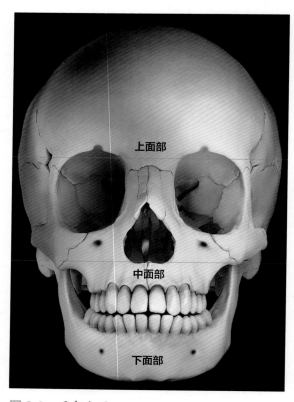

图 3.1 面部分区

上面部主要由额骨组成，它构成了成年人头骨的上1/3，使得前额呈现美观的弧度。额骨可分为3个部分（参见第1章"前额"）：

（1）鳞额。

（2）眉间和鼻根。

（3）眶上缘。

上面部的重要美学标志是鼻根，它被定义为矢状位中线上额骨与鼻骨之间的衔接。鼻额角（与水平线或鼻鞍线相比，连接眉间最凸出点与鼻额缝）被用作面部和头颅测量分析中的一种人体测量角度。

对于颅骨和上面部衰老过程中发生了哪些变化，目前人们尚无明确的了解。一项经过充分研究确认的变化是鼻额角减小。Cotofana等研究了157例20~98岁的高加索人面部的计算机断层多平面扫描结果，发现了鼻额角的明显变化，这与Yi研究的额部隆起和凹陷随年龄变化的结果相辅相成（仅限于韩国人）。Yi的研究结论是，无论何种性别，衰老都与面部凹陷长度的增加相关。Cotofana发现男性的面部矢状径减小（–2.24%），男女的面部横径增大（1.97% vs 2.22%），男女的颅骨容积减少（5.4% vs 5.1%）。此外，颅骨的侧向扩张，突出的眶外侧缘、颞嵴和颧弓，使得老年人的面部更加骨性化（图3.2）。

在上面部衰老中，软组织的变化也值得注意。一个公认的理论是脂肪和肌肉组织萎缩引起容量损失。Foissac等研究了85位白种女性（年龄在18~60岁）的磁共振成像，分析她们的前额中央和颞部脂肪室的容量和分布。他们得出结论，老年组的脂肪量增加，脂肪室的基础容量也增加（中央脂肪室增加155%，颞部脂肪室增加35.5%）。这些结果导致了上面部在视觉美学上的衰老，包括前额凹度增加、眉毛下垂、颞部凹陷及由于眉间角减小引起的眶上嵴更为突出。

中面部由以下骨骼结构融合形成：鼻骨、泪骨、筛骨、上颌骨、颧骨和下颌骨。中面部骨骼的主要功能是将眼球容纳在眼眶内，将牙齿容纳在上颌骨内，然后将咀嚼力传递到颅底。中面部的骨骼还为面部的组织提供支撑（图3.3）。

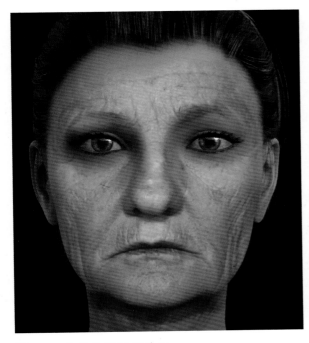

图3.2　骨骼化的面部特征

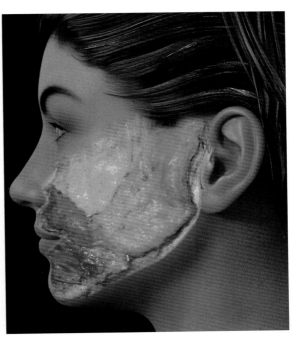

图3.3　中面部的骨骼为脂肪提供支撑

中面部分析的关键点之一就是颧骨间距，或颧弓外侧最突点，即面部最宽部分。中面部人体测量标记就是上颌骨角［过眶底平行于蝶鞍点-鼻根点连线（SN）与上颌骨前区切线之间的夹角］和梨状孔角（蝶鞍点-鼻根点连线与鼻骨-梨状窝外缘连线的夹角）。

面部骨骼衰老在中面部最明显，但骨骼吸收速度并不均匀；上颌骨比颧骨更容易发生骨质流失。因此，分开来分析中面部的特征是有意义的（眼眶、上颌骨、梨状孔和颧弓）。

上颌骨后缩在前侧最明显。研究发现，老年人（>60岁）比年轻人（<30岁）的上颌骨角减小了10°，这一发现可能是造成眶下缘支撑缺失和上颌骨凸出缺失的原因。颧弓受后方和前方重塑的影响，导致颞部凹陷加深。

眼眶衰老的特征是孔径和宽度的增加，但骨质吸收并不均匀；研究证实，眼眶在上内侧和下外侧方退缩较多。这就导致眼眶扩大。梨状孔也发生类似演变过程，随着年龄的增长，鼻骨边缘退缩使得鼻翼外侧变宽，梨状孔面积增加。

在下面部，只有1块骨，即下颌骨，容纳着下牙。下面部重要的解剖标志是颏前点，即下颌最向前凸出的点；还有下颌角，位于下颌骨升支后缘与下缘的交界处。

关于下颌骨衰老变化的理论，有很多争议。Alvero等检查了241例尸体头骨，观察到老年人的下颌骨后方和上方有骨生成，前方和下方有骨吸收。这种吸收的结果使下颌骨角增加，与年轻人的锐角相比，变得更加坚固。同样地，下颌区域因骨骼重塑也发生变化，下颌骨垂直高度减少，下颌变得更短、更圆润。牙齿缺失的个体会加速此过程，同样也会加速上颌骨和下颌骨的衰老过程。

骨骼变化导致软组织缺乏支撑，从而改变人的面部容貌。下颌高度和长度减少以及下颌骨角的增加，导致下颌轮廓清晰度下降，形成双下颌。

缺少上颌骨支撑、上颌突消失以及下颌骨的吸收将导致人的面部形态发生改变，而软组织的变化导致了老年人的面部下垂外观。Rohrich和Pessa描述了浅层脂肪垫和深层脂肪垫被隔膜、筋膜、韧带或肌肉分开形成不同的隔室。

随着年龄的增长，面部正常解剖中皮下脂肪室容量减少，导致皮肤更加松弛或鼻唇沟区域、眶周区域和下颌区域出现明显的褶皱。深层和浅层的脂肪垫可以作为面部衰老的标志：眶周的深层脂肪垫最先受影响（内侧眼轮匝肌下脂肪垫与颧脂肪垫上方的过渡消失），因而在薄的内侧眼睑皮肤和较厚的面颊皮肤间产生沟壑，导致泪沟形成。随后深部颊内侧脂肪垫进一步萎缩，导致上方的浅层颧脂肪垫下垂，从而进一步加深泪沟畸形，中央颊部凹陷。Wysong等发现面部脂肪最大限度的丢失发生在30~60岁，此后逐渐稳定。

但是，脂肪不仅有容量减少的情况，也有肥大的情况。Donofrio等发现下颌、颏下、鼻唇沟和外侧颧脂肪垫内的脂肪有轻微的肥大情况，与这些部位的形态改变相符合，表现为组织下垂和出现褶皱（图3.4）。

除了脂肪垫的体积减少，韧带也缺乏支撑和稳定性。因为韧带持续拉伸而变弱，导致它们的起止点发生变化。韧带起到悬吊脂肪室的作用，悬吊结构缺失，下垂表现更加明显。在随后章节中将更详细阐明其美学含义和处理策略。

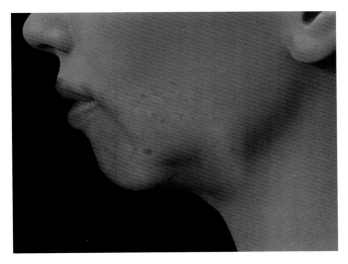

图 3.4　下颌骨下方组织下垂

参考文献

[1] Cotofana S et al. *Aesthet Surg J.* 2018;38(10): 1043–1051.

[2] Pessa JE. *Plast Reconstr Surg.* 2000;106(2): 479–488.

[3] Shaw RB Jr and Kahn DM. *Plast Reconstr Surg.* 2007;119(2):675–681.

[4] Mendelson BC et al. *Aesthet Plast Surg.* 2007;31(5): 419–423.

[5] Schünke M et al. *Kopf, Hals und Neuroanatomie.* 2nd ed. New York: Thieme; 2016.

[6] Donofrio LM. *Dermatol Surg.* 2000;26(12):1107–1112.

[7] Rohrich RJ and Pessa JE. *Plast Reconstr Surg.* 2007;119(7):2219–2227.

[8] Flowers RS. *Clin Plast Surg.* 1991;18:689–729.

[9] Yi HS. *Arch Craniofac Surg.* 2015;16(2):58–62.

[10] Toledo Avelar LE et al. *Plast Reconstr Surg Glob Open.* 2017;5(4):e1297.

[11] Foissac R et al. *Plast Reconstr Surg.* 2017; 139(4):829–837.

[12] Wong CH and Mendelson B. *Plast Reconstr Surg.* 2015;136(5S):44S–48S.

[13] Farkas JP et al. *Plast Reconstr Surg Glob Open.* 2013;1(1):e8–15.

[14] Cotofana S et al. *Facial Plast Surg.* 2016;32(3): 253–260.

[15] Wysong A et al. *Dermatol Surg.* 2013;39(12): 1895–1902.

第4章

肌肉调节

Mauricio de Maio, Izolda Heydenrych

调节的定义是对某物施加修改或控制影响。

过去20年的临床观察显示，注射填充剂除了可以解决容量缺失外，还可以明显影响肌肉动力系统。随着年龄的增长，骨骼和脂肪垫的结构缺陷可能导致肌肉异常运动。随着面部注射填充剂的适应证从治疗单纯的细纹和褶皱，到三维立体面部容量填充，再到目前使用玻尿酸（HA）填充修饰肌肉运动的复杂范例，应用HA填充剂补益神经毒素的机制已成为可能。

尽管目前还缺乏详细的文献来科学测量肌肉的力量，但病例研究显示，不管是否存在容量不足的问题，注射填充剂对肌肉功能有潜在的临床影响是无可辩驳的。显然，有多种因素可能有助于促进或减少肌肉运动，这使其成为相关人员研究的有趣课题。

面神经麻痹和不对称性的治疗非常复杂，需要对解剖学和技术有深入、详尽的掌握，才能获得良好的结果。该领域的专业人员成熟起来通常需要多年的实践和经验积累，在可重复的知识持续性传授这一方面具有挑战性。关于肌肉调节的第一篇文献强调，因容量缺失导致的结构缺陷可引起肌肉失衡，注射填充剂可重复地解决这种缺陷问题，影响面部肌肉活动。这种创新的治疗方式为面瘫患者提供了新的治疗方法，也带来了希望。

术语

为了完善和标准化面部的评估和技术表述，人们构思了MD代码的简洁新语言，其中也包括MDASA和MDDYNA代码，并组成了一套宝贵的教学工具。重要的是要理解这些点应根据临床适应证和专业知识来应用，因此，它们构成了一组准确定义的位置，而不是严格规定的方法。

MD代码将面部分为单位结构，通过使用符号以详细、标准化的方式描述该结构及注射技术、产品选择和危险区域。图4.1、图4.2和表4.1简要说明了位点和符号，以便介绍本章后面收录的方法。

注射装置的选择应基于个人的经验和偏好（表4.2）。

目标结构定为：

（1）皮肤。

（2）黏膜。

（3）皮下。

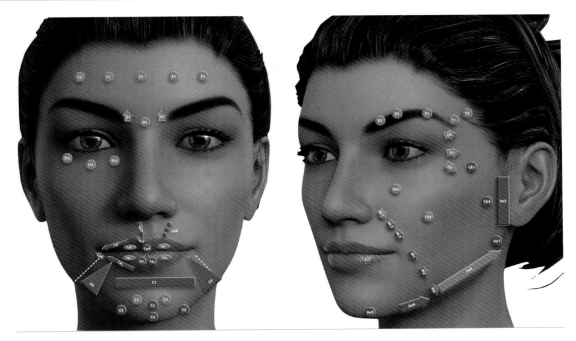

图 4.1　介绍 MD 代码的位点和术语

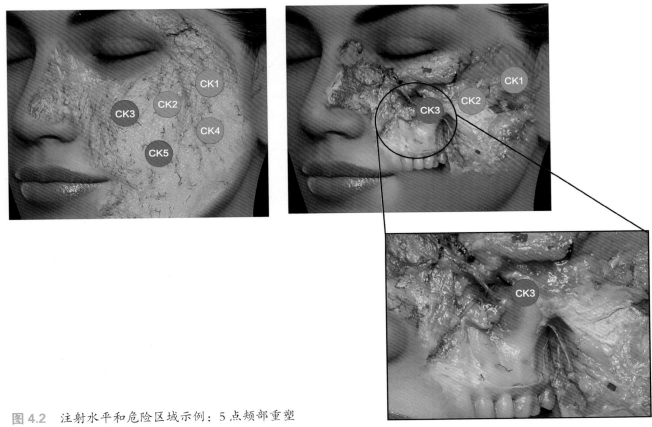

图 4.2　注射水平和危险区域示例：5 点颊部重塑

表 4.1 5点颊部重塑：注射部位和效果

符号	注射部位	注射效果	目标位置
CK1	颧弓	提升颊部，支撑眉毛和下睑	骨骼和外侧眼轮匝肌下脂肪(SOOF)
CK2	颧突	突出面颊高光点，缩短睑颧沟	骨骼和外侧SOOF
CK3	面颊前中部	改善内侧下睑与颊部的衔接，淡化泪沟	骨骼，深部颧脂肪垫，内侧SOOF
CK4	外侧颊下部/腮腺部位	解决腮腺区域的凹陷和容量缺失的问题，提升下颌线	皮下
CK5	颧下	解决颧下方凹陷和容量缺失的问题	皮下

表 4.2 注射器的选择

钝针		减少血管内注射和血肿的发生风险，建议在危险区域使用
锐针		精细部位，可控性好，适合在骨膜上做团块状推注

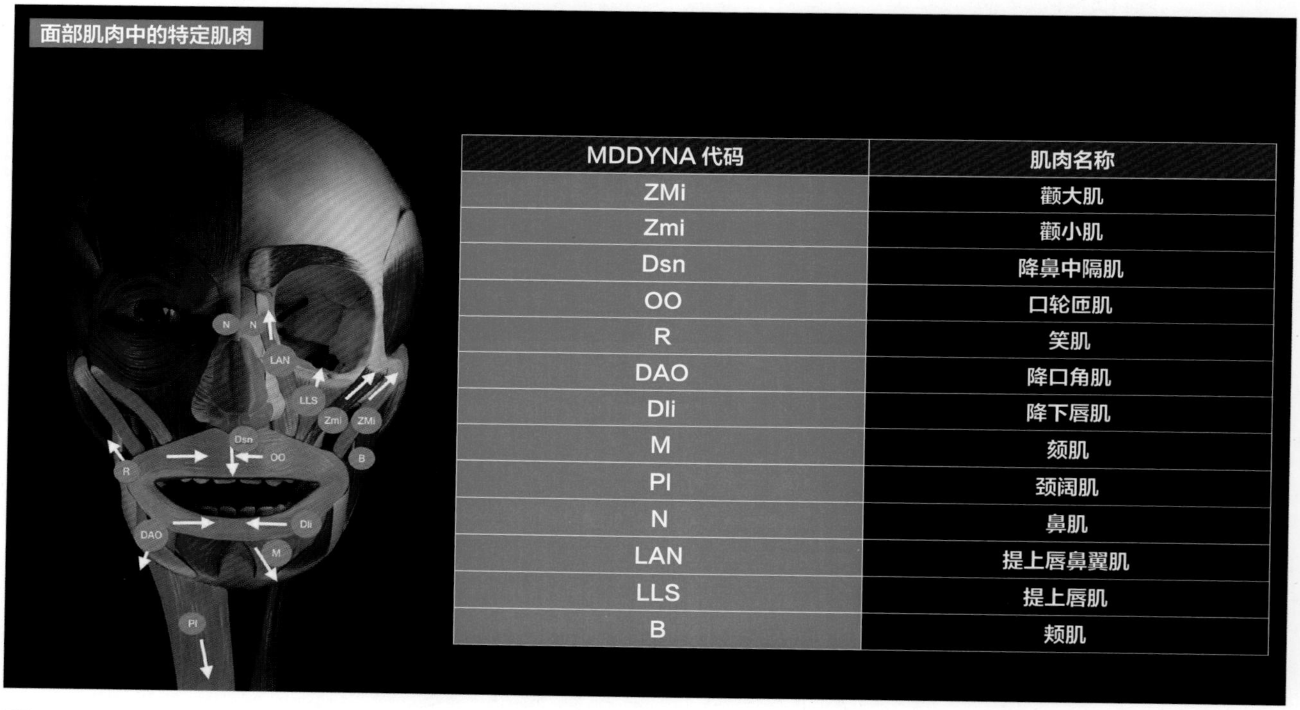

面部肌肉中的特定肌肉
N
N
LAN
LLS
Zmi
ZMi
Dsn
OO
R
B
DAO
Dli
M
Pl
MDDYNA 代码 | 肌肉名称
ZMi | 颧大肌
Zmi | 颧小肌
Dsn | 降鼻中隔肌
OO | 口轮匝肌
R | 笑肌
DAO | 降口角肌
Dli | 降下唇肌
M | 颏肌
Pl | 颈阔肌
N | 鼻肌
LAN | 提上唇鼻翼肌
LLS | 提上唇肌
B | 颊肌

图 4.3 MDDYNA代码详细标注了面部肌肉中的特定肌肉

（4）脂肪垫。

（5）骨膜上。

MDDYNA代码详细说明了面部肌肉，并建议了神经调节剂和/或HA填充剂的注射位点，对准确了解肌肉起止点和解剖平面至关重要（图4.3）。在开始治疗前，对肌肉进行功能分组，深入了解肌肉间的协同/拮抗作用很关键，应鼓励医生将注射器准确放置在期望注射的位点上方或下方，或肌肉内部，并制定一个涵盖注射位置、产品选择和注射方式（表4.3）的策略。

表4.3　注射方式

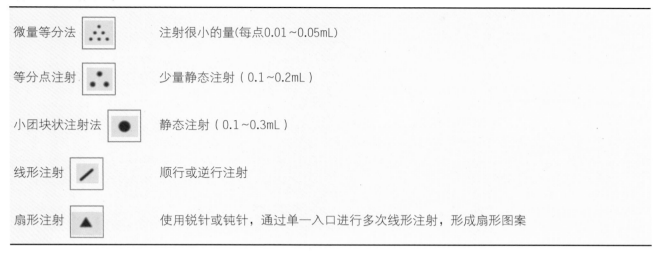

微量等分法	注射很小的量（每点0.01~0.05mL）
等分点注射	少量静态注射（0.1~0.2mL）
小团块状注射法	静态注射（0.1~0.3mL）
线形注射	顺行或逆行注射
扇形注射	使用锐针或钝针，通过单一入口进行多次线形注射，形成扇形图案

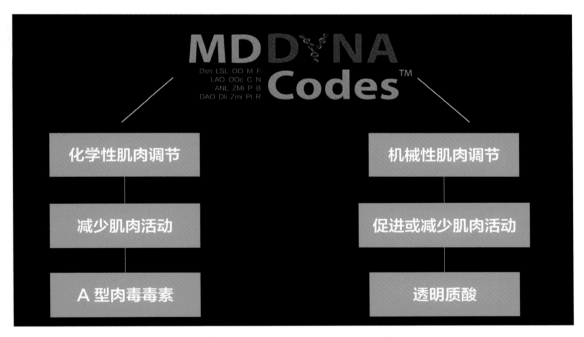

图 4.4　MDDYNA 代码区分了化学性肌肉调节和机械性肌肉调节

机制

影响填充物填充效果的因素可能是肌肉运动（机械性肌肉调节，见图4.4、图4.5），包括：

（1）功能性肌肉群。

（2）协同肌和拮抗肌。

（3）组织抵抗力。

（4）容量缺失。

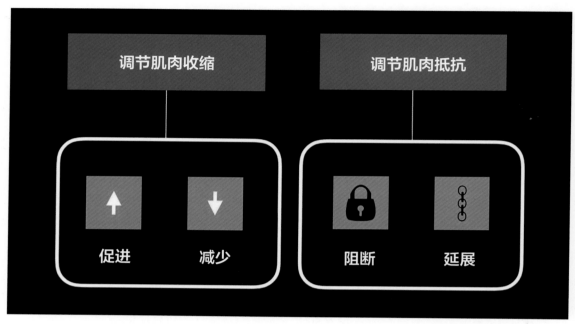

图 4.5 肌肉调节机制

· 浅层肌肉腱膜系统扩张。

潜在抑制肌肉力量的因素包括：

（1）增加肌肉上方的组织阻力。

（2）直接肌肉内注射以形成肌肉阻滞。

潜在促进肌肉力量的因素包括：

· 注入肌肉下方以产生"滑轮效应"。

· 通过拉伸肌肉来提高拉伸强度。

· SMAS扩展。

MDDYNA代码详述了理想机制所需注射的位置（上方、下方或肌肉中）和所需的技术细节（锐针或钝针与皮肤的角度）（图4.6）。

功能解剖

掌握面部肌肉的起止点非常重要（表4.4~表4.6）。

颅骨肌肉起点如图4.7所示。

至关重要的是，注射操作者要熟知面部肌肉的解剖层次，并了解在肌肉上方或下方注射会产生不同作用。这对于中面部尤为重要，因为位置不正确可能会对表情肌活动及上唇的长度产生负面影响。中面部层次包括：

（1）皮肤。

（2）皮下脂肪。

（3）眼轮匝肌。

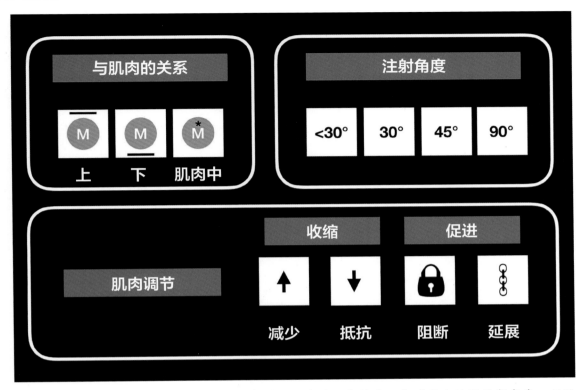

图 4.6　MDDYNA 代码定的语言，指定相对于肌肉的注射位点，相对于皮肤的注射角度，以及作用机制。M：肌肉

表 4.4　上面部肌肉

肌肉	起点	止点	功能
颞肌	颅骨的顶骨和蝶骨颞区表面的颞线	下颌骨冠状突	提升和后缩下颌骨
额肌	沿冠状缝的帽状腱膜	眉骨皮肤，此处与眉毛降肌交叉	下方肌肉提升眉毛 上方肌肉使前发际线下降
降肌	外侧颊下部 / 腮腺部位	皮下	解决腮腺区域的凹陷和容量缺失的问题，提升下颌线
降眉间肌	睑内侧韧带附近的鼻骨骨膜	眉间或前额真皮，与额肌融合	眉毛降肌有两种收缩模式：降低眉尾部，产生眼睑外侧鱼尾纹
降眉肌	额骨的鼻部	内侧眉头下方真皮	运动和降低眉毛
皱眉肌	沿鼻额缝的内侧和深部/额骨眶上缘突出的骨嵴	与额肌交叉，止于中间眉毛皮肤	下压眉毛并向内聚合；产生垂直的眉间纹
眼轮匝肌	眶内侧缘，眼睑内侧韧带，泪前嵴	前方部分止于上睑和眉毛	厚眶部可使眼睛紧闭；周围薄睑部可使眼睛轻轻闭合

表4.5　中面部肌肉

肌肉	起点	止点	功能
提上唇鼻翼肌（LLSAN）	上颌骨额突、内侧眶下缘	外侧鼻孔皮肤和上唇	扩张鼻孔，提升和翻转上唇（Elvis肌肉）
提上唇肌	较宽扇形肌肉，起于内侧眶下缘；从鼻侧延伸至颧骨	上唇皮肤和肌肉	提升上唇
颧小肌	外侧颧骨，内侧至颧大肌	上唇外侧皮肤，延伸至鼻唇沟	上唇向后、向上外拉，有助于加深和上提鼻唇沟
颧大肌	颞突，颧骨前部	颞突，颧骨前部	将口角拉向上外侧
笑肌	腮腺前筋膜	口角蜗轴	拉开嘴角

表4.6　下面部肌肉

肌肉	起点	止点	功能
降下唇肌	在颏联合和颏孔之间下颌线上	口轮匝肌和下唇皮肤	降下唇
降口角肌	下颌与下颌结节的斜线	颏肌	降口角
颏肌	颏联合之上和下颌脂肪室区域	口轮匝肌和下唇皮肤	抬高并使嘴唇向外突出
颈阔肌	上胸部深筋膜	下颌骨下缘	降下颌骨

（4）SOOF。

（5）提上唇肌。

（6）颧深脂肪垫。

（7）骨。

功能性肌群

激动肌和拮抗肌组协同作用，提肌和降肌作用相反以实现正常平衡的面部表情（图4.8、图4.9）。年轻时，提肌力量通常占主导地位，因此维持面部软组织的位置，抵消向下的重力作用并拮抗降肌。在年轻人中，这种平衡可能会由于潜在的结构缺陷被破坏，而骨骼和/或软组织的缺失则在衰老过程中成为日益严重的问题。随着提肌强度的下降，降肌可能占主导地位。

影响嘴角/微笑的因素

年轻人微笑时，颧大肌发挥重要作用，牵拉嘴角成一定的倾斜角度。当由于潜在的支撑结构缺失导致颧大肌提升力量减弱时，相对而言，笑肌的力量增加，这时会产生更加水平方向的微笑。随着颧大肌提升力量的进一步减弱，降口角肌（DAO）占主导地位，产生DAO式微笑（嘴角向下；图4.10）。缺乏组织抵抗导致DAO微笑，可能与年龄相关或者继发于年轻人的结构缺陷。

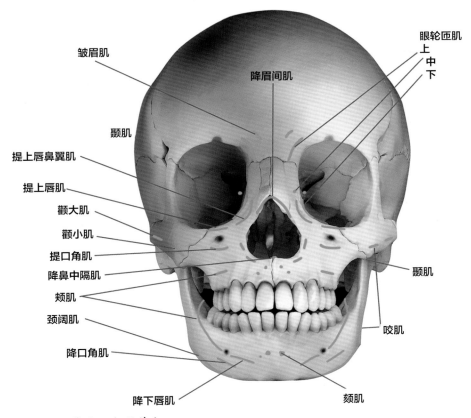

图 4.7　颅骨的肌肉附着点

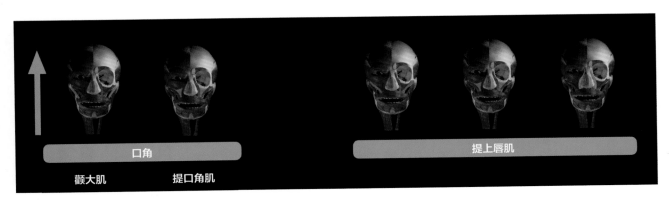

图 4.8　中面部提肌和协同肌

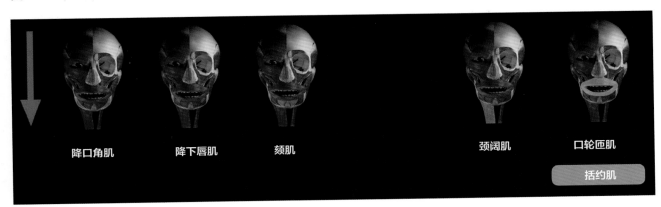

图 4.9　中面部降肌

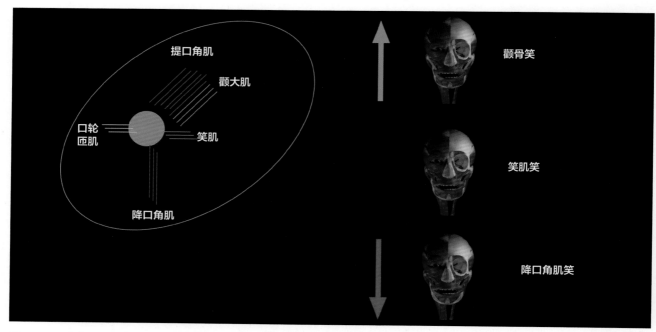

图4.10 由提肌和降肌相对平衡产生的微笑模式。蓝色圆圈：口角蜗轴

眶周区域

就像面部其他部位的肌肉一样，眶周肌肉也由SMAS连接。因此，对一个眶周区域给予支持——例如，在眼轮匝肌下方的颧骨上——可能会影响邻近或远处部位，从而影响眉形和额纹。

此外，眼轮匝肌和上睑提肌功能上也有拮抗作用。例如，在颧骨上或外侧颧骨增加容量，可能会减弱眼轮匝肌的作用，改善上睑功能和外侧巩膜外露，并减少代偿性额肌活动。外侧颊部支撑也可能有利于闭眼，因此在面瘫患者中具有很大的临床意义。

治疗外侧颧弓（CK1、CK2）的间接作用包括：

（1）缩短睑颊连接。

（2）改善内外眦连线与水平线的夹角。

（3）恢复正常的眉毛位置。

（4）扩大眼睛。

（5）改善额纹。

（6）改善鼻唇沟。

（7）改善下颌线。

另参见图4.11。

口周区域

最近的一项研究详细介绍了通过增加下颌部位体积来减少亚洲人下唇的厚度，该研究表明，在颏肌（C1）上方增加组织阻力会抑制下颌向上旋转，增加垂直高度，并也可能影响下唇的外翻。在DAO上增加阻力会抑制其向下的牵引力，对于微笑和拍照不对称而导致生活质量大大降低的面瘫患者而言，在

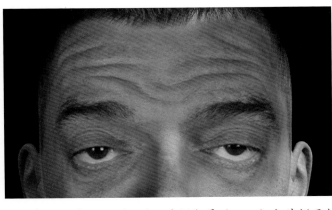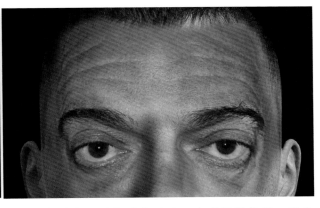

图 4.11　　颞部深层（T1）、外侧颧骨（CK1）和外侧面颊（CK4）填充，对邻近和远处肌肉有间接作用。注意上睑功能的改善和额纹的减少。没有使用肉毒毒素。（左）注射前；（右）注射后。

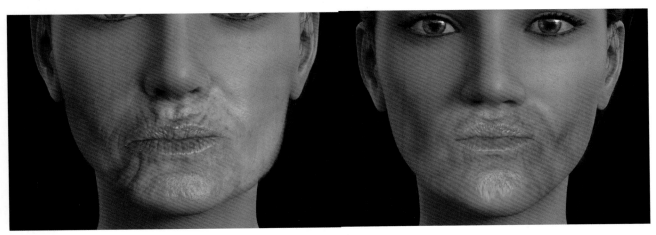

图 4.12　　在 DAO 和口轮匝肌上分层注射 HA 后，改善上唇皱纹。（左）术前；（右）术后

口轮匝肌和DAO上分层填充是平衡口周区域的有效方法。在口轮匝肌上增加阻力可能抑制上唇皱纹（图 4.12）。

提上唇肌起协同作用。通过对外侧颊部（CK1、CK2）增加支撑来加强颧大肌和颧小肌的功能，因此诱导放松LLSAN可能间接改善露龈笑。

当治疗上唇皮肤时（Lp8），还应处理Lp1的位置，以提供深层支撑并防止红唇过度扁平。

平衡一个"小丑的笑容"（颧大肌过度活跃）：

（1）处理CK4以拉伸降口角肌，从而提高其拉伸强度。

（2）将CK1点定位在骨缝后，以减少颧大肌的拉伸强度。

笔者的操作方法如下：

对于下颌起皱/表情失望，见图4.13。

对于露龈笑，见图4.14~图4.16。

对于口周纹，见图4.17。

用肉毒毒素治疗面瘫：

（1）精心制作静态和动态照片和影像资料。

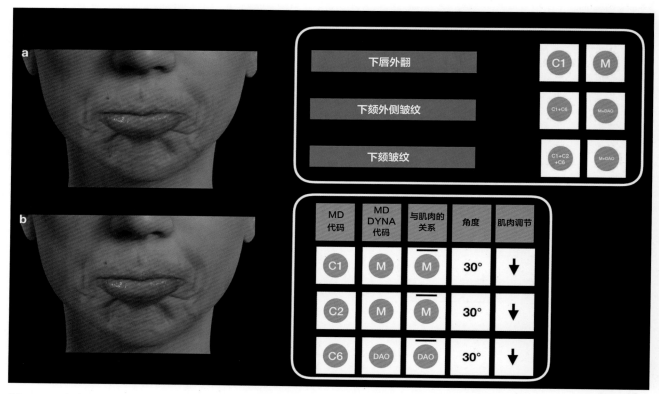

图 4.13 （a）代码。（b）方法

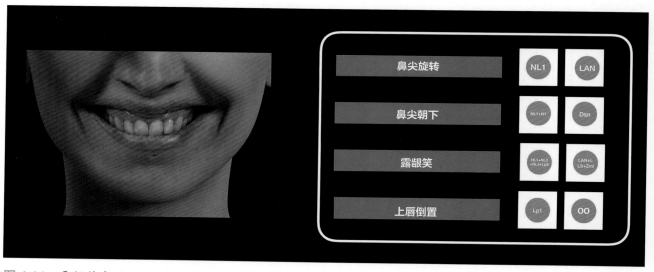

图 4.14 露龈笑代码

（2）评估瘫痪侧潜在的面部神经功能，例如，颈阔肌、颧大肌。

（3）用肉毒毒素治疗面部过度活跃的一面，以对抗Hering-Breuer反射；在口周区域减少功能性不适。

（4）2周后随访，以补充肉毒毒素。

（5）注意，起初可能会影响发声和咀嚼，并警告避免误咬嘴唇和流口水。

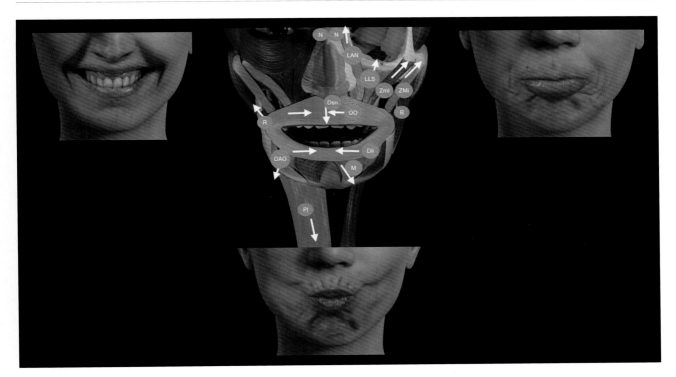

图 4.15　当治疗露龈笑时考虑肌肉的矢量

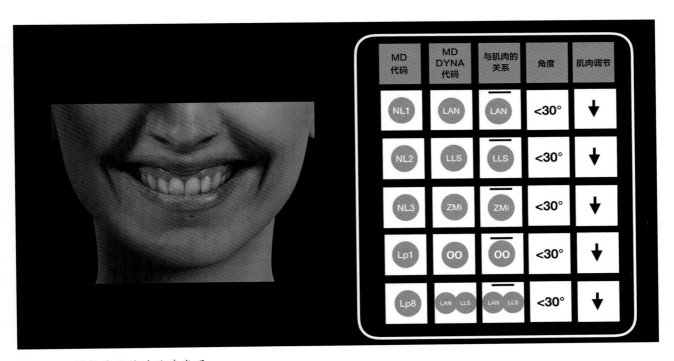

图 4.16　调整露龈笑的治疗代码

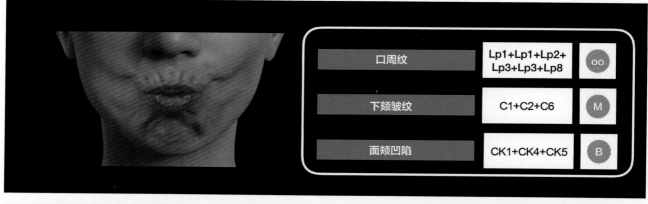

口周纹	Lp1+Lp1+Lp2+ Lp3+Lp3+Lp8	OO
下颏皱纹	C1+C2+C6	M
面颊凹陷	CK1+CK4+CK5	B

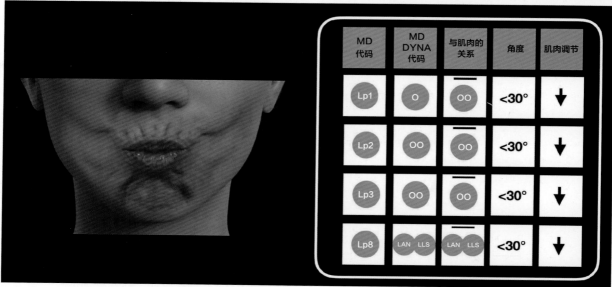

MD 代码	MD DYNA 代码	与肌肉的 关系	角度	肌肉调节
Lp1	O	OO	<30°	↓
Lp2	OO	OO	<30°	↓
Lp3	OO	OO	<30°	↓
Lp8	LAN LLS	LAN LLS	<30°	↓

图 4.17 口周纹的代码与治疗

（6）鼓励使用力量较弱的一侧咀嚼，以增强肌肉力量。

（7）肉毒毒素治疗1个月后，可尝试使用填充剂进行肌肉调节（图4.18）。

在面神经麻痹的情况下，填充剂可用于平衡面部，从而改善生活质量。图4.19说明在一次填充剂调节肌肉治疗前后6个月内的显著临床效果。请注意，该求美者本次未使用任何肉毒毒素。

处理之前的主要细节在表4.7中列出。

根据肌肉调节原理进行治疗（图4.20）。

处理后主要细节见表4.8。

并发症

（1）在提上唇肌上方注入填充剂可能会导致上唇过长，尤其是对于有结构缺陷且上唇较长的患者。

（2）在提上唇肌下方注射填充剂可能会增强肌肉运动，加重露龈笑。

（3）注射影响发声的肌肉（DAO、降下唇肌、颏肌、提上唇肌）可能最初会影响发音；事先审慎告

图 **4.18**　用肉毒毒素治疗面瘫部位

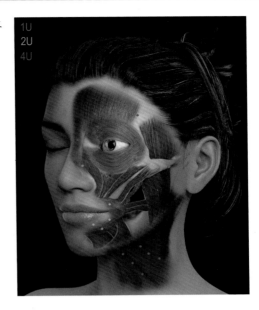

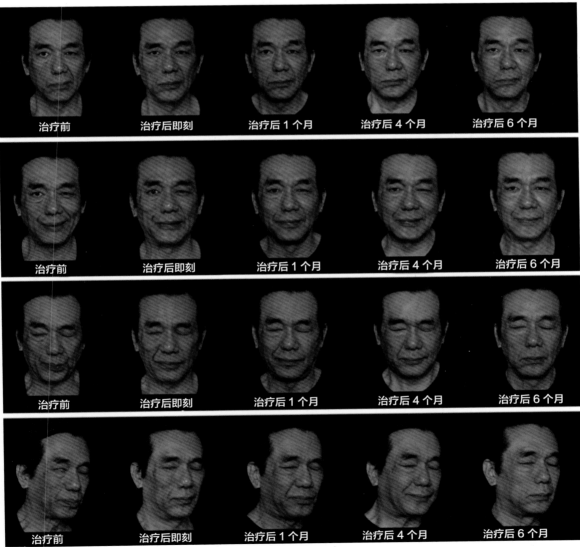

图 **4.19**　患者在听神经瘤术后出现面部不对称，进行机械性肌肉调节治疗 6 个月，面部微笑后对称性和肌肉功能的演变

表 4.7 治疗前患者左侧和右侧（麻痹侧）的临床细节

左侧	右侧（麻痹侧）
嘴巴/口角偏向左侧	闭眼时巩膜外露
鼻唇沟明显	尝试闭眼时口轮匝肌和颈阔肌过度活跃
眼裂小	微笑时有颈阔肌活动，显示残留的第7对颅神经功能

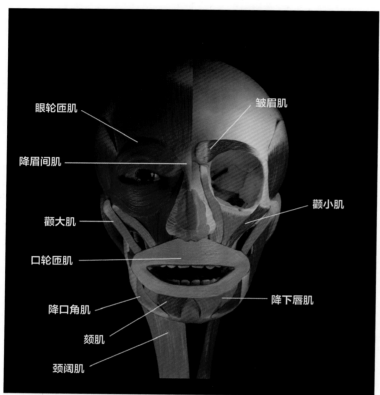

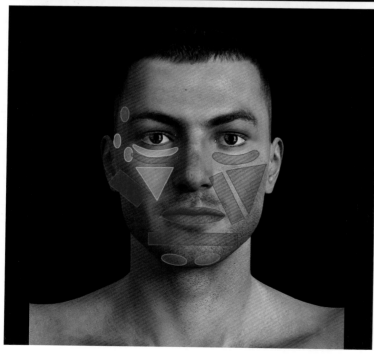

图 4.20 治疗部位和目标肌肉。注射深度用红色（肌肉上）、黄色（在肌肉下）或蓝色（肌肉内注射）表示

表 4.8　治疗后患者左侧和右侧（瘫痪侧）的临床细节

左侧	右侧
减少左侧颧大肌上外侧运动	治疗后即刻： 口角和上下唇的位置更好
改善面部对称性	由于提上唇肌的肌力增强，右侧NLF加深
口角更加平衡	巩膜外露减少
	更好地对合嘴裂
	治疗1个月后促进颧部肌肉收缩
	减少颈阔肌收缩
	6个月时可以减少颧大肌作用而闭眼

知患者。

（4）在提上唇肌上方注射大量填充剂可能会加长上唇或引起不自然的笑容。

（5）治疗NL1和Lp8会阻抗降口角肌（DAO），从而改善露龈笑，但延长了上唇长度。

（6）在提上唇肌下方注射填充剂会增强肌肉，从而使上唇升高和外翻，但可能会加重露龈笑。

十大技巧

（1）在复杂的不对称情况下，考虑使用HA填充剂作为肉毒毒素的辅助治疗剂。

（2）不同于肉毒毒素会导致暂时性肌肉松弛麻痹，填充剂可能促进或减少肌肉活动。

（3）始终首先处理横向矢量（CK1、CK4），以减轻重力下垂，重力作用会削弱提肌力量，从而有利于降肌作用。

（4）有意识地使用协同增强肌和拮抗肌的概念。

（5）提上唇肌具有协同作用。增强一肌肉（例如颧大肌）可能会导致另一肌肉（例如DAO）放松，从而通过首先处理面颊横向矢量来改善露龈笑。

（6）在骨面上用锐针注射的团块状填充剂通常通过杠杆或滑轮效应促进肌肉运动。

（7）在皮下用钝针扇形注射于肌肉上方，通常会通过拉伸纤维和增加组织抵抗力来减少肌肉运动。

（8）该规则的例外情况包括：① 在LLSAN中，例如在治疗露龈笑时，在骨面上用锐针进行肌肉阻滞；② 在颊肌上方进行扇形注射，增加了笑肌的拉伸强度。

（9）应用肌调节原则进行治疗时，请注意锐针/钝针的角度。在中面部：① 钝针与皮肤成30°，会将填充剂注射在SOOF中（即，浅于提上唇肌）；② 钝针与皮肤成60°，有助于将填充剂注射在颧脂肪垫（即，深于提上唇肌）。

（10）遵守学习曲线；除非你能够矫正正常患者的不对称性，否则请勿尝试治疗面瘫患者。这条原则尤其适用于处理微笑。

参考文献

[1] De Maio M. *Aesthetic Plast Surg*. 2018;42(3):798–814.

[2] Swift A & Remington BK. The mathematics of facial beauty. In: Jones DH & Swift A, eds. *Injectable Fillers: Facial Shaping and Contouring*, 2nd ed. Wiley: Oxford; 2019, pp. 29–61.

[3] De Maio M. *J Cosmet Laser Ther*. 2003;5:216–217.

[4] De Maio M & Bento RF. *Plast Reconstr Surg*. 2007;15(7):917–927.

[5] Alam M & Tung R. *J Am Acad Dermatol*. 2018;79(3):423–435.

[6] Hutto JR & Vattoth S. *Am J Roentgenol*. 2015;204(1):W19–W26.

[7] Sykes JM et al. *Plast Reconstr Surg*. 2015;136(5):204–218.

[8] Cotofana S et al. *Plast Reconstr Surg*. 2015;136(5 Suppl):219S–234S.

[9] Humphrey S et al. *Plast Reconstr Surg*. 2015;136:235–257.

[10] Prendergast PM. Anatomy of the face and neck. In: Shiffman MA & Di Giuseppe A, eds. *Cosmetic Surgery: Art and Techniques*. Springer: Berlin; 2013, pp. 29–45.

[11] Eskil MT & Benli KS. *Comput Vis Image Underst*. 2014;119:1–14.

[12] Coleman SR & Grover R. *Aesthet Surg J*. 2006;26(1S):S4–S9.

[13] Peng PHL & Peng JH. Adding Volume for Reduction of Thick Lips in the Asian Patient. *Dermatol Surg*. 2018;44(2), pp. 296–298.

第5章 肉毒毒素

Massimo Signorini, Alastair Carruthers, Laura Bertolasi,
Neil Sadick, Wolfgang G. Philipp-Dormston, Dario Bertossi

分子结构和作用方式

肉毒杆菌是一种厌氧、革兰阳性细菌，它分泌一种分子量非常大（900kDa）的神经毒性分子，会引起食物中毒或肉毒毒素中毒。这种神经毒素现在也用于治疗，根据帕拉采尔苏斯的理论，中毒和治疗之间，只是剂量的区别。已知有7种不同血清型（A~G型），其中A型肉毒毒素是主要用于生产临床制剂的类型。对于可能对A型肉毒毒素产生临床抵抗的患者，B型肉毒毒素也有临床应用，但在美学治疗中很少见。

在900kDa的天然分子中，只有150kDa的核心部分（神经毒性核心）负责其生物学活性。周围的部分没有药理活性，仅起保护作用，可确保从宿主胃肠道吸收的毒素保持不变。这些周围的分子被称为辅助蛋白，本质上既有血凝素又有非血凝素。一旦毒素通过摄入或注射进入宿主后，辅助蛋白的生物学作用就会基本终止，而150kDa的神经毒素开始发挥作用。同样，这里的结构很复杂，每个部分都起着重要的作用。

150kDa神经毒性蛋白分为100kDa重链和50kDa轻链。重链具有双重作用：一部分（结合结构域）在轴突突触末端水平上与特定受体相连；另一部分（易位域）将轻链穿过膜并进入实际的神经末梢。一旦到达那里，一条50kDa的轻链就通过切割一组称为SNARE的蛋白质来完成其任务，这些蛋白质负责神经递质乙酰胆碱的释放。抑制乙酰胆碱释放会减轻肌肉收缩，并导致弛缓性麻痹。肉毒毒素的作用只是暂时的，在几个月内神经肌肉功能会自动恢复。

中断神经肌肉信号传递不是该药物的唯一医学应用。实际上，肉毒毒素的受体在人体中广泛分布，并不仅限于神经肌肉接头。因此，自30年前引入临床以来，该疗法的适应证已大大扩展。但是，检查肉毒毒素在医学中的现状超出了本章编写范围，下文中将仅考虑其美学应用。

面部表情肌肉

除个别情况外，被定义为表情肌的肌肉是我们的治疗目标。它们的作用是使面部有活力，从而能够感受外界并与他人进行情感交流。大多数表情肌的特征是以骨骼为起点而终止于皮肤。在肌肉运动时，骨骼起源的肌肉牵拉皮肤，由于反复收缩导致皱纹、细纹和沟壑出现。其他结构在皮肤上也可能既有起点也有止点，但是在这里，收缩后又会产生表面不规则。单个肌肉很少独立运动，更多是与其他肌肉协同作用。这决定了面部表情的无限细微差别。表情肌分为两个功能组：升肌和降肌。

为什么要使用肉毒毒素？答案很简单。在年轻人中，皮肤具有充分的弹性，每次收缩后都会迅速恢复，这时将面部表情肌肉产生的皱纹和细纹定义为动态皱纹。但是，随着时间的流逝，皮肤的弹性、强度和抵抗力会下降，肌肉活动最终会产生持续的静态皱纹、细纹和沟壑。这些静态皱纹会随着年龄的增长变得越来越明显。

应用肉毒毒素治疗表情肌，也称为化学去神经技术，需要医者全面了解肌肉的解剖学知识。常规的美容操作可能需要治疗20~30块肌肉，但是面瘫患者可能需要治疗更多的肌肉。紧密相邻的面部肌肉大部分位于面部的表层肌肉腱膜系统（SMAS）中，并具有独特的三维结构和定位。因此，药物精确注射对于功效最大化和并发症发生率最小化至关重要。剂量同样重要。理想情况下，注射的剂量应使特定的目标受体饱和，避免使未结合的分子自由移动到附近不需要的肌肉中。临床医生需要了解，使用次优剂量尽管不会引起并发症，但会对疗效持续时间产生负面影响；而高于推荐剂量，可能会大大增加副作用的发生率。

肉毒毒素治疗的精确性是治疗成功的关键。注射者必须知道目标肌肉的准确位置和深度，以及达到最佳的结合作用和理想效果的剂量。另一个与安全有关的极其重要的问题是扩散率。理论上，具有最低扩散率的配方将保证最大的安全范围。在欧洲、北美等地区的许多国家，只有3种配方可用。它们中的每一种都有可靠的文献声称其性能与其竞争对手相似或更好，包括最低的扩散率。但是，大多数文献是公司赞助而编写的，可能缺乏客观性。尽管经验丰富的注射者都有个人偏好，但可以公平地说，这些偏好通常仅基于主观印象，并且迄今为止，在总体性能方面没有一种配方明显优于其他配方，尤其在扩散率方面更是如此。只要是使用有准入许可的产品并正确使用，就可以保证功效和安全性。

产品配制

目前，所有许可的制剂均以粉末形式提供，并要求在使用前用生理盐水即刻配制。尽管医生可以根据个人偏好进行稀释，但仍有经过充分测试和普遍接受的公司建议。在欧洲，经相关部门许可的配方以50U/瓶（Allergan公司的Vistabel和Merz公司的Bocouture）和125U/瓶（Galderma公司的Azzalure）的形式销售。这就提出了一个重要的观点，即肉毒毒素的计量单位在不同公司产品之间是不可互换的，因为生物效能测定法有所不同。对于新手来说，这是一个极大的困惑。但是，人们普遍认可，Allergan公司和Merz公司的剂量单位是相当的（1∶1），Galderma公司与Allergan公司和Merz公司的剂量单位之间的比例大致为2.5∶1。因此，包含125U的Azzalure与Vistabel和Bocouture的50U大致相同。Allergan公司和Merz公司建议用1.25mL的纯生理盐水稀释50U的肉毒毒素，每0.1mL溶液含4U肉毒毒素。另一方面，Galderma公司历来建议每125U的肉毒毒素用0.63mL生理盐水稀释，从而使药物浓度是竞品的2倍。讨论此原理超出了本章的编写范围。公平而论，双倍浓度需要额外关注剂量的精确度，因此可能排除了原本优良的产品。最近的文献比较了分别用0.63mL生理盐水和1.25mL生理盐水稀释的Azzalure的功效和安全性。1.25mL稀释的肉毒毒素的结果与双倍浓度的结果一样好，甚至更好。这使得注射者可以用1.25mL生理盐水稀释所有3种制剂，并考虑到其与其他品牌比较，所得溶液的疗效相当。

人们还应该花一些时间来讨论注射疼痛的问题。虽然注射过程一般能良好耐受，但药物注射时仍可能产生不适。一部分是由于针的缘故，尽可能选择细规格的针头以减少这一因素所带来的影响。尽管许多注射者使用30G的针头，但31~33G的尺寸可能更可取，即使它们会很快变钝并且需要频繁更换。另一部分，注射过程中的疼痛主要是由溶液本身的因素所造成。一些研究者建议进行神经阻滞，但这可能是更激进的行为而不是更需要的行为。如果可以的话，应使用含防腐剂的生理盐水（0.9%的氯化钠+ 0.9%的苯甲醇）进行稀释，因为使用该溶液几乎无痛且不会影响药理特性。另一种选择是使用普通盐水+利多卡因进行稀释。这不会削弱治疗效果，并确实在一定程度上减轻了疼痛；但是，含防腐剂的生理盐水似乎是最好的选择。

尽管肉毒毒素制造厂商建议将配制后的溶液保存在4℃的环境中并在24h内注射，但临床经验和大量文献均表明该溶液可在数周内仍保持活性。

患者期望的管理

仔细的患者评估明确了个体治疗的可行性和局限性。使临床评估与患者实际期望相匹配是成功实践的关键。因为仔细的治疗前解释通常会被很好地接受，而事后的解释可能会被理解为借口。尽管肉毒毒素可明显改善面部细纹，但不一定总能使皱纹彻底消失。重复治疗已被证明可以产生更持久的效果。在皱纹非常深或有静态皱眉纹的患者初次咨询时应实际告知，并预先讨论辅助治疗方法，例如精细的皮内微量注射透明质酸。医生诚实和直接地提供信息，有助于建立信任和可持续的医患关系。

皱眉纹（眉间纹）的治疗

减轻皱眉纹是美国食品药品监督管理局（FDA）许可的肉毒毒素化学调节的第一个适应证（2002年），可以明显缓和严厉表情。眉间目标肌肉包括降眉间肌和成对的皱眉肌。皱眉肌在骨面上的起点靠近中线，在眉头内侧水平。肌纤维向上外走行运动，止于到眉中部1/3的真皮。肌纤维的横向伸展和高度存在普遍的个体差异。没有经验的注射者可以安全地使用传统的五点法注射。但是，根据患者的特征进行量身定制的注射才可获得最佳结果。对皱眉纹的动态评估可得出有关骨上方起点、纤维走行方向和横向范围等宝贵信息，并据此可制定治疗方案。动态评估还会得出有关肌肉质量、肌肉力量和最佳剂量的重要信息。它使专业的注射者可以预测改善程度和后期透明质酸修补的必要性。注射皱眉肌时，医生应始终牢记其三维结构。内侧注射以骨骼起点为目标，因此应较深，尽可能靠近骨骼而不接触骨膜。用非注射手的拇指抬高软组织，有助于使溶液远离眼眶。外侧注射点针对的是肌纤维在皮肤的止点，因此是浅表的，这减少了扩散到上睑提肌的风险。

降眉间肌起自鼻骨与上侧软骨交界处的骨质。肌纤维向上走行并止于距眉间上方几厘米的前额中央真皮处。

经典的降眉间肌注射点在内眦间距中点水平或正上方。正确的深度介于皮肤和骨骼之间。

皱眉纹的经典5点注射法，建议每点注射4U（使用1.25mL溶液配制时为0.1mL），总剂量为20U。这种方式非常适合初学者。但是，随着经验的增加，随之而来的是个体化的注射模式和剂量。皱眉纹的治疗有两个黄金法则：第一个是在皱眉肌内侧骨质起点进行深层注射，而外侧注射要浅表，这将大大降低上睑下垂的风险。第二个是将皱眉肌的注入点保持在眉头附近，以最大限度地减少扩散到下额肌纤维，这样可以保持眉头位置，防止眉毛下垂。

鱼尾纹（CFL）的治疗

这是肉毒毒素美容治疗的第二个被许可的适应证。目标肌肉是眼轮匝肌的外侧部分。对患者的动态评估非常重要，因为在某些患者中，CFL平均分布在外眦上方和下方，而在其他患者中，CFL主要位于上方或下方。因此，经典的3点注射模式适合于个人。眼轮匝肌非常表浅，在肌纤维和皮肤之间几乎没有皮下组织。因此，建议进行真皮内注射，因为肉毒毒素很容易扩散到肌肉。肌肉注射会增加瘀青的发生风险，但结果并没有更好。推荐剂量为每侧12U（3点注射，每点4U）。针头朝向应远离眼睛，注射点选在眶缘外侧2cm的皮肤。对于有下睑水肿病史的患者，或有下睑松弛症的患者，应避免在外眦下方注射。当CFL非常深时，一些研究者在前面的2个点外侧再增加了2个附加点。应注意不要过分追求改善向脸颊延伸的CFL尾部，因为这些CFL通常是由颧部肌肉产生的，在该水平注射可能会影响微笑。

联合治疗CFL和皱眉纹是一种极好的方案，不仅可以改善皱纹和柔和表情，而且还可以提高眉毛的位置。

额纹的治疗

FDA最近批准了肉毒毒素对额纹的治疗，按FDA的批准，现在肉毒毒素可以注射整个上面部。额纹主要由两片额肌产生。这是大块的扁平肌肉，非骨性起源。在下部额肌纤维插到眉毛的深层真皮和皮下组织中，而其上方起源于发际线水平处的帽状腱膜。肌纤维向上收缩，生成与其方向垂直的水平皱纹。在功能上，额肌的下部抬高眉毛，而上部则压低了发际线。成对的肌纤维可能保持平行走行，或者会随着它们上行于颅骨汇聚。通常它们向上外侧移行，在前额中央留下一个三角形空白区域。幸运的是，与内侧缘位置可变不同，外侧缘通常位于颞顶或颞融合线的水平。前额的高度可能会发生显著变化，额纹位于下部或上部，或者分布均匀。个体之间的额肌的形态可能存在很大的差异。

动态评估是肉毒毒素成功治疗的黄金法则之一，在水平额纹治疗方面可能更为重要。注射者必须评估几个因素，其中一些因素是相对的。

首先，必须对肌肉进行精确定位。在肌肉收缩过程中，很容易看到中线纤维的存在与否。在没有肌肉的地方注射是浪费产品。动态评估还提示了注射者不同的肌肉力量。

其次，必须仔细评估眉毛的位置，这可能是额部治疗中最重要的因素。额肌的化学性肌肉调节通常是一个权衡，因为根本不可能同时消除额纹和抬高眉毛。过去，主要的（即使不是唯一的）治疗目标是根据患者要求最大限度地减少水平皱纹。优秀的注射者很快意识到，消除所有细纹会导致面部僵硬，无面部表情以及可能的眉下垂。当前的专家意见是，额纹的矫正不应干扰眉毛的位置。这提示需要使用较低剂量，并在眉上较高位置进行注射。患者宣教对于达成治疗目标至关重要。许多患者仍将注意力集中在皱纹上，而不是眉毛的位置上。可以通过提问以下问题来简单地解决这一难题："我们应尽可能去除额纹，还是应该考虑眉毛的位置？"显然，眉毛的位置低而额纹布满整个额头且较深的患者是最难于治疗成功的。对前额进行小剂量治疗的另一个考虑因素是剂量：效果持续时间。通常，全剂量可持续4~5个月，而半剂量很少会超过3个月。如果患者接受全剂量的眉间纹和CFL治疗，而额部仅接受一半的剂量，则建议在初次治疗后约3个月再次进行额部区域治疗。

治疗计划至关重要。动态评估和前额高度将引导至少在眉上2cm处标记单行的4个注射点，或者2行的6个注射点（"M"形图案）。通常用1.25mL溶液配制。至于CFL治疗，最好是皮下注射（而不是肌肉注射）以减少出血。通常以每点0.05mL（2U）注射，总共8~12U。

面部不对称很常见且明显（尤其是在眉毛水平），但许多患者对此并未意识到。任何注射前的不对称现象都应进行充分讨论，并用照相方式记录，以避免治疗后的纠纷。尽管不应做出完美的承诺，但专业注射者可以通过在每一侧使用个性化剂量来有效地改善眉毛的不对称性。

未经治疗的肌肉会起代偿作用是肉毒毒素治疗中的重要原理。小肌肉很少如此，因为药物扩散的范围往往会牵涉到整个肌肉单元；但是在大肌肉中，这种代偿可能会引起副作用。在额部治疗中，当仅注射内侧额肌而未治疗外侧部分时，就可能会发生这种情况。大脑记录到额部中央功能丧失，然后用外侧肌肉进行代偿，结果是由于侧眉的陡峭抬高而产生了所谓的"Mephisto"或"Spock"外观。这种不良反应可以通过将1~2U肉毒毒素注射在抬眉的最高点来轻松解决。

最后，医生应谨慎对待额纹较深、肌肉活动强有力和眉毛的位置高的患者。在许多情况下，这是由于潜在的眼睑下垂或皮肤松弛引起的代偿性表现。此类患者需要充分的额肌动作来抬高眉毛，从而代偿由其潜在状况导致的上视野阻挡。额肌的化学去神经化会减弱这种作用，从而使上睑视野遮挡更明显。这些患者应通过手术矫正，并停止肉毒毒素注射治疗。

眉部提升

眉部提升是重要的美学目标，并且可能是某些患者的主要治疗目的。除了治疗眉间和CFL外，还可以通过在眉毛下方非常表浅的位置布点（一个位点在眉尾，另一个位点在眉内侧1cm处）各注射2U肉毒毒素来使眉外侧抬高。注意不要注射过多，以保持下部额肌的充分活动。治疗目标是减轻眼轮匝肌上外侧肌纤维的活动，因其可以降低眉毛外侧的位置。

下睑注射

眼轮匝肌外下侧注射有两种不同的应用：第一是扩大眼裂；第二是矫正肌肉肥大（如果存在的话）。患者术前评估对避免并发症的发生很重要。应进行回弹测试以确认下睑弹性。用于上述适应证的注射技巧为：在瞳孔中线外侧，睑缘下方4~5mm处，进行单点1~2U皮内注射。

兔纹的治疗

兔纹由鼻部的鼻横肌产生。尽管它们可能在静止状态下可见，但是动态评估对于精确了解它的范围至关重要。治疗非常简单，在兔纹区域的中间单点注射2~3U即可。避免从侧面注射，以防止提上唇鼻翼肌受累而导致微笑改变和上唇延长。

鼻尖提升

此处的目标肌肉是降鼻中隔肌。它起自犬齿水平的上颌骨，止于沿着鼻小柱到鼻尖的皮肤。如果鼻尖低垂是由于鼻中隔过长并向下过度凸起引起的，则这种治疗无法达到较好的效果。局部检查将很快明确鼻尖下垂是否为鼻中隔下凸引起的。当指征明确时，在鼻小柱底部皮下单点注射2~3U可轻轻抬高鼻尖。进一步的改善可以通过在更深的层次注射透明质酸以在某种程度上增大鼻唇沟角度来实现，并且在某些情况下，这种组合非常成功。

改善露龈笑

提上唇肌的肌肉力量过强可导致微笑时牙龈过度暴露。在轻度至中度的情况下，肉毒毒素的治疗可能非常有效，但是如果牙龈暴露量超过50%，则应采用外科手术治疗。患者评估时必须考虑到这一点，并且还应注意上唇长度和唇部不对称性。提上唇肌的化学性肌肉调节会延长上唇长度，这可能会成为一个问题。因此，上唇短的患者是理想的候选者。对于先前存在唇部不对称者，应仔细评估、讨论，并以照相方式记录下来。

该治疗通常分两个阶段进行。最初，向提上唇鼻翼肌每侧注射2~3U，正好在鼻翼侧面，白唇上方约1cm，深度是标准12mm针头的一半。一些研究者还同时注射降鼻中隔肌（同前所述）。2周后重新评估患者。如果需要的话，在这个阶段对提上唇肌进行治疗，每侧肌肉注射点外侧1cm注射2U。

治疗露龈笑后，可常见有上唇延长和唇部不对称性。据研究报道，基于使用透明质酸减少肌肉过度活动的创新性肌肉调节可以有效矫正露龈笑，且持续时间更长，副作用更少。

口周皱纹（"条形码"皱纹）的治疗

口周皱纹可通过4个点（每侧2个点）进行治疗，每个点真皮浅层注射1U。

口周皱纹（"条形码"皱纹）

在该区域使用肉毒毒素时选择患者、确定剂量和注射点均需要经验。不建议在肌肉薄的老年患者中使用这种治疗方法。

目标肌肉是口轮匝肌，即口周负责张闭口的括约肌。因此，其功能至关重要。随着时间的流逝，它会产生口周皱纹，这是人们最不希望发生的衰老迹象之一。以足够高的剂量对该肌肉进行化学性肌肉调节可以显著改善条形码状皱纹，但是这很可能在唇部功能方面带来不可接受的副作用。关键的是，肉毒毒素可以帮助矫正条形码状皱纹，但不能独自完成。事实上，这是与透明质酸联合治疗的理想部位，通常可以分两次进行治疗。

首先使用非常低剂量的肉毒毒素。目标只是肌肉的最浅层纤维，因此主体不受干扰以保持功能。动态情况下确定上唇每侧的2个注射点，内侧点距丘比特弓顶点至少4mm，外侧点距口角至少5mm。这2个点都位于红唇缘上方1mm处。剂量为每点0.5~1U，并且针头斜面向上、注射器几乎水平于皮肤表面，以皮内注射的方式进行注射。

应告知患者，在最初的10~15天，唇部功能可能会受到轻微影响。每点0.5U将使治疗更安全。一些注射者更倾向于使浓度加倍，以防止扩散到更深的肌纤维上。

在第二阶段（10~15天），使用柔软可塑的透明质酸在白唇真皮下方填充非常薄的一层产品，以温和提拉皮肤。应使用小剂量填充，通常每侧不超过0.25mL，以达到不显著改变嘴唇形状和大小的效果。这种联合治疗的效果通常非常好。

并发症

唇部功能受损（预防：避免治疗老年患者和/或肌肉非常薄的患者；治疗：无）。

降口角肌（DAO）

该三角形肌肉起自下颌体缘前端，止于口角处皮肤。它会使人产生悲伤、不满和责备的表情。

静止状态下降口角肌的高张力使口角下垂，产生悲伤外观。同时，当中面部的软组织随着年龄的增长而下垂时，降口角肌可能会在一定程度上对木偶纹产生影响。

肉毒毒素可用于提升及水平对齐口角

不幸的是，降口角肌的起点正好位于降下唇肌（Dli）起点的下方。降口角肌和降下唇肌的肌纤维向上止于皮肤，前者达最外侧口角，后者至下唇中央。但是，它们的下半部分有明显重叠，降口角肌恰好位于降下唇肌的上方。当注射降口角肌时，这种非常接近的距离可导致肉毒毒素向降下唇肌扩散，对微笑表情产生明显影响。这种并发症并不罕见，顶级注射者也曾遇到过，他们中的一些人不再进行降口角肌注射了。

由于特定的解剖结构，正确的注射点和剂量对于结果至关重要。遗憾的是，没有傻瓜式注射位点。在肌肉的下半部分，其下方的降下唇肌可能会受到注射影响，在上半部分可能对口轮匝肌有影响。治疗首选在下颌缘上方12mm及口角外侧1cm交界处单点皮下注射3U。

最后，应该记住，不推荐单用肉毒毒素注射治疗木偶纹。木偶纹是多因素导致的结果，不单单是降口角肌的作用，软组织下垂和体积损失方面的原因可能更甚。透明质酸是矫正木偶纹的基石，但肉毒毒素的协同作用在某些情况下可能会发挥重要作用。

并发症

降下唇肌损伤（预防：仔细标记，注意注射深度；治疗：无）。

下颏紧张的治疗

颏肌起自内切牙和犬齿之间的牙槽突，其纤维垂直走行于下颌表面。在正常情况下，它会抬高下颌的软组织，并使下唇向上和向前突出。肌肉的过度活动会导致皮肤表面不平整，这种现象被形象地描述为"高尔夫球下颌""泡泡下颌"和"橘皮样下颌"。它还与骨组织相对抗，使软组织变得扁平，下颌后缩。

治疗方面，可在下颏缘上方1cm中线处皮下深层单点注射6~8U。对于下颏较大患者，可将肉毒毒素剂量均分为2份，中线旁开5mm分2点双侧注射。如果注射过于靠外，溶液可能会到达降下唇肌并严重干扰微笑表情。有时需要进行少量修饰以求进一步改善，通常使用浅表微滴注射处理残留的表面不平整。

颏肌治疗可显著改善下面部。

并发症

降下唇肌受累（预防：仅中线注射，或2点注射位点中线旁开不超过5mm；治疗：无）。

颈阔肌的治疗

颈阔肌是一块非常宽长而又细薄的肌肉，具有复杂的解剖结构和功能。其平行纤维从上胸部垂直延伸到下面部。它的骨起点和皮肤终点位于两端：胸部中，起于第2、3、4肋，止于胸三角肌区域的皮肤；下面部中，起自下颌骨，止于面颊、下颌和口角的皮肤。从功能上讲，它对上胸部和下颈部的软组织起到提升作用，对下面部起到下拉作用。随着年龄的增长，颈阔肌的高张力反而成为问题，因其可产生垂直条索，且在内侧缘最为明显。患者的选择对于结果至关重要。理想情况下，因肌肉因素产生的条索会很好被触诊到，并且不存在或仅存在轻度皮肤松弛。皮肤松弛的患者将不能达到较好的治疗效果，他们应进行外科颈部提拉术。

动态标记颈阔肌条索，沿着条索范围间隔2cm标记位点，每个点极浅表注射2U。确实，肌肉非常薄，如果针头穿过，溶液可能会影响颈部的深层结构；这时可能会出现严重的并发症，例如吞咽困难和声音嘶哑。保持注射器几乎与皮肤表面齐平的锐角角度进针，可避免注射层次过深。

颈阔肌注射也可用于辅助中下面部软组织提升。实际上，与SMAS相延续到达下面部的颈阔肌肌纤维是将中下面部软组织向下牵拉的。在下颌缘上方和下方各一排以多个W形方式进行注射，减少该肌肉的活动强度，并辅助中下面部提升。在下颌缘上方1cm和下方1cm各标记4个注射点，每个点皮下注射2U。请注意上排最内侧点可影响降口角肌，因此应格外小心，以免注射过深影响降下唇肌。

并发症

效果不佳（预防：选择合适的患者；治疗：手术）。

吞咽困难、声音嘶哑（预防：恰当的注射层次；治疗：无）。

咬肌肥大的治疗

咬肌不是表情肌，它是参与咀嚼的功能性肌肉。因此，用肉毒毒素治疗咬肌对皱纹、细纹和沟壑没有太大影响。其目的是通过相对萎缩来减少肌肉量来满足抱怨咬肌部位肥大的患者要求。临床医生需要了解的基本概念是，咬肌治疗需要几周后才能看到效果，而表情肌治疗几天就可以。

毫不奇怪，此治疗是在东亚地区开创的，因为那里咬肌肥大的情况很常见，且这是一种不受欢迎的种族特征。治疗后不必担心咀嚼功能，因为颞肌和翼状肌将代偿下降的咬肌功能。同时这种治疗也可以应用于磨牙症，虽然这不是本章节要介绍的内容。

咬肌是一块强壮的四边形肌肉，分为浅层和深层两个部分。浅层部分最大，其纤维起自沿颧弓前下缘前2/3的厚腱膜，肌纤维从后下方直接走向下颌角和下颌支的下半部分的外表面。深层部分较小，其纤维起自颧弓外1/3的内侧，并垂直向下指向下颌支的上外侧表面和冠状突。

该肌肉的界线很简单。上缘、后缘和下缘精确地沿着颧弓、下颌升支和下颌缘降支交角处。当患者咬紧牙关时，也很容易触及前缘。考虑到该区域的上1/3是腱膜状的，因此注射应均匀分布在咬肌的下2/3。

根据区域的大小，可定3~5个点，主要是靠近下颌角和下颌体下缘。针头必须能够直达下颌骨表面，因此，最好使用25mm的长度，以确保肌肉的浅部和深部都能注射到。还建议将前点保持在距肌肉前缘外侧数毫米的位置，以免干扰笑肌。剂量根据咬肌体积大小进行调整。对于高加索人，在初次就诊时，每侧通常总共需要20~25U（均匀分布在每个注射点）。但是，在咬肌肥大非常明显的情况下，每侧可能需要50U或更多。

治疗后2周，咬紧牙关时触诊，注射者可了解到化学性肌肉调节的程度。但是，在8周之前无法达到美学目标，即下颌角软组织突出的减少。

仅在这时，注射者才应决定是否增加肉毒毒素的剂量，如果需要则增加50%。调整后再次评估应不少于2个月。通过定期随访，目标是每年2次以保持疗效稳定。

并发症

微笑的不对称（预防：注射远离咬肌前缘；治疗：无）。

咬紧牙关时深部肌肉的疝状鼓起（预防：深部和浅部肌肉均注射；治疗：深部肌肉突起处注射）。

参考书目

[1] Braz AV & Sakuma TH. Patterns of contraction of the frontalis muscle: A pilot study. *Surg Cosmet Dermatol*. 2010;2:191–194.

[2] Brin MF et al. Safety and tolerability of On a botulinum toxin A in the treatment of facial lines: A meta-analysis of individual patient data from global clinical registration studies in 1678 participants. *J Am Acad Dermatol*. 2009;61:961.e1–e970.

[3] Carruthers A, Carruthers J & Cohen J. A prospective, double-blind randomized, parallel-group, dose-ranging study of botulinum toxin type A in female subjects with horizontal forehead rhytides. *Dermatol Surg*. 2003;29:461–467.

[4] Carruthers JDA & Carruthers JA. Treatment of gabellar frown lines with C. botulinum-A exotoxin. *J Dermatol Surg and Oncol*. 1992;18:17–21.

[5] Cohen JL, Dayan SH, Cox SE, Yalamanchili R & Tardie G. On a botulinum toxin A dose-ranging study for hyperdynamic perioral lines. *Dermatol Surg*. 2012;38:1497–1505.

[6] Dayan SH. Complications of botulinum toxin A use in facial rejuvenation. *Facial Plast Surg Clin N Am*. 2003;11(4):483.

[7] De Maio M & Rzany B. *Botulinum toxin in aesthetic medicine*. Springer-Verlag, Bersli.

[8] Flynn TC. Periocular botulinum toxin. *Clinics in Dermatol*. 2003;21:498–504.

[9] Goodman GJ. The masseters and their treatment with botulinum toxin (Botox). In: Carruthers A, Carruthers J, eds. *Botulinum Toxin (Botox)*. 3rd ed., Saunders, Philadelphia, PA.

[10] Klein AW. Complications, adverse reactions and insights with the use of botulinum toxin. *Dermatol Surg*. 2003;29:549–556.

[11] Polo M. Botulinum toxin type A (Botox) for the neuromuscular correction of excessive gingival display on smiling (gummy smile). *Am J Orthod Dentofacial Orthop*. 2008;133:195–203.

[12] Sundaram H, Signorini M & Liew S. Global Aesthetics Consensus: Botulinum Toxin Type A—Evidence-Based Review, Emerging Concepts, and Consensus Recommendations for Aesthetic Use, Including Updates on Complications. *Plast Reconstr Surg*. 2016;137:518–529.

第6章 可吸收性软组织填充剂：基本特征

Ali Pirayesh, Colin M. Morrison, Berend van der Lei, Ash Mosahebi

引言

近年来，微创美容日益普及使软组织填充剂的使用量激增。自2000年以来，微创美容手术量增长了300%；在最常用的微创美容治疗中，软组织填充剂的使用量位居第二，仅次于神经调节剂。

透明质酸（HA）产品是目前使用最广泛的软组织填充剂。对产品的充分了解、娴熟的注射技术和对解剖学原理的充分掌握，对于提升疗效及预防和减少并发症至关重要。

有大量的文献详细介绍了软组织填充剂的使用情况和安全性。每家公司都热衷于强调其产品的独特性，使其产品在竞品中脱颖而出。对于初学者，甚至是经验丰富的注射者，要对充斥在市场中的不同软组织填充剂材料进行选择和用量判断是非常困难的。

本章的目的是对普通的HA和非HA的可吸收性软组织填充剂进行客观描述，作为治疗决策的粗略指南。本章并不打算详尽无遗，因为这将超出本书的范围，在本书中我们将尽力介绍"注射要点"，以患者的安全性为重点，对基础流变学、HA厂家工艺处理、注射的简短回顾和局部的分层原理等进行讨论。

使用软组织填充剂时，并发症的预防和治疗是最重要的，这将在另一章中介绍。

透明质酸填充剂

HA是细胞外基质的天然成分。它是一种糖胺聚糖（GAG）聚合物，由葡萄糖醛酸和N-乙酰氨基葡萄糖的重复二糖单元组成。人体总HA中约有50%位于皮肤中。HA充当细胞外基质的支架，使其具有硬度、水合作用和膨胀性，同时允许细胞移动和再生。在保护皮肤免受自由基损害（尤其是针对UVA和UVB）方面也很重要。HA在组织中迅速代谢，每天全身有1/3的HA进行更换。

与细菌源性（通常源自马链球菌）相比，动物源性的HA的聚合物链通常更长。在欧洲，动物源性的HA是被禁止用作软组织填充剂的。细菌发酵通常作为HA来源的首选，因为它具有较少的抗原性，不含外源性蛋白质并且更易于纯化。

HA 软组织填充剂

HA软组织填充剂由透明质酸的长链组成。大多数皮肤填充剂产品将由HA与化学交联剂［例如，用于Restylane®、Belotero®、Teosyal®、Hyabell®、Stylage®和Juvéderm®的1,4-丁二醇二缩水甘油醚（BDDE）］

交联，并悬浮在生理或磷酸盐缓冲液中。

交联过程（图6.1）添加了一个分子，使聚合物链彼此连接，从而改变了它们的物理性质，使其使用更长效，更不易被降解。最常用的交联剂是1,4-丁二醇二缩水甘油醚（BDDE）；BDDE的毒性明显低于其他交联剂（例如，二乙烯砜或甲醛），并且可生物降解。

然后将产品加工成较小的交联颗粒，以均质凝胶或凝胶载体中的悬浮颗粒形式通过针头注射入皮肤。

制造HA填充剂的工艺不同导致了产品性能上的差别，例如交联度、颗粒大小和浓度上的差异。这些特性对于确定填充剂的临床应用至关重要。

HA填充剂的生产过程通常包括以下步骤：

· 在碱性介质中稀释HA粉。

· BDDE的混合（比例对于质量很重要）。

· 交联反应（加热）。

· 在碱性介质中稀释凝胶（添加利多卡因）。

· 纯化。

· 混合纯化交联的（有时是未交联的）HA。

· 排气，然后注入注射器中。

· 凝胶灭菌。

· 密封和包装。

HA填充剂可根据其颗粒形式进行分类：单相或双相凝胶。单相凝胶由一个"相"的HA组成。它们可以是单体的HA在一个步骤中混合并交联（例如Juvéderm和Teosyal），或是聚合的HA经历两个阶段的交联

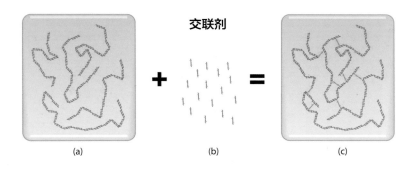

交联剂

(a)　　　　　　　　(b)　　　　　　　　(c)

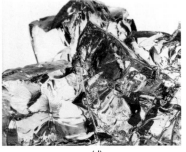

(d)

图 6.1　交联的 HA 聚合物链将 HA 溶液（a）转变为凝胶（c）。交联剂分子（b）结合单个 HA 聚合物链以形成网络（c），该网络在宏观上表现为凝胶体（d）（Adapted with permission from Tezel A & Fredrickson GH. J Cosmet Laser Ther. 2008;10（1）:35 - 42.

（例如Belotero）。双相凝胶（如Restylane和Perlane）由两个"相"的HA组成——特定大小的交联HA悬浮在充当载体的非交联HA中。

单相和双相透明质酸填充剂的相对临床有效性仍存在争议。可以认为，可能没有一种方法优于另一种方法，而是不同物理特性的皮肤填充剂更适用于不同的临床适应证。

皮肤填充剂流变学

"流变学"是对材料在变形力作用下的行为改变这一物理特性的研究。注射后，填充剂一定会受到剪切力、垂直压缩力、因肌肉运动而产生的拉伸力以及其他压力和重力的影响。

作为从业人员，医生的职责是了解填充剂注入皮肤特定区域或层次时会产生什么样的反应，并选择最合适的皮肤填充剂以达到理想的美学效果。用于治疗面部不同部位的填充剂存在性质上的明显差异。例如，当在下颌线深层骨膜上注射时，重要的是填充剂应具有良好的填充效果，而不会通过组织扩散开来。相反，当注射于皮肤浅层时，重要的是填充剂可以轻松地穿过紧密的结缔组织而扩散，以使皮肤表面平整。

许多因素影响HA皮肤填充剂的物理特性。这些因素包括：

- 弹性模量（G'）：剪切变形后恢复原始形状的能力。弹性是材料变形后恢复其原始形状的能力。

- 黏弹性模量（G"）：剪切变形后无法恢复原始形状。黏度是对流体阻力的一种度量，该流体由于剪切应力或拉伸应力而变形。

- 复数模量（G*）：材料承受变形的总能力。它定义为弹性模量（G'）和黏弹性模量（G"）的总和。

- $\tan\delta$：黏弹性模量与弹性模量之间的比率对应于损耗角正切（损耗因子）$\tan\delta$，因此描述了聚合物流体的弹性份额与黏滞份额之间的比率。如果损耗角正切值大于1，则材料主要为黏性；如果损耗角正切值小于1，则材料主要为弹性。

- 内聚力：填充剂的内聚力是将单个HA单元固定在一起的交联黏合力的强度。内聚性取决于HA的浓度和交联度。高内聚性有助于填充剂保持垂直投射。凝胶必须具有黏性，以避免发生任何迁移。黏弹性和交联性决定了凝胶的内聚力。具有低内聚力的凝胶适用于精细和浅表治疗，具有高内聚性的凝胶具有更大的体积和提升结构轮廓的能力。凝胶的挤出力也很重要，并且在各种填充剂之间有所不同。

- 提升能力：填充剂的提升能力是其抵抗变形和扁平化的能力，并影响其对不同适应证的适用性，无论是对细纹的更浅层矫正，还是对皱纹、褶皱、丰盈和轮廓的深层使用。G'以前常用于预测和描述填充剂的提升能力，但现在提升能力也已被视为弹性模量（G'）和凝胶内聚力的函数，并且因产品的专有制造工艺不同而不同。

- 抗变形能力：这种现象（使填充物成型以达到理想效果的能力）对于临床医生而言很重要。填充剂的抗变形能力是其化学组成的物理性质（包括内聚性）决定的。

- 组织整合性：组织整合性（填充剂与周围组织整合或分布到周围组织的方式）是评估临床和销售目的的基本参数，也是评估正在开发的产品的基础参数。注射时，HA填充剂往往会在真皮网状层内扩散并分布在真皮纤维之间，但是如果使用了不同的交联技术来创造特定的黏弹性，则不同的HA皮肤填充剂的表现会有所不同。一些研究已探索了不同交联的皮肤填充剂的这种操作，无论是皮内注射还是皮下注射。组织学通常用于定性评估组织整合性。

流变学本身不足以用来完全理解填充剂的性能，但对评估组成相似的不同填充剂很有用。人们已建立动物模型用以进行填充剂间的比较评估。结果表明，生物相互作用在填充剂的临床表现中起着重要作用。

透明质酸酶可溶解HA填充剂，与非HA填充剂相比，可提高其"安全性"。HA的含量取决于产生它的酶（合成酶HAS1、HAS2和HAS3）和分解它的酶（透明质酸酶HYAL1、HYAL2和HYAL3）之间的平衡。透明质酸酶是获得许可应用于临床的酶，可增强皮下或肌肉内注射的渗透性并减轻肿胀。但是，它们在美容医学中也广泛"超适应证"地应用于溶解透明质酸填充剂。这些酶可以根据其作用机制进行分类：内β-N-乙酰己糖胺酶（哺乳动物）、内β-D-葡糖醛酸苷酶（蚂蟥/钩虫）和透明质酸裂解酶（微生物）。在英国，最常用的透明质酸酶制剂是源自绵羊的透明质酸酶；然而，微生物来源的和人源性的透明质酸酶在安全性和减少免疫原性方面更具有优势。

面部美学中填充剂选择的挑战

要使面部年轻化与填充达到和谐的效果，就需要了解面部复杂的解剖和动态结构，以及其在衰老过程中的演变。填充入面部的填充剂一定会受到诸如内部组织和外部来源的横向剪切力和压缩力/拉伸力的影响。开发新型填充剂的挑战将包括针对每种特定适应证和面部区域优化其特性以实现理想的机械性能。进一步的研究可参见图6.2。

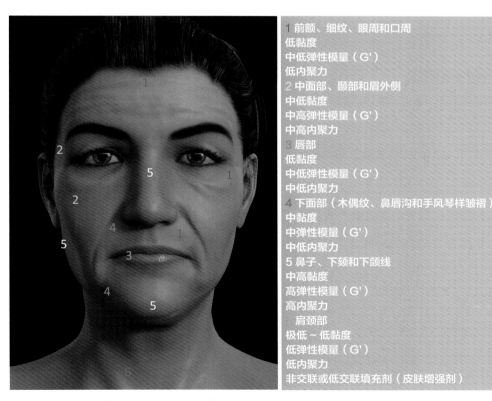

1 前额、细纹、眼周和口周
低黏度
中低弹性模量（G'）
低内聚力
2 中面部、颞部和眉外侧
中低黏度
中高弹性模量（G'）
中高内聚力
3 唇部
低黏度
中低弹性模量（G'）
中低内聚力
4 下面部（木偶纹、鼻唇沟和手风琴样皱褶）
中黏度
中弹性模量（G'）
中低内聚力
5 鼻子、下颏和下颌线
中高黏度
高弹性模量（G'）
高内聚力
　肩颈部
极低~低黏度
低弹性模量（G'）
低内聚力
非交联或低交联填充剂（皮肤增强剂）

图6.2 软组织填充剂的基础流变学

区域：前额、细纹、眼周和口周

目的：恢复皮内和皮下层次的体积。

填充剂性能：易于塑形和延展，可达到平滑效果，不隆起。

流变学：低黏度；中低弹性模量（G'）；低内聚力。对于泪槽沟，重要的是要使"吸水性"最小。

区域：中面部、颞部和眉外侧

目的：在真皮深层，皮下或骨膜上注射以恢复体积，达到恢复容量、增加高光点和塑造轮廓的效果。

填充剂性能：能够承受上覆软组织的重量和张力引起的剪切变形，例如唇部和颊部提升时的动态收缩力；承受压力；最小位移；保持形状。

流变学：中低黏度；中高弹性模量（G'）；中高内聚力。对于由上方肌肉组织的反复收缩而产生分离和移位最小化是很重要的。

区域：唇部

目的：加强和提供体积。两种不同类型的填充剂可以提升饱满度和/或产生平滑曲线，因为这个区域的挑战是避免边缘隆起和凹凸不平。

填充剂性能：易于塑形和延展，具有光滑效果，不鼓包。

流变学：低黏度；中低弹性模量（G'）；中低内聚力。有助于提升容量或饱满度。

区域：下面部（木偶纹、鼻唇沟和手风琴样皱褶）

目的：恢复真皮深层或皮下容积。

填充剂性能：易于塑形；最小凸度；不被触及。

流变学：中黏度；中弹性模量（G'）；中低内聚力。

区域：鼻子、下颏和下颌线

目的：恢复或增强投影和/或清晰轮廓，可承受突出的骨骼结构上的皮肤压力和紧绷的肌肉张力。

填充剂性能：横向扩散最小；随着时间的推移保持清晰的垂直方向的凸度；最大垂直方向的凸度。

流变学：中高黏度（以最大限度地减少迁移）；高弹性模量（G'）；高内聚力。

区域：肩颈部

目的：使皮内和皮下层紧致、年轻化。

填充剂性能：非常容易塑形和延展，可达到平滑效果，不隆起。

流变学：极低~低黏度；低弹性模量（G'）；低内聚力。非交联或低交联材料（皮肤增强剂）。

普通可吸收性填充剂的技术

下列资料源自PubMed中的索引文章以及出版物，但并非详尽无遗。

内聚性增稠基质（CPM）（Merz-Anteis，Belotero 系列）

CPM基于动态交联过程，在交联过程中还有两个附加步骤。引入额外量的HA会产生结合了高水平交联HA的单相缩聚凝胶。交联过程的持续进行会导致内聚基质中交联HA的含量降低。

网络样互相贯通（IPN-like）（Vivacy，Stylage 系列）

将两个或多个单相HA凝胶分别交联，然后混合在一起，形成互相贯通的网络。加入抗氧化剂（甘露醇）可保护HA链免受氧化应激。

非动物源性稳定的透明质酸技术（NASHA）（Galderma，Restylane Vital 和 Vital light，Restylane Lyft / Lyps / SubQ）

在特定条件下，在多糖链之间添加少量BDDE，以形成复杂基质的HA凝胶。颗粒大小形成过程会生成HA凝胶颗粒，然后将其悬浮在液相中。最终产品大小范围基于以适应特定临床适应证所需的颗粒大小。

最佳平衡技术（OBT）/ XpressHAn 技术（Galderma，Resylane Refyne / Defyne / Volume）

透明质酸的浓度在整个系列内均保持不变，但交联度不同，凝胶校准的大小也不同，以便通过细针注射。

弹性透明质酸（RHA）（四噁烷，Teosyal RHA 系列）

RHA系列的特点是凝胶由长HA链组成，用少量BDDE稳定而将HA的降解性降至最低。此系列的产品在交联度及其HA浓度上有所不同。这些产品可具有较高G'的"强度"和较低G'的"延展性"。

Vycross 技 术（Allergan, Juvéderm Vollux, Voluma, Volift/Vollure, Volbella, Volite）

该技术使用较低分子量（0.5~1MDa）和较高分子量（＞1MDa）的HA专有组合来改善HA链之间的交联效率。交联过程中增加较低分子量HA比例，可得到一个较高的浓度并提高反应效率。

单相粒子技术（MPT）（Adoderm，Varioderm® 系列，Hyabell® 系列）

这种技术方法允许定制交联度（达到HA链分子之间有效链接的80%）和浓度。这些凝胶的主要特征是浓度的差异，在流变值上的平衡，同时赋予了柔软且均质的推挤力。

ProfHilo NAHYCO 技术（IBSA）

这是一种无须化学修饰的缓慢降解的HA，可以制成皮内注射剂，具有增强的注射性、更长的持续时间和较高的生物相容性。混合协作复合物应提供比未修饰的HA产品更高的HA量。混合协作复合物的形成以动态黏度下降为特征，在临床实践中，这使临床医生可以注射浓度非常高的HA。这些制剂可以定义为"物理凝胶"，长链和短链HA在其中相互作用，不会改变二糖的单位结构，也不会引入其他"化学化合物"。混合协作复合物的关键特征是尽管没有化学交联，但延长了对酶解的稳定性。

Neuvia 有机体 (Intense, Intense IV, Intense Lips, Intense Rose)

IPN代表"互相贯通聚合物网络"，该技术将两种不同的聚合物——HA（源自枯草芽孢杆菌）和作为交联剂PEG结合在一个网络中，从而获得3D水凝胶基质。

Neauvia有机体旨在不仅提供填充效果，还可以提供生物刺激作用。它由含1%的羟基磷灰石钙（8~12μm）的HA组成。

非 HA 填充剂

还有一些非HA的可吸收性填充剂，它们不仅是皮肤填充剂和增容剂，还是刺激体内胶原蛋白生成的生物刺激剂。这些填充剂的缺点是不能用透明质酸酶来溶解。这些产品包括：

聚左旋乳酸（PLLA）

PLLA是一种可吸收的聚合物，可刺激成纤维细胞的生产和胶原蛋白的产生，效果通常持续2年左右。为了获得最佳效果，通常需要进行多次治疗。与PLLA有关的主要问题是可触及的迟发性结节。但是，Woerle等对300例患者进行了5年的随访，研究报道指出，充分稀释、延长水合作用时间、添加利多卡因和恰当处理药水瓶，结节形成的发生率低于1%。Alessio等也提出了类似的建议。包含PLLA的最广为人知的填充剂是Sculptra（Dermik实验室），2004年被FDA批准用于矫正HIV患者的面部脂肪萎缩。

羟基磷灰石钙（CaHA）

Radiesse（MERZ）是获得FDA批准的唯一一种CaHA填充剂，它于2006年被首次批准用于矫正感染HIV的患者的面部脂肪萎缩以及中度皱纹和皮肤褶皱。Radiesse由悬浮在70%凝胶载体中的30%羟基磷灰石钙微球组成。它是一种合成化合物，其结构与骨骼和牙齿相似。Radiesse具有非免疫原性，因此不需要斑贴测试，并且会被人体完全降解和排泄。矫正效果持续约12个月。

当以高稀释形式（即1.5mL产品用多于1.5mL的稀释液进行稀释）使用时，由于羧甲基纤维素凝胶的弥散性，Radiesse的即时增容效果很小或不存在，其仅通过CaHA微球产生长期的组织重塑效果，使其可在较浅层注射，用于皮肤年轻化和较大面积的治疗，例如颈部、胸廓、臀部、大腿、手臂、腹部、膝盖和肘部。

聚己内酯（PCL）

Ellansé（Sinclairpharma）是获得CE批准上市的一种可生物降解的胶原蛋白刺激剂，由含水的羧甲基纤维素（CMC）凝胶载体、生物可吸收聚合物微球和聚己内酯（PCL）组成。PCL的生物降解是通过酯键的水解而发生的，而其降解产物可完全从体内清除。共有4个版本，即Ellansé-S（短版，S版）、Ellansé-M（中版，M版）、Ellansé-L（长版，L版）和Ellansé-E（超长版，E版），预计在体内留存时间分别为1年、2年、3年和4年。

总结

透明质酸是人体皮肤中大量存在的天然成分。通过用交联蛋白（通常为1,4-BDDE）将其稳定化，HA转变为软组织填充剂用于美学治疗。这使HA对降解具有更强的抵抗力，因此可以在皮肤中持续数月。

HA填充剂通过流变学、动物或临床性能评估相结合来表征，以帮助临床医生更好地理解在生物环境中应用时不同填充剂的相对性能及属性。

生产具有不同流变特性的HA皮肤填充剂的新兴技术正在不断进入日益扩大的美学市场。

非HA填充剂具有某些优势，例如更长的功效持续时间和在皮肤中生成胶原蛋白，但不能被透明质酸酶溶解。

新手和经验丰富的注射者都必须了解这些技术以确保能够掌控操作，使他们能够根据患者的适应证选择具有最佳性能的填充剂，提供安全有效的治疗。

参考文献

[1] Rohrich RJ et al. *Plast Reconstr Surg Glob Open*. 2019 Jun 14;7(6):e2172. doi: 10.1097/GOX.0000000000002172. eCollection 2019 Jun. Practical Approach and Safety of Hyaluronic Acid Fillers.
[2] Reed RK et al. *Acta Physiol Scand*. 1988 Nov;134(3):405–411.
[3] Triggs-Raine B & Natowicz MR. *World J Biol Chem*. 2015 Aug;6(3):110–120.
[4] Laurent TC et al. *Ann Med*. 1996 Jun;28(3):241–253.
[5] Schiller S & Dorfman A. *J Biol Chem*. 1957 Aug;227(2):625–632.
[6] Tezel A & Fredrickson GH. *J Cosmet Laser Ther*. 2008;10(1):35–42.
[7] Gold MH. *J Cosmet Dermatol*. 2009;8:301–307.
[8] Yeom J et al. *Bioconjug Chem*. 2010 Feb;21(2):240–247.
[9] De Boulle K et al. *Dermatol Surg*. 2013 Dec;39(12):1758–1766.
[10] Foureman P et al. *Environ Mol Mutagen*. 1994;23:51–63.
[11] Ciba-Geigy Corp. A cutaneous carcinogenicity study with mice on the diglycidyl ether of 1,4-butanediol. 1987.
[12] Edsman K et al. *Dermatologic Surgery*. 2012 Jul;38(7pt2):1170–1179.
[13] Prasetyo AD et al. *Clin Cosmet Investig Dermatol*. 2016;9:257–280.
[14] Mansouri Y & Goldenberg G. Update on Hyaluronic Acid Fillers for Facial Rejuvenation. Center for Devices and Radiological Health. Available from: http://www.mdedge.com/cutis/article/101904/aesthetic-dermatology/update-hyaluronic-acid-fillers-facial-rejuvenation.
[15] Pierre S et al. *Dermatol Surg*. 2015 Apr;41(Suppl 1):S120–S126.
[16] Kablik J et al. *Dermatologic Surgery*. 2009 Feb;35(Suppl 1):302–312.
[17] Stocks D et al. *J Drugs Dermatol*. 2011;10:974–980.
[18] Hee CK et al. *Dermatol Surg*. 2015 Dec;41(Suppl 1):S373–S381.
[19] Dugaret AS et al. *Skin Res Technol*. 2018; 27(12):1378–1387.
[20] FDA. Dermal Fillers Approved by the Center for Devices and Radiological Health, (2011) <https://www.fda.gov/medicaldevices/productsandmedicalprocedures/cosmeticdevices/wrinklefillers/ucm227749.htm>.
[21] Cavallini M et al. *Aesthet Surg J*. 2013 Nov;33(8):1167–1174.
[22] Meyer K & Rapport MM. *Adv Enzymol Relat Subj Biochem*. 1952;13:199–236.
[23] Micheels P et al. *Drugs Dermatol*. 2016 May 1;15(5):600–606.
[24] Segura S et al. *J Drugs Dermatol*. 2012 Jan;11(1 Suppl):s5–s8.
[25] Bingöl A & Dogan A. *MÄC*. 2012;6:6–12.
[26] Dogan A & Andonovic L. Rheological properties of dermal fillers, Presented at *19th International Master Course on Aging Science IMCAS World Congress*, January 26–29, 2017; Paris, France.
[27] Ballin AC et al. *Am J Clin Dermatol*. 2015 Aug; 16(4):271–283.
[28] Woerle B et al. *J Drugs Dermatol*. 2004 Jul; 3(4):385–389.
[29] Alessio R et al. *J Drugs Dermatol*. 2014 Sep;13(9):1057–1066.
[30] Kates LC & Fitzgerald R. *Aesthet Surg J*. 2008;28(4):397–403.

第7章 可吸收性填充剂的并发症

Maurizio Cavallini, Gloria Trocchi, Izolda Heydenrych, Koenraad De Boulle, Benoit Hendrickx, Ali Pirayesh

注射填充剂目前是继注射肉毒毒素之后第二种最常进行的美容治疗技术。急速扩张的市场、新的治疗范例以及产品与注射者的不可控性，预示着严重不良事件的增加。识别和处理填充剂治疗的并发症问题亟待解决。

当前有多种软组织填充物可用于面部美容，包括自体脂肪、聚甲基丙烯酸甲酯、羟基磷灰石钙、聚左旋乳酸、聚己内酯和透明质酸（HA）。由于HA填充剂具有可被透明质酸酶（这取决于特定国家的批准）完全降解的强大优势，因此它们被称为可逆性的产品，并且是目前使用最广泛的皮肤填充剂。因此，本章主要针对使用HA填充剂引起的并发症进行阐述。

解决填充剂并发症的最佳方法在于制定预防措施，以及熟练掌握及时诊断和治疗的知识。

预防

所有注射者均应采取旨在减少并发症风险的手术策略。应事先仔细考虑每个程序可能存在的混杂因素。尽管不全面，但以下的10点可以用作简单的注射前检查要点。

1. 病史和选择

建议在治疗前详细询问，获取皮肤状况、全身性疾病、药物和以往的治疗情况。制订理想的治疗计划时，应考虑到错开即将进行的手术、牙科就诊和免疫接种，旨在减少免疫系统增强引起的炎症反应或超敏反应。

由炎症或感染状况引起的皮肤屏障破坏，在皮肤明显好转后，可能会持续3~4周，感染物质更容易渗透。在进行填充剂治疗之前，痤疮、酒渣鼻和皮炎应得到适当治疗并再保持3~4周以恢复最佳屏障功能。经过局部治疗的痤疮区域边缘，痤疮丙酸杆菌的耐药性增加，人们认为，其通过Toll-Like受体（TLR-2）在形成生物膜过程中起着重要作用，以及填充剂填充部位相对于痤疮区域的"安全距离"未知。

查清楚当前抗生素的使用及其适应证，因此最好延迟治疗涉及尿路、鼻窦、肠道和口腔的远处感染的患者。正常无毒力细菌的血源性传播可能导致与Toll样受体（TLR）结合，并可能引发免疫反应，在数月后形成迟发性结节。如果在预定的注射区域有单纯疱疹感染病史，建议预防性使用抗病毒药以防止病毒再激活。

在填充剂治疗前后的2~4周，最好避免进行牙科手术、拜访口腔保健员以及进行牙齿漂白/增白，以减少血源性细菌播种和潜在生物膜形成的风险。

对于患有活动性自身免疫性疾病（例如系统性红斑狼疮、类风湿性关节炎、混合性结缔组织疾病和桥本氏甲状腺炎）的人，填充剂治疗是禁忌的，但也可以在终末期情况下进行，例如硬皮病末期。

最好避免注射具有多种严重过敏和过敏史的患者。如果出现药物过敏，也可能无法对并发症进行最佳处理。了解先前的外科手术和非外科手术美容治疗是至关重要的，因为这些操作可能会导致解剖结构的重新定位以及潜在脉管系统的固定和瘢痕形成，从而增加血管栓塞风险。了解先前注射产品的类型和位置可能有助于防止与最低降解性填充剂发生相容性问题。

应该向患者提供填充前检查表进行排查，以强调在治疗时没有感染或炎性疾病（皮肤或全身性）的重要性。检查表最好应包括一系列常见的抗凝化合物（药物和食品），以便在治疗前1周避免使用（阿司匹林、非甾体类抗炎药、鲑鱼油、维生素E、银杏、酒精、黑巧克力、葡萄柚等）。

提供治疗后检查表。

·应为患者提供书面的治疗后说明和联系电话，并提供一些常识性的建议，例如用未污染的水洗脸，使用新的口红和使用未污染的面部产品。

·治疗后48h内应可通过电话联系上注射者/诊所。

·好的做法是第二天让工作人员对患者进行电话随访。

2. 评估

考虑种族、性别和不同年龄层次需求的复杂性，以制订适用的治疗计划。

3. 知情同意书

签署知情同意书对于提高对填充剂诱发并发症的潜在风险的认识至关重要。

治疗前和治疗后的书面说明有助于建立切合实际的期望并最大限度地减少法律纠纷。

明智的做法是，对治疗过程中和治疗后可能出现的并发症处理均进行知情同意签字，以加快有效管理。这包括可能的眼科并发症（尽管罕见）的讨论。

4. 使用 HA 产品时，可逆性是一个非常大的优势

与所需的透明质酸酶有关的实践知识及其对本地可用的HA填充剂的作用效果至关重要，因为所需的剂量可能有所不同。某些产品较其他产品需要更大剂量的透明质酸酶才能充分溶解。

5. 应结合注射时的理想深度、注入位置和持续时间等理解填充剂特性（例如 HA 浓度和专有的交联）技术

HA的吸水性是与填充剂肿胀度相关的重要决定性因素，需要与治疗性肿胀区分开来。HA的浓度和交联程度决定了填充剂的特性［黏度、弹性、抗降解性、G'（弹性模量）、G''（黏弹性模量）和tan δ］，并最终决定了其临床疗效和理想的植入深度。

6. 尽管通常可接受 HA 填充剂在其他 HA 填充剂上的层叠，但是不建议在其他缓慢降解或永久性填充的填充剂上层叠

将第二种填充剂（例如HA）层叠时，可能会导致缓解降解或不可降解填充剂发生反应，从而可能产

生持久的并发症（例如异物肉芽肿）。尽管透明质酸仍然是最相容的填充剂，但在考虑跨品牌层叠时还是要谨慎。

准确了解先前注射产品的类型和位置可能有助于防止与缓解降解或不可降解填充剂发生相容性问题，并且每次处理后应仔细记录填充剂类型。

7. 留档

作为患者检查医学–法律学的目的以及作为自我学习的工具，摄影留档（手术前和手术后）至关重要。

8. 治疗计划和无菌技术对于避免并发症至关重要，防止破坏洁净的工作空间是基础

对此，应考虑以下几点：

- 减少一切破坏无菌环境的操作，降低注射相关感染的伴随风险。
- 预设计划和清晰的治疗流程有助于最大限度地减少并发症。

应卸掉化妆品，并用含2%葡萄糖酸氯己定的70%酒精仔细清洁皮肤。避免眼睛接触消毒剂，因为洗必泰对角膜有毒性。当在眼睛附近或穿孔的鼓膜上使用时，请注意不要浸透纱布或滴落（由于耳毒性）。

- 严格的无菌技术是强制性的：清洁、脱脂和消毒。没有普遍推荐的局部消毒剂，但是洗必泰、氯氧萘酚、碘伏、酒精、碘和次氯酸可能是合适的。
- 用含有洗必泰（0.2%）或聚维酮碘的消毒漱口水漱口可对口腔进行长达8h的充分消毒，并建议作为口腔治疗或有舔唇习惯的患者的预防措施。
- 主治医生应取下所有珠宝首饰，用消毒清洁剂洗手，并且所有注射治疗过程中都配戴手套。由于注射器本身不是完全无菌的，因此注射过程未被认为是无菌的。因此，一旦用注射器操作，无菌性就会丧失，这使无菌技术成为至关重要的事情。
- 无菌技术的手术原则，即不接触穿透皮肤的锐针或钝针的任何组件，可进一步减少感染并发症。始终保持警惕，防止可能的污染至关重要。
- 必须清洁消毒足够大的区域，因为如果不小心碰触到邻近皮肤上的钝针，则感染的风险会更高。
- 建议为多个注射点频繁更换针头（和钝针）。
- 将一次性无菌敷料托盘与装有准备溶液、纱布和一次性无菌单的容器一起使用，可加强在办公环境中保持安全、干净的工作区域。

9. 深入了解注射解剖学知识对于避免危险区域至关重要，并且是避免灾难性并发症的基础

尽管血管的确切位置变化很大，但是血管走行所在的平面更容易预测。因此，"深度决定安全性"认识是至关重要的，对血管损害的早期征兆的不断了解也是如此。

Seckel将面部划分为多个危险区域，在处理特定区域时，了解这些危险区域非常重要。

危险区1

通过将患者的头部转向一侧，触诊胸锁乳突肌，并从外耳道尾缘到腹肌中点以下6.5cm处绘制一条直线，来定位该区域。该区域大约为3cm半径的圆形范围。

该区域包括从胸锁乳突肌下方露出耳大神经的位点，使其在解剖肌肉时容易受伤。耳大神经起源于颈神经丛，从脊髓神经C2和C3分支出来，并为乳突、腮腺和外耳表面的皮肤提供感觉。永久性损伤该神经会导致下2/3的耳朵以及邻近的颈部和脸颊皮肤麻木或感觉异常（如发生神经瘤）。

危险区2

通过在耳屏下方0.5cm至眉外侧上方2cm处画一条线，可在解剖学上定位该区域。沿着颧弓向眶外侧缘画出另一条线。最后一条线从眉毛上方的点穿过眉毛的外侧末端到颧弓。这些线形成一个三角形，其中面神经的颞支位于颞浅筋膜-浅层肌肉腱膜系统（SMAS）层的下表面，并且更可能因深平面解剖而受伤。

该区域包括面神经的颞支在颞浅筋膜-SMAS层下延伸的部分。分支从腮腺下方的颧弓水平伸出，并支配额部的额肌。颞支损伤可能导致额肌麻痹。前额的受累侧瘫痪表现为眉下垂和眉毛不对称。

危险区3

该区域为最易受伤的点，包括面神经的下颌分支边缘以及面动静脉。通过确定在嘴角后2cm的点并在其上绘制2cm半径的圆来定位此区域。在这个区域，颈阔肌-SMAS层变薄，从而暴露了容易受伤的神经和附近的面部血管。

该神经损伤会导致明显的美学和功能影响。静止状态时，正常支配的颧大肌不受已失神经支配的降口角肌影响，从而导致嘴角的上扬和下唇高于齿面。在做鬼脸或皱着眉头时，已经失神经的降口角肌无法下压嘴角和下唇，这意味着下牙齿不会在患侧露出。

危险区4

该区域包括面神经的颧支和颊支，它们位于咬肌和Bichat脂肪垫的表面，颈阔肌-SMAS层和腮腺筋膜层的深层。这些分支不再受腮腺保护，因此更加脆弱。危险区是下缘为下颌骨体，后界为腮腺，颧大肌为前缘的三角形区域。体表标记，可采用颧弓最突出点、口角以及下颌角最后方凸出点这3点连线标出区域。

这些神经损害会导致颧大肌、颧小肌和提上唇肌麻痹。导致上唇下垂，在休息和微笑时，对侧无抵抗的颧大肌、颧小肌将口角朝神经支配侧拉动，这种表现更明显。

如果发生神经损伤，则由于颊神经和颧神经分支之间存在多个相互联系，因此肌肉麻痹通常不是长期的。

危险区5

该区域位于瞳孔中部上方的眶上缘，在该处发现眶上和内侧滑车上神经血管束。眶上神经位于皱纹肌（CSM）的深处，而滑车上神经则穿过CSM。神经损伤可能导致头皮、额部、上眼睑和鼻背麻木。可以通过以眶上孔为中心的1.5cm的"圆圈"来识别此危险区域，很容易在瞳孔中部水平的眶上缘触及眶上孔。

危险区6

该区域位于眶下区域，眶下神经血管束穿出眶下孔处。神经损伤可能会导致上侧鼻、脸颊、上唇和下眼睑的麻木。面神经的颧支也在该区域延伸，以支配提上唇肌。可以通过以瞳孔中线水平眶下缘下方0.8~1cm处的眶下孔为中心绘制一个1.5cm的"圆圈"来识别该危险区域。

危险区7

该区域包含颏神经，其对同侧下颌和下唇进行感觉神经支配，并且是三叉神经的下颌支分支。颏神经从位于下颌骨中点下颌第二前磨牙线水平的颏孔穿出。颏孔位于瞳孔中线、眶上孔和眶下孔的连线上。

神经损伤的影响可能很明显，患者通常不能察觉到食物从嘴巴一侧掉落，咀嚼时可能会误咬嘴唇。

10. 掌握注射深度技术知识是取得皮肤填充剂治疗成功的基础

优化技术的策略包括：

· 注射解剖学知识。

· 注意危险区域。

· 注射前应进行回抽。

· 以尽可能小的压力缓慢注射。

· 移动尖端，并在合适的位置注射产品。

· 少量（0.1~0.2mL）递增注射。

· 使用细小针头精确注射。

· 使用小针头减慢注射。

· 在特定部位使用钝针。

· 仔细考虑患者的病史。

· 如果遇到阻力或患者感到疼痛/不适，请停止注射。

· 检查治疗部位以及血管汇聚处（眉间、鼻尖、上唇）血液的充盈反应至关重要，确保化妆不会遮盖肤色。

· 血管受损的初步迹象可能微妙而短暂。

并发症分类

传统上填充剂并发症分为4类：过敏、血管栓塞、感染和迟发性结节/炎症。尽管目前缺乏共识，但它们也可以按发病时间进行分类。由西诺里尼（Signorini）领导的2014年共识提出了更广泛的早期和晚期并发症方案（表7.1）。

南美共识小组定义了3个主要间隔：

· 即刻（24h内）。

· 早期（24h至30天）。

· 晚期（30天后）。

专家组还提出了"持续性间歇性或周期性延迟肿胀"（PIDS）这个术语。PIDS被定义为发生在填充剂填充区域或附近的水肿/肿胀，并经常与诸如疫苗接种、感染或局部创伤等事件相关。

可吸收性填充剂的并发症详见表7.2。

表 7.1　按时间进行软组织填充剂并发症分类

早期反应

血管梗死/软组织坏死
炎症反应（急性/慢性）
　感染
　过敏反应/过敏
注射相关事件
　痛
　瘀斑
　红斑
　瘀血
　出血
位置不当
远距离扩散

后期反应

炎症反应（急性/慢性）
　感染
　肉芽肿（通常是慢性的）
　鉴别诊断
结节
色素沉着
透明质酸填充材料移位

表 7.2　根据发生时间对 HA 填充剂相关不良事件分类的共识性建议

即刻（<24h）	早期（24h至30天）	晚期（>30天）
血管损伤：栓塞，动脉阻塞等	血管损害：缺血、坏死、毛细血管扩张 颜色变化：持续性红斑、瘀斑、丁达尔效应、炎症后色素沉着	血管损害：毛细血管扩张 颜色变化：炎症后色素沉着、持续红斑
过敏反应 血肿 过度矫正 瘀斑 感觉异常	全身变化：感染、炎症、感觉异常 瘢痕：增生性瘢痕、萎缩性瘢痕 不规则性：过度矫正、浸润（脂肪团）、结节	瘢痕：萎缩性瘢痕、瘢痕疙瘩 不规则性：堆积、结节、迟发水肿

临床表现

　　HA填充剂治疗在所有面部区域都普遍存在某些并发症［皮肤颜色改变（图7.1）、血肿、肿胀、水肿、过敏性表现、感染、血管受损等］，而其他并发症则更具体地针对各个面部区域在各章中进行讨论。

　　重要的是要全面评估患者，排除潜在的全身疾病（自身免疫性疾病、结节病、甲状腺疾病等）并系统地处理并发症。

　　除了先前存在的填充剂外，眼眶周围水肿的鉴别诊断（图7.2）还包括：

· 炎症/过敏性疾病。

· 肾脏疾病。

· 心脏衰竭。

· 甲状腺疾病。

· 寄生虫感染。

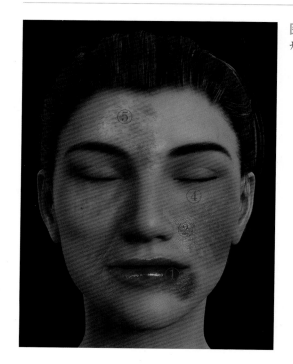

图 **7.1** 皮肤颜色改变的原因包括：①血肿／瘀斑；②新生血管形成；③色素沉着；④丁达尔效应；⑤缺血

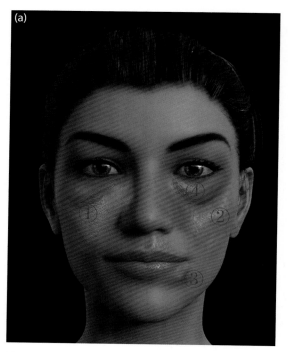

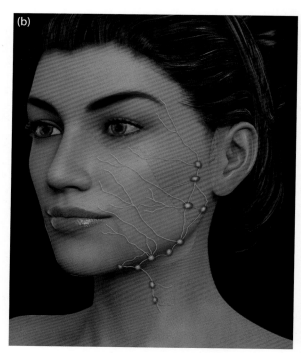

图 **7.2** （a）除治疗性肿胀以外，填充剂注射后水肿的原因还包括：①颧部水肿；②晚期炎症反应综合征（LIRS）；③迟发性结节；④PIDS。（b）面部淋巴引流的示意图

- 自身免疫性疾病。
  - 红斑狼疮。
  - 皮肌炎。
- 以前的填充剂。

  对于水肿的治疗见图7.3。

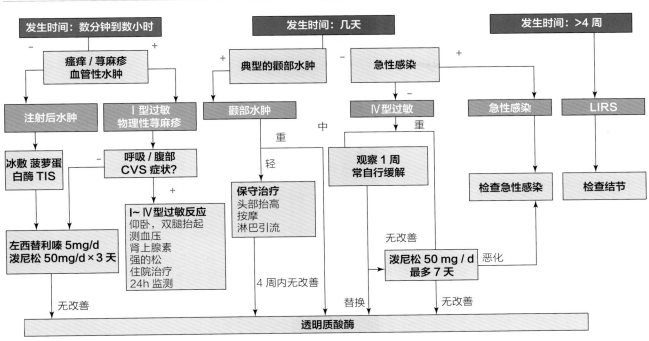

图 7.3　水肿治疗流程（Adapted with permission from Snozzi P & Van Loghem JAJ. Plast Reconstr Surg – Glob Open. 2018;6（12）:1–11.）

过敏反应

当填充剂引起免疫反应时，就会发生过敏反应。过敏反应可能是 Ⅰ 型过敏反应，通常发生较早（在注射后数分钟至数小时之内），也可能是 Ⅳ 型过敏反应，其发病较晚（注射后1~3天，直至数周）。过敏反应的主要诊断症状可能包括水肿（局部或全身性）、红斑、瘙痒、疼痛或压痛（与压力有关）、皮疹和硬结。各种类型的皮肤损害后也可能出现反应迟缓，包括疼痛的红斑结节、脓肿或周期性荨麻疹肿胀。在极少数情况下，急性过敏反应可能很严重，文献中引用了过敏性休克。另见表7.3。

感染

急性发作表现和延迟的生物膜感染均是在所有面部区域进行填充剂治疗的风险，因此需要严格的无菌技术。重要的是要记住，相邻区域的感染（例如，鼻窦炎、牙齿脓肿）甚至是远处的感染（例如，胃肠道、泌尿道感染）都可能向填充物输入微生物。当确实发生感染时，审慎诊断病原体。重要的是要有合理的感染源，遵照当地的微生物治疗指南进行敏感抗生素使用（表7.4、图7.4）。

表 7.3　早期过敏反应和迟发性过敏反应的治疗流程

过敏反应	
早期过敏反应	**迟发性过敏反应**
检查生命体征	冷敷
复苏措施	使用H1受体拮抗剂
使用肾上腺素	使用H2受体拮抗剂
静脉通路	使用白三烯合成抑制剂
补液	使用口服皮质类固醇
	使用普萘洛尔
	使用布洛芬

表7.4　按部位的抗生素选择流程

皮肤	鼻窦	齿	胃肠道
强力霉素	强力霉素	阿莫西林	甲硝唑
克林霉素	头孢氨苄	克林霉素	克林霉素
克拉霉素	阿莫西林+克拉维酸	头孢菌素	环丙沙星
阿奇霉素		阿莫西林+克拉维酸	
强力霉素			

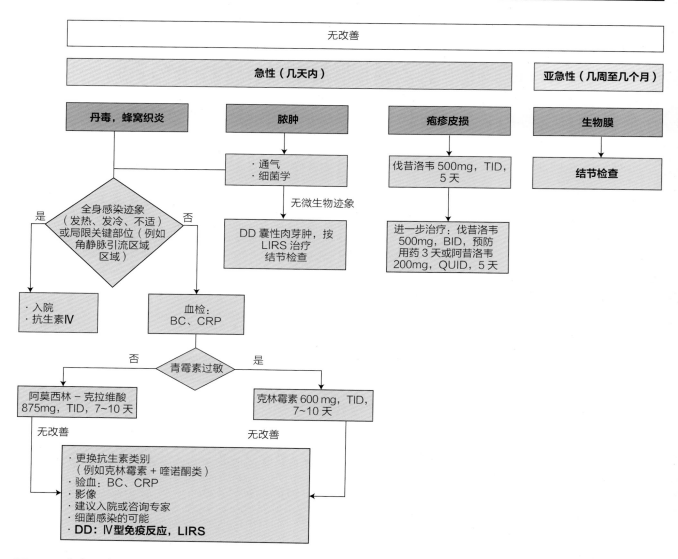

图7.4　感染治疗流程（Adapted with permission from Snozzi P & Van Loghem JAJ. Plast Reconstr Surg – Glob Open. 2018;6(12):1–11.）

血管并发症

　　注射入血管的最初症状通常是（但不总是）疼痛和皮肤颜色变化。重要的是要认识到，最初的颜色变化可能会短暂且发生在远离注射点的血管汇注区域。这需要不断地注意血管汇注部位的灌注，例如眉间、鼻尖和上唇。通过在填充剂配方中添加局部麻醉剂可以掩盖最初的疼痛。尽管通常是立即发作，但据报道发病时间可延迟至24h。红色/蓝色改变通常代表静脉阻塞。发生青斑样变色（"鱼网状"）时要怀

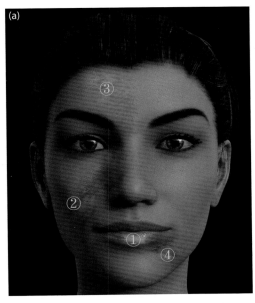 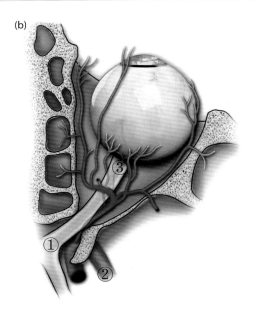

图 7.5　（a）血管闭塞的临床案例：①早期变白；② + ③青斑样变色；④化脓。（b）眼眶血管的供应：①眼神经；②颈内动脉；③视网膜中央动脉

疑血管受损。

后来的继发性诊断症状包括水疱、脓疱、组织坏死和晚期瘢痕形成。

重要的是，即使有单纯疱疹病史，特别是在出现青斑样变色的情况下，在填充剂治疗后1周出现的所有脓疱病例，均应排除血管闭塞（图7.5、图7.6）。

治疗

· 如果有可疑的不适当疼痛、皮肤变白或斑驳的颜色改变现象，请立即停止注射。

· 进行热敷。

· 注射透明质酸酶：在紧急情况下，使用大剂量透明质酸酶/ HDPH（500~1000U）冲击治疗，每小时1次，重复3次。为了避免瘀伤，建议使用大口径的钝针进行透明质酸酶的皮下滴注，以免挫伤而影响肤色改善的视觉反馈。

· 沿小动脉方向按摩患处，以增加产品暴露于透明质酸酶的量。

· 给予患者2片（650mg）阿司匹林咀嚼吞咽。

· 超声、MRI、多普勒、动脉造影或静脉造影可能有助于评估填充物的填充部位和血管损伤的位置，并有助于制订治疗计划。

透明质酸酶

透明质酸酶（Hase）可用于逆转HA填充的作用（在某些情况下，还可以通过部分降解皮肤基质来帮助逆转非HA填充物的过度堆积）。透明质酸酶是天然存在的酶（糖苷内切酶），可以使HA解聚，通过将

血管损伤（鉴别诊断）		
诊断	周围缺血伴坏死	视网膜缺血
临床表现和发生时间	**1. 变白阶段** ·立即发作，持续时间 <1min，有时会疼痛 **2. 网状青斑期（大理石花纹）** ·几分钟后（很少在几小时内），由于缺氧导致静脉扩张，实际上是病理性的 **3. 蓝灰色阶段** ·由于持续缺氧，数分钟至数小时不等。在红唇中可能会更快出现。 **4. 水疱阶段** ·1~2 天后，是皮肤坏死的第一个迹象 **5. 分界和溃疡阶段** ·数天至数周后，二期愈合	·注射期间或注射后即刻：视力丧失，有时并发眼痛 ·在整个过程中，有时会发生眼肌瘫痪
鉴别诊断	·由于肾上腺素含有局部麻醉药而引起的血管收缩（变白阶段） ·血肿（蓝灰色阶段） ·单纯疱疹／带状疱疹皮损（水疱阶段）	无
治疗	·在几分钟到几小时内使用大剂量透明质酸酶 ·热敷 ·使用阿司匹林 ·进一步的治疗选择（低证据水平）：低分子量肝素（LMWH）、己酮可可豆碱、高压氧治疗（HBOT）	·在 30min 内球后注射透明质酸酶 ·如果注射者不能进行球后注射，请立即转诊给（经验丰富的）眼科医生 ·住院后：可能使用 PGE1 治疗，请考虑其他药物治疗（HBOT、LMWH、己酮可可豆碱） ·行脑部 MRI 检查以排除任何脑缺血
预防	·在高危区使用钝针（25G） ·高危区小剂量注射（单点团块状注射最大剂量为 0.05 mL） ·慢速注射 ·回抽（锐针） ·可在注射过程中用手压迫角动脉 ·危险因素：既往手术史，瘢痕（包括痤疮瘢痕！），小型号锐针／钝针注射器	

图 7.6 血管损伤的鉴别诊断（Adapted with permission from Snozzi P & Van Loghem JAJ. Plast Reconstr Surg – Glob Open. 2018;6(12):1–11.）

氨基己糖苷酶 β–1 到 β–4 链接处的双糖水解而达到降解的目的。该酶在美容皮肤病学中经常超适应证使用，以治疗 HA 的不良反应，适应证包括注射位置不当、过度矫正、丁达尔效应、肉芽肿、炎症反应和血管闭塞。

透明质酸酶有以下特点：

·立即生效。

·2min 的半衰期。

·持续时间为 24~48h。

·尽管部分降解，但由于持续作用，与其短半衰期相比，功效持续的时间较长。

透明质酸酶引起 HA 皮肤填充物中交联剂的降解，使其表现像内源性 HA，其半衰期为 24~48h。

由于具有单独的流变和交联特性，因此不同的 HA 填充剂表现出对透明质酸酶降解的个体敏感性。重要的是，各个透明质酸酶产品的活性也取决于其来源和浓度。如果需要逆转，对本地不同的透明质酸酶产品及其对多种 HA 填充剂的不同影响进行深刻了解，将最大限度地提高处理效率。Casabona 在最近的文献中清楚地阐述了这种反应差异，他指出降解给定量的HA所需的透明质酸酶量可能存在3倍的差异。某些HA产品的变性速度比其他产品慢，因此必须进行有效按摩才能打破HA团块并将其更有效地暴露于透明质酸酶中。

血管闭塞以外所有适应证的剂量

注射量应根据临床效果调整，但实际剂量会有所不同。文献中的共识认为，要分解20mg/mL HA中的0.1mL，需要5~10U的透明质酸酶，尽管波动区间可能相当大。

可以从48h开始评估治疗效果，并每隔48h或更长时间重复一次，进一步治疗的程度取决于适应证和风险（获益比、治疗的副作用）以及患者或操作者的期望。

血管损伤：每小时重复使用大剂量透明质酸酶（HDPH）（500~1000U）冲击治疗3h紧急治疗方案（表7.5）。建议使用大口径钝针将透明质酸酶皮下注射，以免造成瘀伤，否则会混淆肤色改善的视觉反馈。

表 7.5　DeLorenzi 大剂量透明质酸酶（HDPH）冲击治疗和血管内事件的治疗方案

大剂量透明质酸酶冲击治疗		
剂量	标准剂量	每个区域500U
	嘴唇、鼻子和前额	作为乘数
	2个区域	每小时1000U
	3个区域	每个区域1500U

方案
- 至少每60~90min注射1次，直到肤色和毛细血管充盈时间恢复正常
- 按摩，将HA向远侧推进壁较薄的小动脉，以增加栓子与透明质酸酶的接触
- 力争在发病后72h内完成治疗，以实现完全解决
- 让患者留在诊所进行观察和治疗，直到毛细血管充盈得到改善（通常在3h内进行3次治疗）

在有问题的HA溶解之前（治疗的第2天或第3天），请勿使用硝酸甘油糊剂，因为扩张相邻无障碍的血管通路可能会通过打开在组织受损时起到遏制进一步损伤的所谓的"吻合封闭"而导致栓子向眼眶播散

资料来源：Adapted with permission from DeLorenzi C. Aesth Plast Surg. 2013 May 1; 33(4):561－575.

尽管血管损伤（眼内并发症除外）的治疗窗时间为72h以内，但如果出现治疗延迟或反应欠佳，则超过该时间窗开始治疗和/或坚持治疗可能也会有益处。

对于眼内并发症，请参见第5章。

重要的是要认识到，尽管很罕见，但对透明质酸酶过敏的情况是可能发生的。人类重组透明质酸酶的致敏性风险最低，但并非在所有国家都可用。

操作要点

- 透明质酸酶治疗时，使用高频超声可能有助于阐明潜在填充剂的存在、特性和位置。
- 在注射透明质酸酶的过程中和注射后按摩治疗区域，可能有助于优化效果并有助于机械性分解。
- 以下情况避免使用透明质酸酶：
    - 在过去48h内进行了肉毒毒素治疗。
    - 存在皮肤感染的区域，除非存在血管闭塞，否则弊大于利。

皮试

术前进行皮试，除非发生血管并发症时可不进行，因为治疗延误可能对患者造成进一步伤害。皮试，通常在前臂注射20U透明质酸酶，并在30min后观察结果（较低剂量的阳性反应可能无法识别）。阳性反应可通过局部风疹和瘙痒、轻微炎症和红斑来识别。

曾对黄蜂或蜜蜂蜇咬有过敏史者可能意味着对透明质酸酶过敏反应的风险增加，并构成相对禁忌证，因为昆虫蜇咬的毒液可能含有透明质酸酶，而且这可能就是致敏源。除非过去有对透明质酸酶或昆虫叮咬的过敏反应或药物过敏史，否则既往过敏史似乎与安全使用透明质酸酶无关，应始终权衡使用透明质酸酶治疗的利弊。

高于300U的剂量可能会引起炎症和嗜酸性粒细胞聚集，从而增加Ⅰ型过敏反应（如荨麻疹和血管性水肿）的发生风险。

高风险患者用透明质酸酶治疗后至少观察2h。

有备用紧急复苏药物及在有效期内治疗至关重要。强烈建议使用可靠的提醒系统（例如计算机提示）来更换急救药物。

高频超声的使用可能有助于表明填充物的存在、特性和位置，以及指导抽吸和活检。

在这方面，我们希望鼓励注射者对当地市场上常规使用的HA填充剂使用当地可用的透明质酸酶进行试验。

迟发性不良反应

迟发性不良反应可能是炎症性或非炎症性的，表现为水肿、硬结、结节、囊性脓肿或周期性荨麻疹肿胀。炎症变化的程度，表现为轻度、中度、严重或明显的波动和感染，据此将确定首选治疗方法（图7.7、图7.8）。

超声诊断

多普勒超声（双功能多普勒仪）成为提高注射安全性的重要工具：

· 在并发症中确定填充剂的位置和类型。

· 注射前对重要的血管结构进行定位。

· 确定预治疗区域中的先前/未知填充剂。

· 指导抽吸和活检。

双功能多普勒仪可以使血流大致显示为红色和蓝色，从而可以识别较大的血管和血流及与真皮结构之间的关系。一些注射者提出将双攻能多普勒仪用于识别预治疗区域中的血管结构，以使填充剂进入血管内风险最小化。但是，必须注意，就安全性和有效性而言，没有任何一种影像学方法可以替代临床经验和解剖学知识。

在诊断不确定的情况下，以下特殊检查可能很有价值：

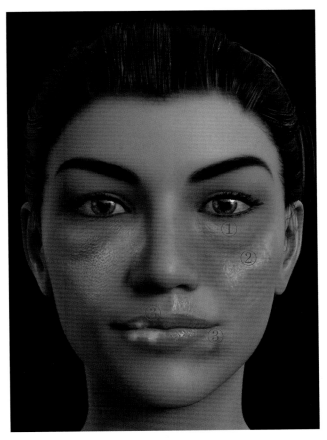

图 7.7　迟发性不良反应示例：①水肿，包括 PIDS；②硬块；③结节

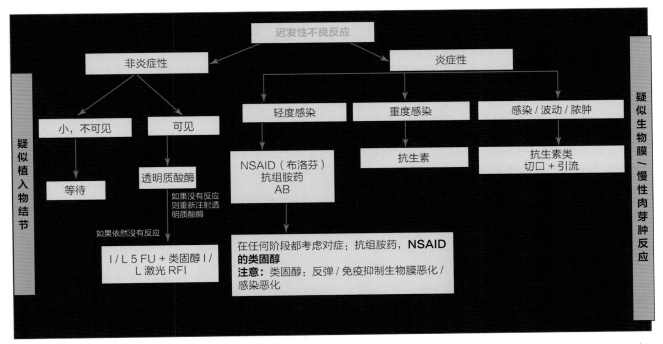

图 7.8　迟发性不良反应的鉴别诊断［Adapted with permission from Batniji RK et al. Plast Reconstr Surg. 2020（in press）.］

- CRP是一种急性炎症蛋白，通常与细菌感染、免疫血液学改变、风湿病有关。

- 全血细胞计数和不同白细胞计数。

- 红细胞沉降率（ESR）。

- 急性期反应物，例如CRP、ESR、降钙素。这些是自身免疫/炎性综合征最敏感的标志物，由皮肤填充剂使用相关佐剂（ASIA）诱导产生。

- 对于疑似自身免疫性疾病，进行如下措施：

  - ANA（抗核抗体）。

  - ENA：针对可提取核抗原的抗体，例如抗SSA-Ro，抗SSB-La（SLE，Sjogren综合征），抗Jo1（多肌炎、皮肌炎），抗Scl 70（进行性全身性硬化症）。

  - RF（类风湿因子）。

  - 在几种自身免疫性疾病（尤其是系统性血管炎）中检测到抗中性粒细胞胞浆抗体（ANCA）。

- 活检可以识别潜在的异物肉芽肿和填充剂类型。

- 疑似结节病的可行血管紧张素转换酶（s-ACE）和胸部X线检查。

- HFUS（高频超声）（图7.9）。

- MRI（图7.10）。

- 活检行不同的免疫染色。

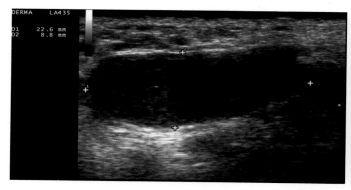
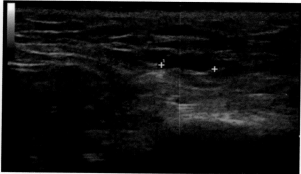

图7.9 HFUS 显示皮下增厚和肿胀，可能存在残留的填充剂（从无回声到低回声）

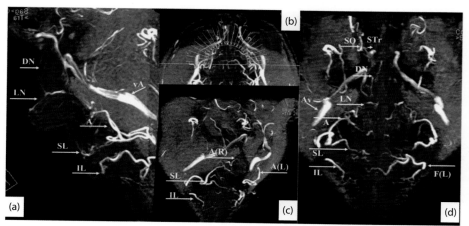

图7.10 58岁男性的MRI发现（3D-TOF 的 MIP）。上唇动脉（SL）和下唇动脉（IL）、角动脉（A）；侧鼻动脉（LN）；鼻背动脉（DN）；滑车上动脉（STr）；眶上动脉（SO）和面动脉（F）；角静脉（Av）。R（右）和L（左）

参考文献

[1]　Cavallini M & Molinari P. *Managing Errors and Complications in Aesthetic Medicine*. Oltrarno: Officina Editoriale; 2016. 176 p.

[2]　Heydenrych I et al. *Clin Cosmet Investig Dermatol*. 2018;11:603.

[3]　De Boulle K & Heydenrych I. *Clin Cosmet Investig Dermatol*. 2015 Apr 15;8:205–214.

[4]　Hirsch RJ et al. *J Cosmet Laser Ther*. 2007; 9:182–185.

[5]　Signorini M et al. *Plast Reconstr Surg*. 2016; 137(6):961e–971e.

[6]　Kapoor, KM, Kapoor, P, Heydenrych, I, & Bertossi, D. Vision Loss Associated with Hyaluronic Acid Fillers: A Systematic Review of Literature. *Aesth Plast Surg*. 2019 Dec 10; 1–16.

[7]　DeLorenzi C. *Aesth Plast Surg*. 2013 May 1; 33(4):561–575.

[8]　Batniji RK et al. *Plast Reconstr Surg*. 2020 (in press).

[9]　Seckel B. *Facial Danger Zones: Avoiding Nerve Injury in Facial Plastic Surgery*. Thieme; 2010. 1–49 p.

[10]　Snozzi P & Van Loghem JAJ. *Plast Reconstr Surg – Glob Open*. 2018;6(12):1–11.

[11]　Casabona G et al. *Dermatologic Surg*. 2018;44(11):42–50.

[12]　Casabona G et al. *Surg Cosmet Dermatol*. 2017;204.

延伸阅读

[1]　Alijotas-Reig J et al. *Clin Rev Allergy Immunol*. 2013;45(1):97–108.

[2]　Taylor GI et al. *Plast Reconstr Surg*. 2017;140(4): 721–733.

第8章

额部

Izolda Heydenrych, Fabio Ingallina, Thierry Besins,
Shannon Humphrey, Steven R. Cohen, Ines Verner

引言

　　额部是一块轮廓和褶皱清晰的解剖区域：由骨骼和脂肪垫所形成的轮廓，褶皱可用来预测其下所隐含的血管结构。进行额部注射时，了解额部的血管神经位置及深度非常重要。最佳额部年轻化的治疗方式是注射肉毒毒素行肌肉放松和填充以进行容量和轮廓重塑的联合治疗。

边界

　　额部的范围上达前额发际线，下至眉毛和鼻根，外侧达颞嵴（此处是额肌和颞肌融合处）（图8.1）。对于发际线后退的患者，额部的上界为一对额肌的上缘。额部和颞部的分界为颞嵴，在此处筋膜层融合形成联合腱（图8.2）。

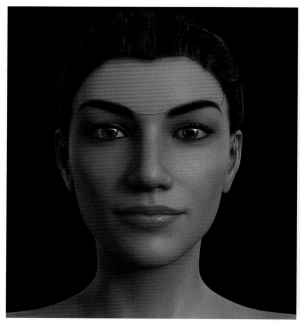

图8.1　额部的范围上达前额发迹缘，下至眉毛和鼻根，外侧达颞嵴

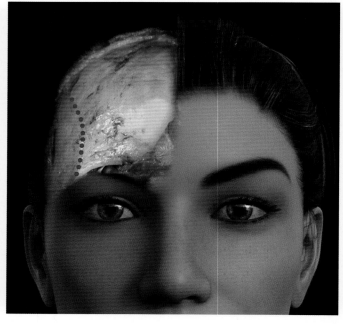

图8.2　颞嵴为额部的外侧界，在该线内侧1cm有眶上神经的深支走行

衰老

年轻额部的标志有：微隆起，有平滑的外轮廓，没有皱纹，皮肤质地和颜色均一。在女性患者中，理想的额部垂直方向呈12°~14°的微凸面。理想的额部高度和眉形是面部美学的7个特征之一，但是前额的形态和轮廓也各不相同，不同人种和性别也有差异，尽管使用注射剂无法改变额部的高度，但可以改善轮廓；同时，眉毛形状和位置也可以通过注射肉毒毒素和填充剂调整。

图8.3显示了理想的女性眉毛比例，位于眶缘上，并且有如下特征：

（1）眉头应位于内眦的垂线上。

（2）眉形应上扬10°~20°。

（3）眉峰应位于角膜外侧缘。

（4）内眦到眉峰的距离与眉峰至眉尾的距离比应符合黄金比例（1∶1.618）。

（5）眉尾应比眉头位置更高。

除内在老化和光老化外，骨和软组织也在变化。特定位置的面部脂肪垫老化会导致骨感及眉肌的显形。总的来说，眶部变宽、眉间角度变小、骨质支撑流失都促进了皱纹的形成（图8.4）。

面部能够传递关于健康和年龄的各种有价值的信息，前额和眉毛能够表达情绪。反复的肌肉运动可引起静态皱纹的产生，这是老龄化的象征（图8.5）。

从美学方面来说：女性眉毛应位于眶上缘上方，眉毛内侧头应稍稍低于外侧尾侧，且眉峰位于与虹膜外侧缘的垂直线上；男性眉毛稍低且平，并且位于眶上缘边缘。

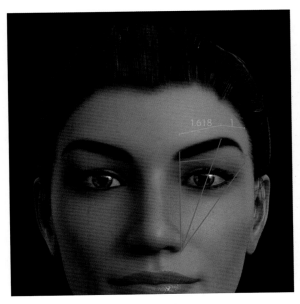

图 8.3　理想的女性眉毛比例

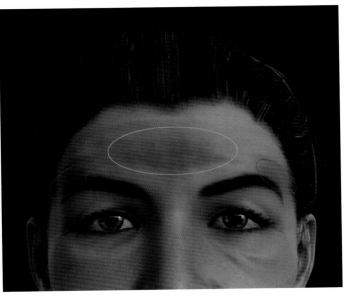

图 8.4　老化的前额：注意额中部和眉上的容量缺失，水平方向的额纹

评估

对于上面部，应该评估容量缺失、眉毛位置、静态皱纹和动态皱纹的存在和静息状态下不对称的情况。

注意

· 眉间肉毒毒素的注射不会消除静态皱纹。

· 在额肌注射过多的肉毒毒素可能会加重眉下垂和上睑沉重感。

符合美学的女性眉毛应位于眶上缘以上，眉内侧（眉头）应稍低于眉外侧（眉尾），眉峰应位于虹膜外侧的垂线上。眉毛数量在全长上应均匀分布，从而减弱锐利的骨性边缘。男性眉毛位置稍低，形状更平，位于眶上缘。

注意

· 额部有许多危险区，注射时必须要仔细避开血管。

老化的额部具有以下特征：

（1）静态皱纹：眉间纹和额部横纹。

（2）眶骨在内上和外下方向重塑，导致眶骨改变且眶骨呈现垂直方向的延长。

（3）上睑容易出现皮肤松弛和上眼窝凹陷。

（4）骨质流失导致眉间角度变小。

（5）前额中部和眉上区域凹陷，眉下垂产生，在前额下部应谨慎使用神经毒素。

（6）前额外侧代偿性抬高。

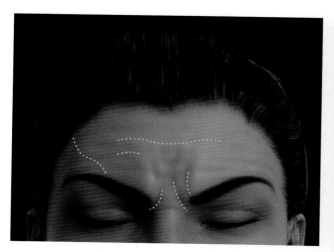

图 8.5　有眉间和前额静态皱纹的患者。这些情况应在肉毒毒素注射前告知客户，包括有眉毛位置或任何其他不对称的情况

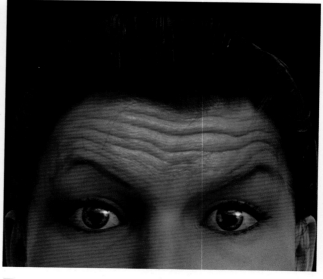

图 8.6　该患者前额窄，皮肤弹性消失，眉尾抬高代偿上睑皮肤松弛。这样的患者不适合进行肉毒毒素的注射

使用A型肉毒毒素（BONT-A）时注意

· 对于较窄的额部，眉毛外侧代偿性抬高（年龄大于60岁）（图8.6）。

· 对于这样的患者，最好不要进行前额肉毒毒素的注射，因为注射可能显露出潜在的眉下垂。

皮肤

面部表面形态结构提示了下方的解剖特征：皱纹和沟壑标志了血管走行和位置（图8.7、图8.8）。

沟壑通常由脂肪室之间的筋膜层形成，与深部血管有关。而皱纹一般与表浅血管有关。皱眉纹的正下方正是直接穿过眶上缘的滑车上血管的标志。之后在皱眉肌和额肌之下穿行，在眶上缘1.5~2cm处变浅。眶上皱纹标志着其下方走行的眶上血管神经束，它们通过眶上孔/切迹出颅。与眶上和滑车上血管不同，前额中央血管非常表浅，直接位于皮肤以下，标志了血流灌注的分水岭。这束血管的存在大大增加了前额注射填充时注入血管的风险。

前额及颅骨中央由5层结构组成，可以记为SCALP：

S——皮肤。

C——结缔组织。

A——帽状腱膜。

L——疏松网状结缔组织。

P——颅骨膜。

由于血供丰富，前额和颅骨的皮肤较厚，平均为2381μm，与较薄的眼睑皮肤形成鲜明对比。需要注意的是，眉间皮下组织的厚度平均为2~4mm，因此，皮下深层和浅层注射的差别不大。

帽状腱膜是SMAS筋膜层的延续，它包绕整个头颅，分层包裹了额肌、枕肌、降眉间肌和耳周肌肉。颅骨膜和其上的帽状腱膜通过一层无血管的疏松结缔组织相连。

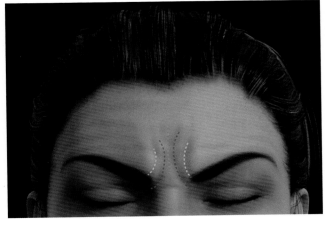

图 8.7　面部形态学标志：黄色——皱眉纹/眶上纹；红色——滑车上纹；绿色——前额中央血管上方的沟壑

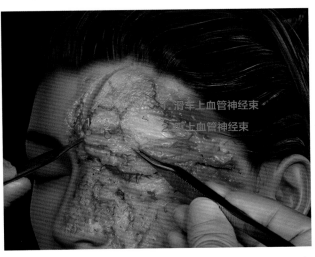

图 8.8　眶上和滑车上血管神经束在眶缘的孔隙出颅，图中显示了面部浅层脂肪室

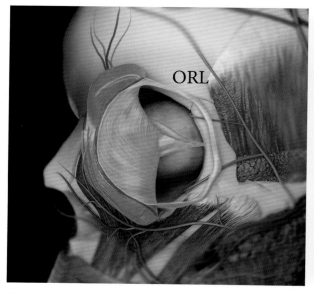

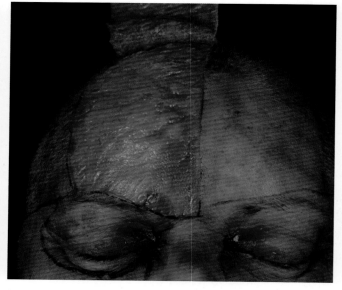

图 8.9 眼轮匝肌支持韧带（ORL）附着于眶缘上 2~3mm 处

图 8.10 尸体解剖显示了额部脂肪垫

　　眼轮匝肌支持韧带（ORL）附着于眶缘以上2~3mm处，形成了前额和上睑的深层边界（图8.9）。然而这一层边界并不密闭，因此可以沿着血管神经（如沿着眶上血管神经束）至横跨解剖结构直接在沟壑内注射。因疏忽将肉毒毒素注入上睑提肌，可引起上睑下垂；因此，注射位点必须高于ORL。

脂肪

　　皮下脂肪存在于浅部和深部脂肪室内，其老化速度不同，因此造成了面部轮廓的不规整。脂肪室由筋膜分隔，这些筋膜集合形成了支持韧带。眉间有清晰的内侧和外侧脂肪室。在形态结构上形成沟壑（图8.7）标志了潜在的血管。帽状腱膜脂肪垫包裹了皱眉肌和降眉间肌，它为肌肉活动提供了滑动平面，存在于额肌深面，延展浅出约3cm。额部脂肪垫见图8.10。眼轮匝肌后脂肪（ROOF）是上睑和眉部的深层脂肪，帮助塑造了眉毛和上睑的形态。ROOF的容量缺失会造成眉弓低平和眉尾的下降（图8.11）。

肌肉

　　面部活动由一系列相互作用的提肌和降肌随年龄和容量变化竞争主导平衡，这两组肌肉也影响了眉毛的形状和位置（图8.12）。

提肌
额肌。

降肌
（1）降眉间肌。

（2）皱眉肌。

（3）降眉肌。

（4）眼轮匝肌。

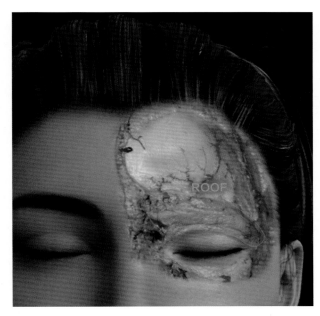

图 8.11　ROOF 示意图，它为眉毛提供支撑及塑形

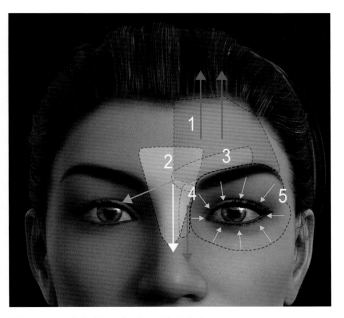

图 8.12　眉部提肌和降肌的平衡

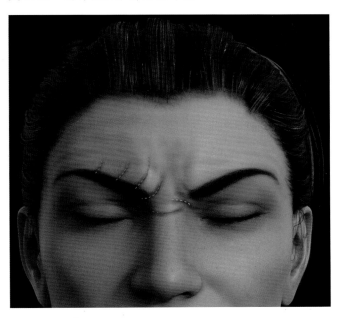

图 8.13　显示了不对称的肌肉模式，在肌肉运动垂直方向上形成皱纹。肉毒毒素的注射应与之对应

面部肌肉起源于骨/浅筋膜，止于皮肤，由止点（肌肉运动部分）向起点（肌肉固定部分）方向运动。动态皱纹形成垂直于肌肉运动方向，提示了肌肉收缩方式的个体差异（图8.13）。

提肌（额肌）

额肌在额部两侧各有一个肌腹，它包含了外侧、中间和内侧纤维（表8.1）。额肌纤维均匀位于皮下不同深度（3~5mm）。由于额肌宽大，且有两部分，可各自独立收缩，因此可形成眉部垂直、向外和成角度运动。垂直向上运动形成了额部横纹（HFLs）。肉毒毒素注射额肌后可能暴露潜在的上睑提肌无力，导致上睑下垂。由于额肌是眉部主要的提肌，且与眉间复合体肌肉相平衡，这些反向肌肉应被同时注射。

额肌有4种特征性的形态，每一种都可形成独特的动态性水平横纹：1型、2型、3型和4型（图8.14~图8.17）

眉部降肌（降眉间肌、皱眉肌、眼轮匝肌、降眉肌）

眉间是一个表达失望表情的关键部位，如生气、不耐烦等（表8.2）。由于面部解剖和肌肉运动方式的多样性，该部位的注射必须制订严格的个体化设计方案以达到自然的效果。对于现有肌肉形态和运动方式的学习是非常必要的，可以帮助我们分析治疗策略（图8.18、图8.19）。

表8.1　前额提肌

额肌	宽大、对称，长方形/扇形的肌肉，从颅骨垂直延伸至眉部，不附着于骨
起点	帽状腱膜
止点	眉毛皮肤，在此处与眉部降肌相交错
连接/交错	
上部	颅上腱膜
下部	降眉间肌、皱眉肌、眼轮匝肌、降眉肌
内侧	随形态不同：对侧额肌或中间腱膜
外侧	颞嵴，下侧纤维在颧突部位与眼轮匝肌相交错
神经支配	
运动	面神经颞支，在颞部融合线（TFL）处自额肌深面进入额肌，颞浅动脉（STA）额支位于该神经浅侧
感觉	三叉神经：眶上神经和滑车上神经
血供	颞浅动脉（STA）额支、眶上动脉、滑车上动脉、泪腺动脉
运动	下部运动：抬眉 上部运动：前额发际线下移
皱纹	前额横纹：4种模式（连续型、V形、中央型、外侧型）

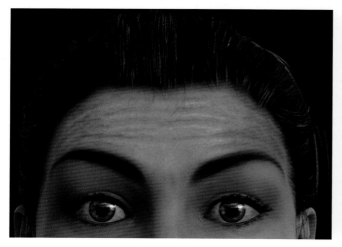

图8.14　前额1型（45%），连续型：肌腹中间连续，形成全额部的横纹

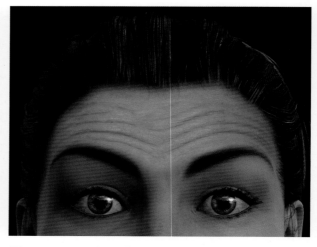

图8.15　2型（30%），V形：两侧肌腹在中间被V形的帽状腱膜分开，形成翼形的额纹

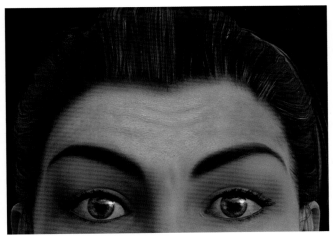

图 8.16　3 型（10%），中央型：双侧肌腹在中间交叉，并延伸至眶内侧 1/2，形成前额中央几条短横纹

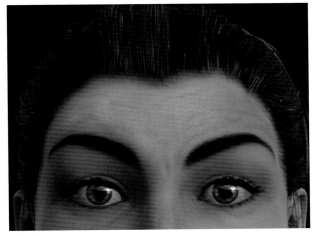

图 8.17　4 型（15%），外侧型：肌腹位于眶缘外侧 1/2，并被长方形的帽状腱膜分隔，形成额部外侧的短横纹

表 8.2　前额降肌

降眉间肌	鼻骨上方小的锥形或沙漏形肌肉
起点	浅层和深层
深层	鼻骨上睑内侧韧带旁的若干纤维
浅层	沙漏形，最窄处位于睑内侧韧带水平
止点	前额下方中线两边眉部内侧皮肤，与额肌相交错
连接	可能与眼轮匝肌上内侧纤维相融而难于辨认
上侧	额肌
外侧	提上唇鼻翼肌（LLSAN）、鼻肌水平部
下侧	鼻肌外侧纤维
神经支配	
运动	面神经：颞支和颧支下部
感觉	三叉神经
血供	鼻背动脉、滑车上下动脉、筛前动脉
运动	降眉
皱纹	两种运动模式导致的皱纹：1 型，降低外侧眉尾；2 型，形成眼外侧鱼尾纹
皱眉肌	鼻根部横纹
起点	包括水平和斜向肌腹，斜向肌腹有 2 种类型：①窄长方形；②宽三角形
	皱眉肌位于其他眉肌深面，最厚的部分，约在鼻根部约 19mm
	鼻额缝内侧深面或额骨眉弓
止点	高度变异，位于眶上缘中上部皮肤
连接	在眉内侧为眼轮匝肌和额肌；降眉肌内侧
神经支配	
运动	面神经：颞支

感觉	眶上神经
血供	滑车上下动脉、眶上动脉
运动	下部：使两侧眉毛向内聚合并降低，形成纵向眉间纹
皱纹	皱眉时形成纵向眉间纹
降眉肌	细小的肌肉，与内侧眼轮匝肌难以辨认，与降眉间肌垂直纤维平行但不重合。在某些分类中也被分为3型皱眉肌
起点	泪骨内侧眶缘
止点	眉头内侧深层，位于皱眉肌起点以下
连接	内侧眼轮匝肌
神经支配	
运动	面神经：颞支
感觉	三叉神经
血供	滑车上下动脉、眶上动脉
运动	下部：降眉
皱纹	鼻外侧水平纹
眼轮匝肌	包绕眼部，包括睑板部、眶隔部和眶部
起点	眶缘内侧，睑内侧韧带，泪前嵴
止点	眶隔部止于上睑和眉毛的真皮
连接/纤维交错	
上侧	皱眉肌和额肌
内侧	内眦韧带
外侧	睑板部与外侧腱相融合
神经支配	
运动	面神经：颞支和颧支
感觉	三叉神经
血供	面动脉、眶上动脉、泪动脉、滑车上下动脉
运动	下部：较厚的眶部紧闭双眼，较薄的睑部轻轻闭眼
皱纹	眶部形成前额的皱纹

  降眉间肌起于鼻骨上两个平面的两个小锥形的肌肉组织，形态单一。浅部被描述为沙漏形，其最窄部位于内眦韧带水平。降眉肌浅出后止于眉毛之间的真皮，可降低前额皮肤，并在鼻根部形成水平横纹。

  皱眉肌起于眶缘内上侧，沿额骨鼻突。它有水平和斜向2个肌腹，后者可能呈窄长方形或较宽的三角形。这2个肌腹从起点向外上走行，穿过额肌纤维，止于眉中部的真皮。眶上神经的浅支和深支与降眉肌的止点相近。皱眉肌使两侧眉毛向内聚合并降低。随时间推移，皱眉肌的收缩可引起眉毛水平的垂直皱纹。

  皱眉肌有6种形态（3种对称，3种不对称），基于形状、范围和中线两侧的止点。

  1型（30%）：对称；扇形，止于眉内侧1/2全长，形成眉内侧曲棍球棒形皱纹（图8.20）。

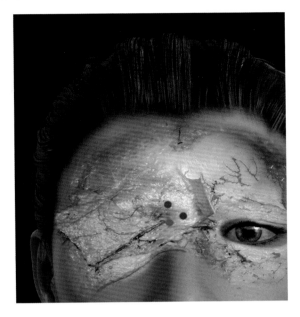

图 8.18　蓝点：降眉间肌；绿点：降眉肌；棕色点：皱眉肌

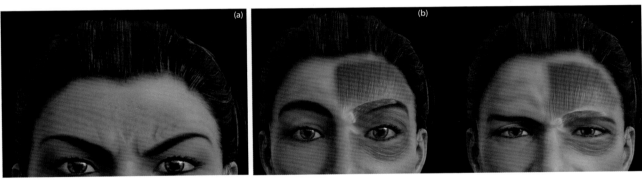

图 8.19　（a）左眉部曲棍球棒形皱眉肌止点。（b）皱眉时眉部不对称

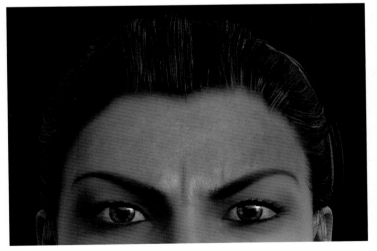

图 8.20　眉间垂直皱纹

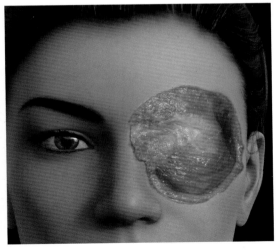

图 8.21　眼轮匝肌

2型（20%）：对称；长方形，止于内侧眉头，形成眉间纵向纹。

3型（5%）：窄带状，止于内侧眉头，形成一条单一的纵向纹；有一种不对称性的变异（眉间两侧的形状，大小和止点都不同）。

4型（25%）：一侧为扇形，另一侧为长方形，分别形成曲棍球棒形皱纹和平行皱纹。

5型（10%）：一侧为扇形，另一侧为窄带形，分别形成曲棍球棒形皱纹和单一垂直纹。

6型（15%）：一侧为长方形，另一侧为窄带形，形成眉间若干平行垂直纹。

眼轮匝肌（图8.21）起自上颌骨额突和额骨鼻突，在皱眉肌之下走行，有两种走行模式：

单独1型：较厚的周围纤维止于眉外侧端深面，负责降眉尾。

单独2型：较薄的中间纤维止于眼睑皮肤深层，形成眼睑鱼尾纹。

动态收缩模式

额肌抬眉，降眉间肌和降眉肌降眉，皱眉肌和眼轮匝肌（睑部）使眉毛向内聚合和下降（图8.22）。眉间收缩模式依据其主导的动向分类。对于皱眉肌较长和水平的患者，其主导动向可以有2个阶段，初始为水平靠近（聚合），然后为抬高（Ω形）或降低（V形）。这种主导的模式在制定注射方案时应被准确识别。

U形（32%）（图8.23）：这是女性中最常见和男性中第三常见的类型。眉毛向内聚合和降低的运动形成一个字母U的形状。皱眉肌止于瞳孔中线内侧，眉毛在静息时更多为拱形。降眉间肌和皱眉肌是主导肌肉。5点注射法是有效的注射方式。

V形（24%）（图8.24）：这是女性中第二常见和男性中最为常见的模式。皱眉肌止于瞳孔中线外侧，眉部在静息状态下较低也更为水平。在运动时，由于有内侧眼轮匝肌的参与，眉部有更大范围的向内聚合和降低。对于这种形态，降眉间肌和皱眉肌需要的注射剂量更高，7点注射最为合适。

聚合型（图8.25）：这种运动模式主要为眉部的向内聚合，几乎不存在眉部的抬高或降低。由于额肌和降眉间肌的平衡，其结果为眉毛在水平方向聚合。参与运动的肌肉主要包括：皱眉肌和内侧眼轮匝肌。注射时应主要靶向皱眉肌，而对降眉间肌和额肌应少量或不做注射。

"Ω"形（10.2%）（图8.26）：主要的运动为眉间靠近和抬高，犹如希腊字母Ω。主导的肌肉为皱眉肌、内侧眼轮匝肌和额肌，几乎没有降眉间肌的收缩。最佳的注射方式为注射皱眉肌、眼轮匝肌睑部

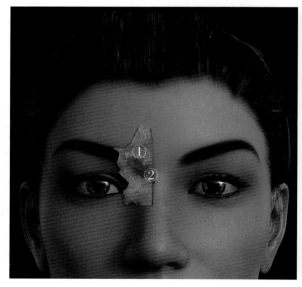

图8.22　①皱眉肌；②降眉肌

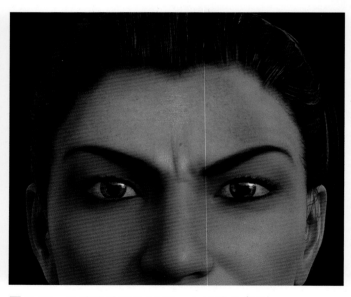

图8.23　皱眉时眉间呈U形，女性最为常见

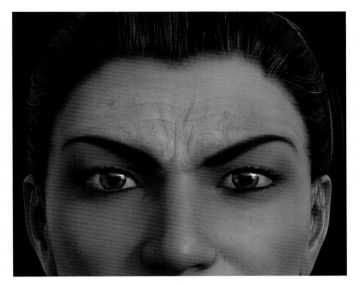

图 8.24　V 形，男性中最为常见

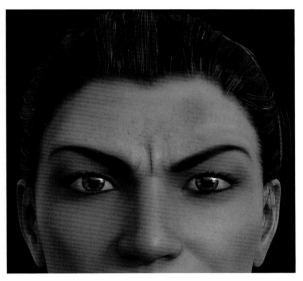

图 8.25　聚合型，主要为水平靠近，几乎没有降低

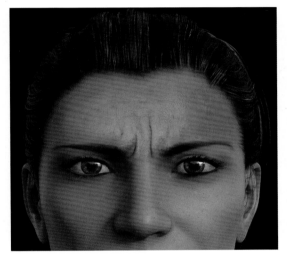

图 8.26　Ω 形，额肌参与内侧的抬眉，应注意肉毒毒素注射后可暴露出上睑下垂

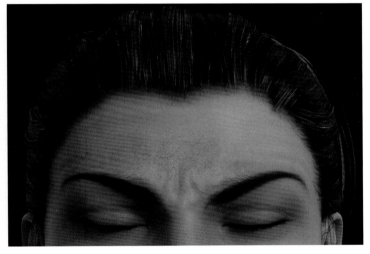

图 8.27　反向 Ω 形：眉毛向内集中并降低。这些患者通常有较宽的内眦间距，应注意，如果为内侧皱眉肌使用较高的肉毒毒素剂量，可能导致八字眉产生

和内侧额肌，对皱眉肌和眼轮匝肌剂量较高，对额肌剂量较低，对降眉间肌应少量注射或不做注射。

反向 Ω 形（8.4%）（图8.27）：主要运动是降眉，几乎没有向内聚合，类似于倒置的 Ω。这种模式在鼻尖低平的患者中更常见。参与的肌肉主要是降眉间肌、降眉肌、内侧眼轮匝肌、眼轮匝肌睑部，几乎没有皱眉肌的活动，可能也有鼻肌的参与。较好的方式是在降眉间肌和降眉肌注射较大剂量，另加注射内侧眼轮匝肌和鼻肌。皱眉肌内侧做少量注射，注意不要形成八字眉。对于眉毛不对称患者，可能形成双侧不同的模式，相应地，治疗应分类对待。

血管

眉毛和眉间的血管通常为由深处迅速浅出至肌间或皮下层（图8.28）。

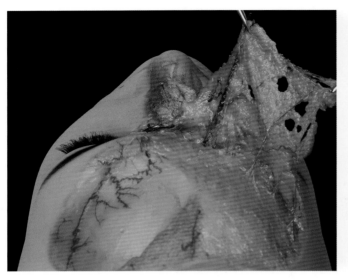

图 8.28 眶上和滑车上血管自眶上缘深层进入额部，浅出至皮下层

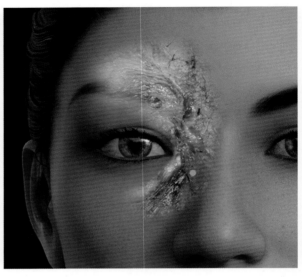

图 8.29 危险区：在眶周内侧（蓝色）和颈外（绿色）动脉吻合，是引起眼动脉栓塞的潜在路径

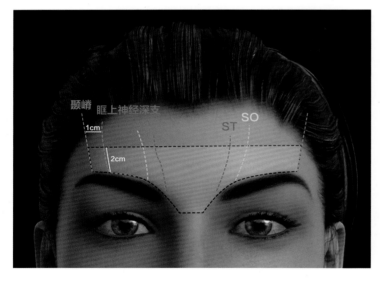

图 8.30 形态结构标志：血管通常在沟壑之下。在前额下 2.5cm 处，填充剂应表浅，以避开血管；在该线以上，填充剂应注射至骨面。ST——滑车上动脉，SO——眶上动脉

· 眶上动脉，眼动脉的一个分支，穿过眶上切迹出颅，一般在中线外侧约27mm处，眶上切迹下。该点通常位于角膜内侧缘相交的垂线的内侧。该动脉通常在眶缘以上20~40mm处穿过额肌，至40~60mm处走行于皮下。有文献描述了其低至15~20mm的垂直支。除鼻背动脉、滑车上动脉（ST）和角动脉外，眶上动脉发出分支，与颞浅动脉额支吻合，最常见于前额中下1/3处。

· 滑车上动脉于中线外约17mm处出颅，发出分支与角动脉、眶上动脉和鼻背动脉吻合。

· 来自颈外和颈内动脉血管系统的分支在前额有几处吻合，可能会引起发生眼科和中央血栓栓塞并发症的风险（图8.29、图8.30）。

　　颞浅动脉（STA）额支可能与同侧滑车上动脉相吻合。在该区域应避免浅层的填充（锐针或小口径钝针）。因为少量的血管内注射即可引起栓子逆流入眼动脉，阻塞视网膜中央动脉。

与SO和ST相比，前额中央血管正好位于前额下部皮肤的下方。为避免发生血管内并发症，在此皱纹下方注射填充剂时，应小心地保持在真皮浅层。眉间是血流交汇循环区域，是最常见的注入血管栓塞后视力丧失的部位。

神经

眼神经Ⅴ1通过眶上神经和滑车上神经支配前额（图8.31）。

· 眶上神经自眶上孔出颅，男性距中线23~27mm，女性距中线22~25mm。然后在额肌筋膜下走行支配前外侧额部和头皮。可能会有分支通过单独的孔出颅。深支通常在颞融合线内侧0.5~1.5cm的帽状腱膜与骨膜间走行。

· 滑车上神经在眶上神经内侧约10mm出眶，在皱眉肌和额肌下紧贴骨膜走行。其分支支配内侧眼睑和前额下部的皮肤。

面部表情肌由面神经的分支（Ⅶ）支配。颞支自眉上约2cm进入额部，位于颞浅动脉前支下方。

骨骼

面部骨骼为面部表情肌肉提供附着区域，额骨的鳞状部分构成了额头的基础（图8.32）。

可触及的骨性标志包括颞嵴（颞融合线）、眶缘和眶孔，这些通常位于内侧角膜缘上方水平。这些重要的骨性标志可用来预测邻近的重要结构，最好在治疗前进行触诊和标记。

· 眉弓是眉毛处的骨脊。

· 眉间：位于中线连接眉弓的抬高的平滑骨面。

· 鼻根：颅骨中线点，标志额骨与一对鼻骨的连接。

· 眶上孔（或切口）和额叶切迹：位于两侧眶缘的上方，分别通过眶上神经和滑车上神经。

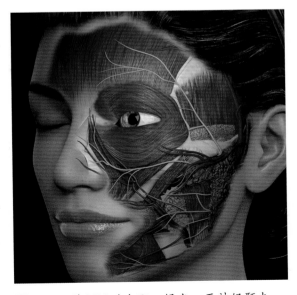

图 8.31　前额运动支配。绿点：面神经颞支

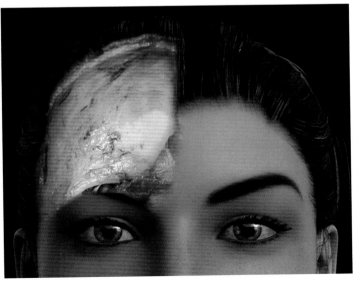

图 8.32　额骨颞部于下方连接眶部、颞部和鼻部诸骨，图中可见眶上切迹

肉毒毒素注射

前额和眉间区域进行填充时必须谨慎，但此区域在肉毒毒素治疗中最为常见。潜在皮肤坏死和失明等副作用使额部成为填充剂注射的挑战性区域。

应自觉避免在解剖危险区注射，深入了解所有从浅到深的软组织和骨骼结构非常必要。由于血管的解剖结构变化很大，进针深度可能无法预测，甚至在最好的预防措施下也可能发生血管损伤。谨慎注射、认识早期血管损害并积极处理至关重要。分析肌肉的形态和动态功能也是至关重要的。建议采用综合的全面部治疗方式，首先使用A型肉毒毒素抑制肌肉过度运动，然后在适用的情况下改善容量。在一次治疗中同时使用时，应首先注射填充剂，进行适当的按摩，然后注射肉毒毒素。

· 在静息和动态下评估眉毛的形状和对称性。

· 选择适合年龄的目标，对于老年人的肌肉松弛需慎重对待。

· 了解并治疗肌肉提肌（额肌）和降肌（皱眉肌、降眉间肌、眼轮匝肌、降眉肌）间的平衡。

· 目标为调节及麻痹肌肉；在相邻肌肉的背景下分析目标肌肉以及软硬组织。

· 如果注射位置或深度不正确，可能会导致眼睑和眉下垂。

· 在治疗后1~2周重新评估和调整。

· 详细了解每束眉间肌肉位置和深度对于肉毒毒素注射的最佳位点选择至关重要。建议使用30~33G的针头。这里列出的推荐为使用A型肉毒毒素的剂量。

眉间注射

见图8.33~图8.36。

· 将拇指放置在眶上缘以评估肌肉力量，同时避免弥散至上睑提肌。

· 注射于眼轮匝肌支持韧带以上2~3mm处，以避免上睑下垂。

· 注射皱眉肌时应避免过高，以免注射到额肌下部引起眉下垂。

· 深度：

降眉间肌：中等深度（将13mm针插入约一半深度，角度朝上）。

皱眉肌内侧：深（将针全部插入，角度朝外上）。

皱眉肌外侧：浅（将针插入约1/3，角度朝外上）。

降眉肌：中等深度。

额肌：肌内浅层或皮内（插入约1/3深度，角度朝外上）。

· 剂量：

◦ 标准的A型肉毒毒素剂量为2~4U/点，3~7点注射。

◦ 具体的剂量应依据每个患者的肌肉力量和走行模式，在高动力、高张力或者男性患者中的剂量应更高。

注意

· 注射点在眼轮匝肌支持韧带的上方，以避免毒素蔓延至上睑提肌。

· 用非注射手保护眶缘。

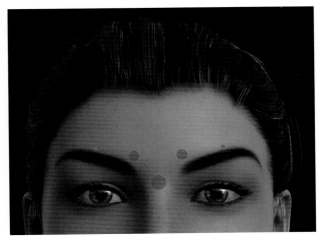

图 8.33　眉间标准 5 点 4U 注射法。在反向箭头型（聚合型）中，降眉间肌的注射点可以被忽略

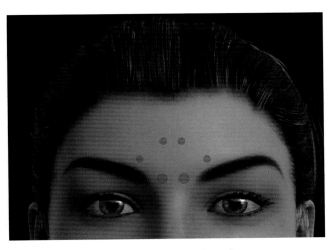

图 8.34　Ω 形：4U 2 点和 2U 4 点注射

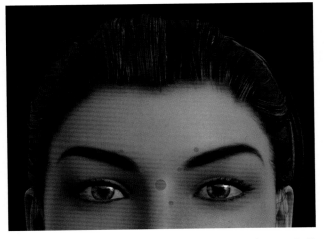

图 8.35　标准 5 点眉间 5 点 4U，以及 2 点 1U 注射在提上唇鼻翼肌

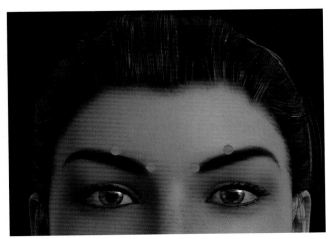

图 8.36　反向 Ω 形：4 点 2~4U

额肌注射

· 前额中央注射位置过低可能会导致眉毛内侧下垂和疲倦神态。

· 对狭窄额头的注射应小心，这类患者可能发生眉下垂。

· 在眉外侧注射过低（眉上1~2 cm）可能暴露出代偿性眉下垂。

· 对于老年患者应提防暴露代偿性眉下垂。

· 皮内注射限制了作用强度，因此减少了眉下降程度（图8.37）。

· 力求在上额和下额（未经处理）取得自然平滑的过渡。

· 注射额头的上半部分并保持在比瞳孔中线眼眶边缘高1.5cm的位置，避免眉下垂（图8.38）。

· 眉外侧抬高过度矫正可能暴露上睑下垂。

· 深度：浅表肌内注射。

· 将注射点横向扩展至足以避免眉外侧过度抬高（Mephisto /Spock征）的位置。

· 不一定总是需要注射外侧的两点，且可能需要降低剂量。

· 治疗眉间降肌和外眦皱纹的额肌也需要同时注射。

- 可能不需要对外侧运动不足的肌肉区域进行治疗。
- 剂量：
  - 每点2~4U肉毒毒素。
  - HFLs：8~25U（肌内或皮内）（图8.39）。
  - 抬高眉尾：0.5~1U（肌内）（图8.40）。
  - 抬高眉头：0.5~4U（肌内）。

微滴法（Microbotox）（图8.41）：可以用于治疗低位额纹，剂量应保守，且须随访2周。

微滴法可用于消除眉尾皱纹且不引起眉下垂，它的施行需要细致的溶液准备及敏锐精细的注射技巧。

方法：抽取24U（正常配置的0.6mL），盐水稀释至1mL。

剂量：全额包括眉间和眉部：24~28U。

仅外侧额部：16U。

方式：全部位多点皮内或肌肉浅层的微滴注射。

效果：放松皮下附着的浅层肌肉，同时萎缩皮脂腺。

维持时间：2~3个月。

填充剂注射

前额中央下部

- 在眶上缘水平，血管最初很深，在眶缘上约2cm处过渡到肌内和皮下水平（图8.42）。
- 在眶上缘正上方1.5~2cm，最好将针放置在表浅位置（在颞融合线之间延伸的水平区域接近血管的位置和深度，理想情况下仅可由经验丰富的医生注射）。
- 眶上神经的深支尾部在额肌下方延伸，距颞嵴内侧1cm。请勿在此区域使用锋利的针头，并建议使用钝针。
- 眉间：前额中央动脉位于皮肤之下，所以要格外小心；在这个分水岭灌流区注射应十分谨慎，因为这是导致血管内栓塞后视力下降最常见的区域。

前额中央上部

对眶上缘2cm以上的区域注射：

- 建议在帽状腱膜下深层填充，以避开浅层血管（图8.43、图8.44）。
- 较安全的方式是针头与皮肤成45°注射至骨面，针尖斜面朝下。
- 帽状腱膜下注射可能形成圆形的填充，而腱膜上注射可能形成线状的填充，且可能向尾部延伸。

对于前额横纹，填充剂应注射至浅层或真皮中层，血管位于较浅的层面。建议使用低G'的产品。

前额中央塑形

靶向：帽状腱膜下/骨膜。

设备：锐针或钝针。

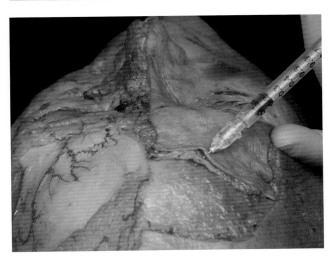

图 8.37　在肌肉上层注射肉毒毒素

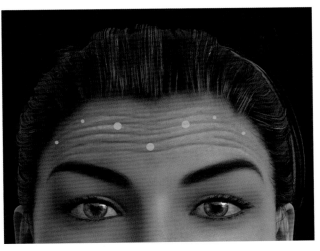

图 8.38　连续型额纹的注射。注意依据肌肉模式和力量制订治疗方案

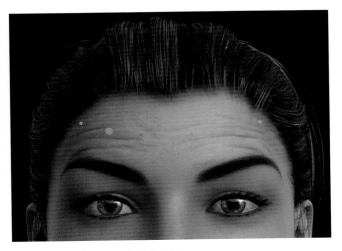

图 8.39　外侧额肌的放松注射

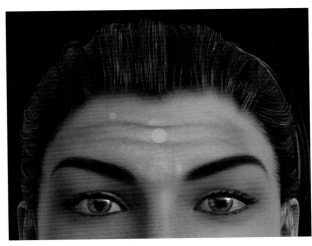

图 8.40　中央型肌肉模式患者的额肌注射

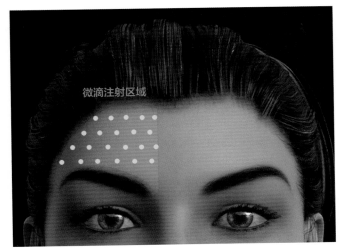

图 8.41　微滴法：用 2.5mL 盐水稀释 50U 肉毒毒素。每点注射 0.05U，间隔 1cm

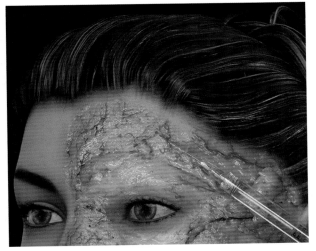

图 8.42　可使用钝针（38mm 或 50mm 25G）在肌腱融合处进入额部，也可用 27G 或 30G 的锐针在骨面注射。在浅部过度填充可造成分布不均、凹凸不平的现象

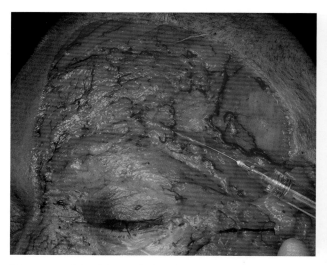

图 8.43 钝针应触及骨膜注射至帽状腱膜下层

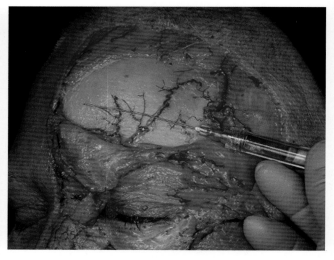

图 8.44 显露额骨以评估钝针深度

产品：低G'产品。

方法：

· 针尖位于腱膜下骨面的无血管层（图8.37）。

· 针尖斜面朝下45°，减少针尖斜面与腱膜间的距离。

· 骨膜上缓慢团注注射，注射至深层以避免注射至眶上及滑车上神经血管束。

· 每次注射前必须回抽。

· 形成一个圆形团注。

· 产品线状扩散代表其位于帽状腱膜上层的血管危险区。

· 外侧：深层注射，避开颞部血管神经。

· 中间：深层注射，避开眶上神经和滑车上神经。

· 小心地按摩。

> **注意**
>
> · 在眉上至少2cm处深层注射以避开深层的血管和神经。
>
> · 应避开眶上血管、滑车上血管和颞浅动脉额支。

前额浅横纹

真皮内或皮下微滴注射。

> **注意**
>
> · 前额中央血管十分表浅。
>
> · 在眉间，骨和皮肤的距离仅有2~4mm。

眉塑形

在图8.45所示的3个点注射填充剂可以改善眉形，抬高眉尾（图8.45）。

在点①处，骨膜上非常缓慢地团注，使用中G'透明质酸（HA）和30G针头或25G 38mm钝针以填充ROOF，向上按摩以塑形；在内侧点②和③，请使用25G 38mm钝针进行皮下注射，并避免损伤潜在的血管（图8.46、图8.47）。

· 将手指放在眼眶边缘以避免填充物迁移到上眼睑。

· 在点②，比点①更内侧的位置注射，同时避开眶上孔；在"A形"畸形中使用25G 38mm钝针缓慢注射（图8.48）。

眉部区域	位置	设备
（1）眉尾	骨	锐针或钝针
（2）眉中部	骨或脂肪垫	钝针
（3）眉头	脂肪垫	钝针
	危险区：自眶上孔	
	外侧注射	

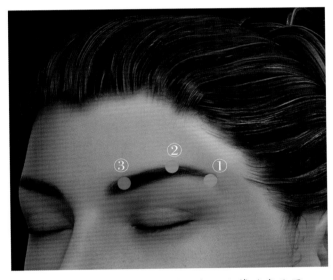

图 8.45　眉塑形点：3点也为注射入血管的危险区

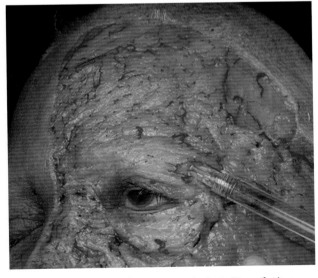

图 8.46　眉外侧：在ROOF深层注射，骨缘 3mm以上

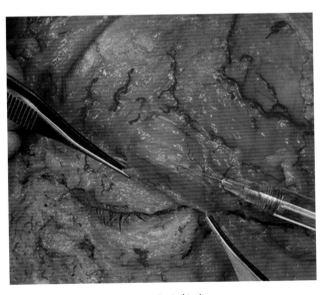

图 8.47　打开ROOF可见注射的HA

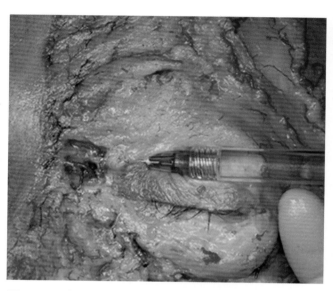

图 8.48 在"A形"畸形矫正危险区可见眼动脉，而针头位于最浅层

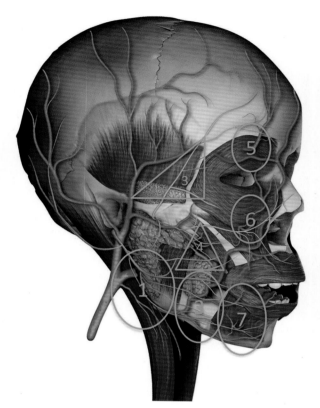

图 8.49 Seckel 危险区

并发症

对于一般并发症，参见第7章的相关内容。

Seckel将面部分为7个危险区；前额包括危险区2和危险区5（图8.49）。

肉毒毒素注射安全性

· 在皱眉肌内侧注射点过高可能影响额肌下部纤维，引起内侧眉下垂。

· 在皱眉肌外侧注射点过低（低于眼轮匝肌支持韧带）或太深则增加肉毒毒素迁移到上睑提肌的风险，从而引起上睑下垂。可以使用阿普拉可乐定滴眼液治疗眼睑下垂，这种滴眼液可以刺激肾上腺素能提肌——Müller肌。

· 注射前额下半部分的代偿性皱纹可能会暴露潜在问题（如眉下垂），导致眉毛明显下降。

· 定期监测眉间肉毒毒素治疗后1~2周的患者，以排除或矫正可能出现的Mephisto现象。

· 根据个体额肌解剖确定注射位点。

填充剂注射安全性

· 眉间部位，骨与皮肤之间的距离为2~4mm，这是注射入血管的高风险区域。

· 眉间因疏忽引起的血管内注射导致视力损害的风险最高。

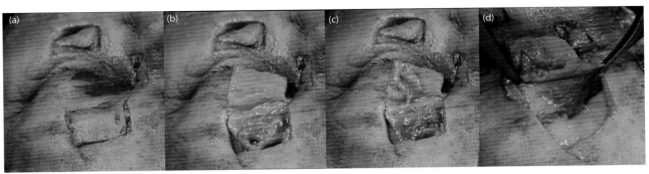

图 8.50　眶上血管和滑车上血管位置的分层解剖：（a）提起皮肤；（b）提起脂肪；（c）提起肌肉；（d）血管自骨面出现

图 8.51　骨面上眶上血管和滑车上血管

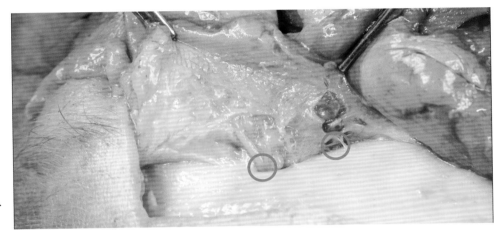

· 在额头下方约2cm处，血管位于在深层骨膜上、在额上方走行至更浅的位置（图8.50、图8.51）。在该区域注射填充剂应谨慎，应对血管解剖学有深刻的了解。

· 对额头上部，注射到深部腱膜下平面，同时将针头斜面倾斜向下45°。垂直进针时针头斜面位于腱膜上层，伴随着血管内注射的风险且皮肤下方可见垂直填充通道。

注意

　　前额中央静脉（存在时）正位于前额下方眉间区域皮下，使该区域有极高的血管内注射风险。

参考文献

[1]　Seckel B. *Facial Danger Zones*, 2nd ed. *Thieme*; 2010.
[2]　Pessa J & Rohrich RJ. Facial Topography: Clinical Anatomy of the Face. *Thieme*; 2014.

延伸阅读

[1]　Braz AV & Sakuma TH. *Surg Cosmet Dermatol.* 2010;2(3):191–194.
[2]　Coleman SR & Grover R. *Aesthet Surg J.* 2006; 26(1):S4–S9.
[3]　De Almeida A et al. *Dermatol Surg.* 2012;38:1506–1515.
[4]　Kim HJ et al. *Clinical Anatomy of the Face for Filler and Botulinum Toxin Injection.* Singapore: Springer; 2016 May 17.
[5]　Lamilla GC et al. *Anatomy & botulinumtoxin injections.* Paris, France: Expert 2 Expert, 2015.

[6]   Maio MD et al. *Plastic Reconstr Sur*. 2017;140(2):265–276.

[7]   Rohrich RJ & Pessa JE. *Plast Reconstr Surg*. 2012;129(5S):31–39.

[8]   Scheuer JF et al. *Plast Reconstr Surg*. 2017;139(1):50–58.

[9]   Sundaram H et al. *Plastic Reconstr Sur*. 2015;137(3):518–529.

[10] Sykes JM et al. *Plast Reconstr Surg*. 2015;136(5S):204–217.

第9章 颞部和眉外侧

Krishan Mohan Kapoor, Alberto Marchetti, Hervé Raspaldo, Shino Bay Aguilera,
Natalia Manturova, Dario Bertossi

引言

脸型是面部美容不可或缺的因素，鹅蛋形脸是被所有种族的人视为年轻、健康且具有吸引力的脸型。光滑、略前凸而骨缘不明显的颞部轮廓，以及额头到颞部和颧骨的平滑过渡被认为是理想状态。但是，种族间对该区域的认识差异很大，亚洲人从年轻时对该区域治疗的需求与非亚洲人形成鲜明对比，而非亚洲人常忽视该区域的治疗，直到最近才有所不同。除了面部比例，颞窝也对眉尾起到支撑作用。可以将颞窝比喻为游泳池，上侧较浅而颧骨侧较深。它包含颞肌浅层及其上层筋膜，颞浅动脉和颞浅静脉，以及耳颞神经（V3）。颞窝前部浅层有眶外侧脂肪垫，而后部被颞颊外侧脂肪垫覆盖。

边界和层次

前上部：颞线上部曲线，眶周围隔，眉外侧增厚。

前下部：颧骨额突。

下部：颧弓。

后部：颞部发际线。

颞部在颞上线（联合腱区域）移行为额部，在颧弓移行为中面部（图9.1）。

颞部解剖结构复杂，至今在文献中缺乏统一的命名。然后，从浅到深，颞部的水平组织层次可以描述为：

（1）皮肤（图9.2）。

（2）皮下组织（图9.3）。

（3）颞浅筋膜（图9.4）。

（4）疏松网状组织和深部脂肪层。

（5）颞深筋膜浅层（图9.5）。

（6）颞浅脂肪垫。

（7）颞深筋膜深层（图9.6）。

（8）颞深脂肪垫（颊脂肪垫颞部延伸）。

（9）颞肌（图9.7）。

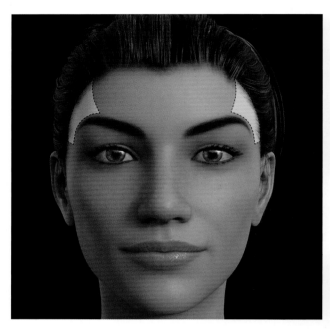

图 9.1 颞部从颞嵴延伸至颧弓。眶缘为颞部的前界，发际线为其后界

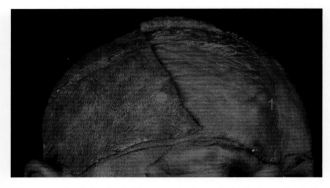

图 9.2 颞前部皮肤薄、可活动、没有毛发，颞后部皮肤（蓝点）厚、活动度差、高度血管化、有丰富毛发、颞部皮肤和浅脂肪层连接紧密

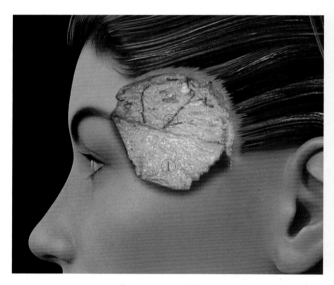

图 9.3 皮下脂肪②位于皮肤①与颞顶筋膜之间，为一层含毛囊的薄层

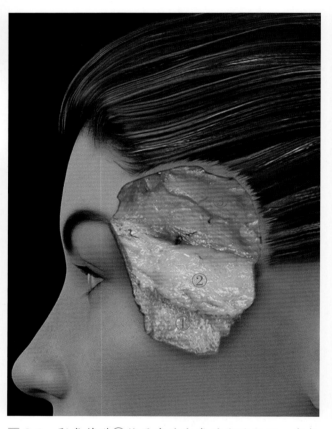

图 9.4 颞浅筋膜③位于皮肤和浅层脂肪之下。它与颧弓的 SMAS 直接相连，与颞浅动脉及面神经额支相近。颞浅筋膜包含高度血管化的结缔组织，这一层可被独立解剖

（10）骨膜。

（11）骨（图9.8）。

衰老

随着年龄的增长，上面部变得越来越凹，发际线开始后退，皮肤变薄、出现皱纹，下方的血管也因此更明显（图9.9）。

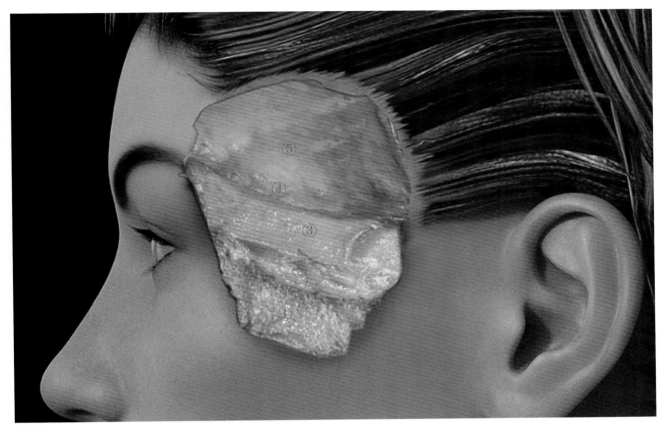

图 9.5　颞深筋膜（DTF）⑤是一层较厚的腱膜组织，它直接包绕颞肌，由颞嵴一直延续到颧弓。DTF在颧弓前分为浅层和深层，包绕着颞浅脂肪垫。DTF浅层在肌肉表面可被观察到，此图中颞浅筋膜已被掀起；④代表疏松网状组织

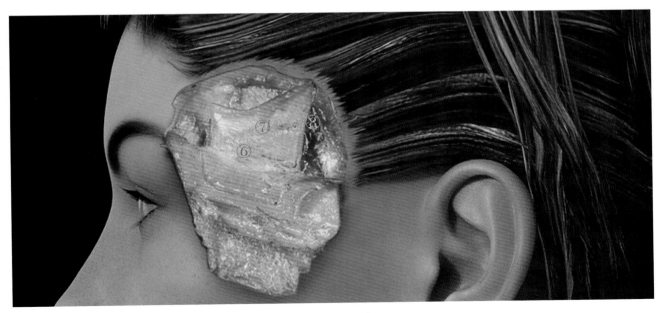

图 9.6　DTF深层⑦位于颞肌⑧表面，此时DTF浅层已被掀起

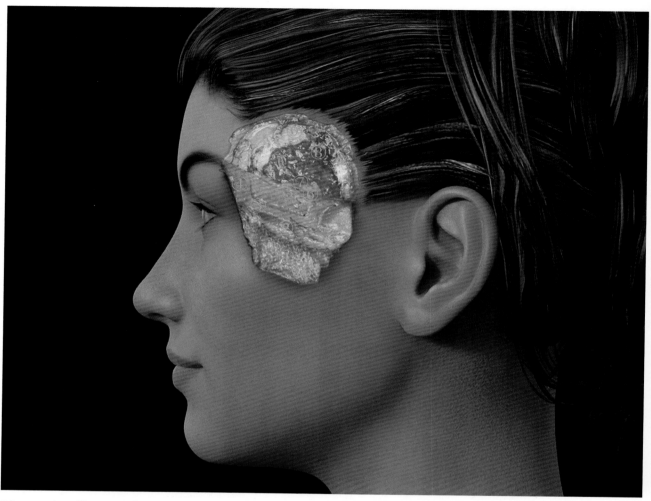

图 9.7 颞肌⑧位于骨⑨与颞深筋膜⑦之间

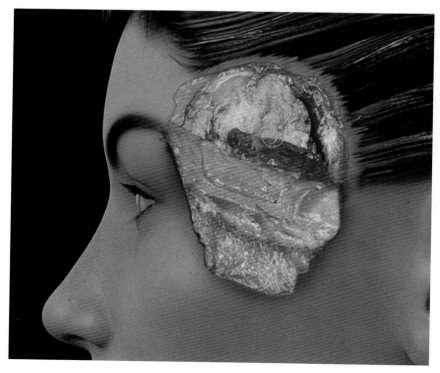

图 9.8 骨⑨为颞窝的最深层，翼点为蝶骨大翼、颞骨鳞部、额骨和顶骨的融合点

颧弓的骨缘，颞线和眶外侧缘变得更加突出，变窄的上面部与高颧骨和丰满的中面部形成反差。颞部全层的容量流失造成了颞部凹陷，加重了衰老和疾病的外观。

体重减轻，骨骼生长抑制和软组织或骨骼损伤也可能导致颞部脂肪室容量缺失。由于颞部凹陷（图9.10），眉尾失去支撑，因此呈现疲惫、下垂的外观。

皮肤

颞前部皮肤较薄，可活动且无毛，而后侧较厚，活动度小，高度血管化，发量丰富（图9.11）。颞部皮肤紧紧附着在浅表脂肪层上，容易发生光老化和色素异常。最近的一项研究描述了沿着额颞动脉分支区域非黑色素瘤皮肤癌（NMSC）的高发病率，动脉血流的搏动可能是除了紫外线（UV）暴露外决定NMSC精确定位的因素。医生在进行面部美学评估时应警惕皮肤恶性肿瘤的可能性。

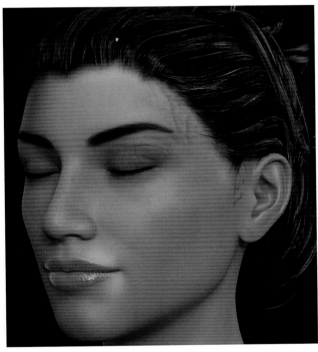

图 9.9　老龄化的影响包括：发际线后移，皮肤变薄、有皱纹，皮下血管显现（图中可见颞浅静脉），颞部全层容量缺失导致眶缘和颞嵴可见

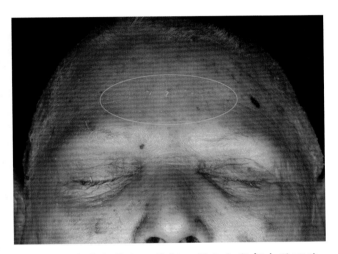

图 9.10　随着老龄化，前额、眉上和颞部出现凹陷。眉尾失去了支撑而下垂，上睑皮肤过多，引起疲倦、忧愁的面容

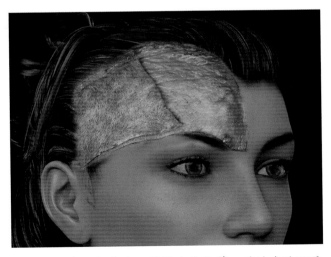

图 9.11　在该标本中，颞区皮肤较薄，透过皮肤可见血管

脂肪

　　饱满的4层颞部脂肪垫是年轻的颞部特征。这些结构高度分隔，随着年龄的增长，其容量和位置变化也不相同。虽然颞部全层结构都会造成颞区凹陷，不同层次的容量缺失引起的轮廓变化也不相同。颞深脂肪垫的缺失是病原性的，导致外侧眶缘和颧弓突出。4个颞部脂肪区可被分为2个位于皮下的浅层脂肪室，即颞外侧–颊脂肪室和眶外侧脂肪室，以及位于疏松网状层的2个较深的脂肪室（上、下颞部脂肪室）。Cotofana等的最新研究提出假说，颧弓是2个颞浅脂肪室（图9.12）和中面部脂肪室的分界，使它们成为分离的实体。

　　皮下脂肪很少，包含毛囊位于皮肤与浅筋膜之间，浅层脂肪（颞部第4层）有如下特点：

- 位于颞深筋膜浅层与深层之间。
- 经常是疏松网状结缔组织平面，是钝针填充的常用层次。
- 被颞下隔分为颞后上（颞部）和颞前下（眼眶）部分。

　　颞脂肪室较大且基本无血管。

　　眶脂肪室较小，且有面神经额支和前哨静脉穿行。

- 分别通过颞通道和上间隔，连接SOOF和ROOF。

　　颞深脂肪（颞部第8层）

- 位于颞深筋膜与颞肌之间。
- 包含Bichat脂肪垫或颊脂肪垫在颞部的延伸。

　　颊脂肪垫是脸颊的深层脂肪垫，它有助于咀嚼肌的滑动，并具有3个突起：颊突、翼状突和颞突。

- 颞突经过颧弓下方，终止于颞深筋膜与颞肌之间。
- 此间隔中的玻尿酸填充物可能会迁移到脸颊。

限制韧带

　　颞部支持韧带（图9.13）首先由Moss等提出，包括：

- 颞上隔。
  - 呈拱形。
  - 连接颞顶筋膜和颞嵴骨部分。
  - 终止于内侧颞韧带附着（TLA）。
- 颞下隔。
  - 斜向穿过颞窝，连接TLA和外耳道。
  - 将颞顶脂肪垫分为颞部和眶部。
  - 是面神经第一支额支和颞浅动脉前支的重要标志。
- 颞韧带附着（TLA）。
  - 位于颞嵴前部的三角形韧带区域。
  - 代表上下颞隔、眶上韧带附着的融合。

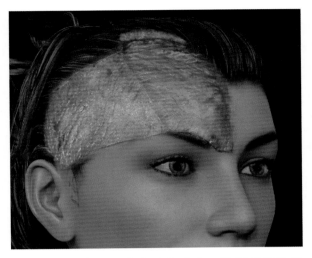

图 9.12　颞浅脂肪室位于颧弓上，颞深筋膜浅层和深层之间。该区域的容量变化很大。当钝针穿过深筋膜浅层时，可听到一突破声。注意颞中动脉走行在此层

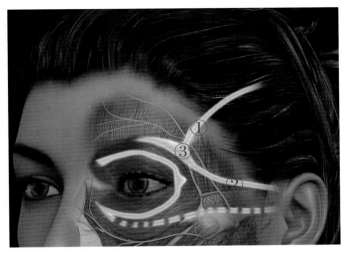

图 9.13　颞部支持韧带：上颞隔①构成颞窝上界，是颞骨和浅筋膜的融合。颞下隔②斜穿过颞窝，连接外耳道和 TLA ③，将颞顶脂肪垫分为颞部和眶部

筋膜

颞浅筋膜 / 颞顶筋膜（TPF）

· 位于皮肤和皮下脂肪之下。

· 与帽状腱膜在颞峰处融合。

· 是SMAS在颧弓上的直接延伸。

· 包含高度血管化的结缔组织，这层组织也可被分隔为独立的一层结构。

· 与颞浅动脉接近，面神经额支位于TPF以内或以下。

· 将皮下脂肪分为颞顶脂肪和疏松网状组织。

颞深筋膜

· 直接包裹颞肌的一层较厚的腱膜。

· 从颞峰延伸至颧弓，是颅骨骨膜的直接延伸。

· 在颧弓前分为浅层和深层。

· 包裹颞浅脂肪垫、颞中动脉和静脉。

肌肉

　　颞肌（图9.14）是一块巨大的扇形咀嚼肌，覆盖外侧颅骨。其起点处紧贴颞线，而其肌腱部分从颧弓下方穿过进入下颌骨的冠状突。颞肌可分为前、中和后部。作为咀嚼肌，它能够产生很大的收缩力。颞肌肌腱从它在冠状突的上前缘和内表面及下颌支的止点延伸至颧弓上约45mm。当使用肉毒毒素注射颞肌治疗头痛或磨牙症时，需要注射在颞肌的肌肉部分以获得最大功效。

了解这种解剖结构具有重要的临床意义，因为在肌腱中注射肉毒毒素无效。

颞肌肌腱在后缘分散，因此根据止点可分为3种类型。

（1）在L2的前面。

（2）L2和L3之间。

（3）L3和L4之间。

颞肌的血液供应来自上颌动脉发出的前后颞深动脉，与起自颞浅动脉的颞中动脉分支吻合，由来自下颌神经的颞深神经支配：

· 颞深神经的所有分支横贯颞肌肌腱，仅在进入颞肌后分支。

· 前分支贯穿前纤维，支配下颌骨上抬。

· 后分支横贯其后纤维，使下颌骨向后抬高。

· 中间分支贯穿中间纤维。

· 颞筋膜在颧弓上约1.5cm处分为两层，包裹一个脂肪垫。肌肉位于该分层的深处。

· 肌肉插入下颌骨冠状突之前最厚。

血管

颞浅动脉

颈外动脉分为上颌动脉和颞浅动脉（STA），STA（图9.15、图9.16）有如下特点：

· 较细小，是颈外动脉的直接分支。

· 是颞窝的主要血供来源。

· 起自腮腺，紧贴下颌骨颈部后侧，并通过颧弓表面。

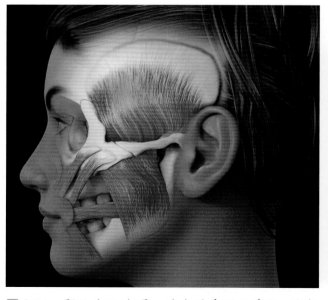

图 9.14　颞肌（TM）是一块大的扇形咀嚼肌。它起自颞骨（颞嵴），肌腱部分穿过颧弓止于下颌骨冠状突

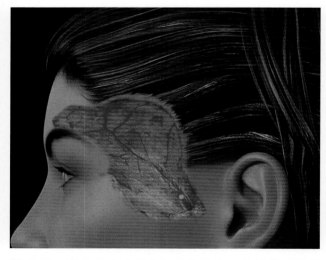

图 9.15　颞浅动脉（绿点）可被触及，且经常可见到搏动。这是医美治疗的重要标志

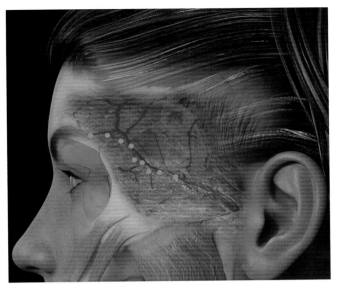

图 9.16　STA 额支走行在颞浅筋膜内，向前蜿蜒走行，与同侧眶上血管和滑车上血管相交通

- 发出面部横动脉（正好在离开腮腺之前）。
  - 向前穿过腮腺。
  - 在颧弓下缘和腮腺导管之间穿行。
  - 在走行过程中与面动脉和眶下动脉交通。
- STA继续向上走行，并在距颧弓不远的距离处分为顶支和额支。
- STA的顶支：
  - 向后蜿蜒走行在颞窝浅层。
  - 与耳后动脉、枕动脉及其对侧的分支交通。
- STA的额支：
  - 在颞浅筋膜内向前蜿蜒走行在帽状腱膜层。
  - 可能与同侧眶上动脉、滑车上动脉及其对侧动脉交通。
  - 可被触及且经常可见博动。
  - 是医美治疗过程中的重要标志。

颞中动脉

　　STA在其走行过程中，在颧弓上发出颞中动脉：

- 穿过颞深筋膜，其分支滋养颞肌。
- 颧眶支在颞深筋膜的两层间走行，与颧弓及外眦角平行。

颞深动脉

　　颞深动脉前后支与颞中动脉在颞肌深层一并走行，向上走行中直径变小。

- 上颌动脉中间部发出颞深动脉前后支，它自颞肌和骨膜间向头部走行。

·颞深动脉的分支供应颞肌，且与源自颞浅动脉的颞中动脉相交通。

·颞深动脉前支与泪腺动脉在蝶骨大翼和颧骨处通过小动脉相交通。

颞浅静脉

颞浅静脉回流颅骨的大部分区域：

·与对侧静脉，及滑车上静脉、眶上静脉、耳后静脉和枕静脉交汇。

·在颅骨有若干分支。

·除近端外，与颞浅动脉的额支和顶支分开走行。

·穿过颧弓，与上颌静脉在腮腺汇合，形成下颌后静脉。

·接收来自腮腺静脉、颞下颌关节耳静脉及耳前静脉和面横静脉的血液。

颞中静脉（MTV）

颞中静脉约在颧弓上1cm处与颧弓平行走行，位于颞浅脂肪垫内，在颞深筋膜的浅层和深层之间：

·是颞窝的一根重要血管。

·引流颞肌和颞窝深部的血液。

·接收来自眶上静脉的血液。

·走行在颞深筋膜的两层之间。

·在颧弓或其下方汇入颞浅静脉。

颧颞静脉

一般来说，有两根静脉，主要支被称为"前哨静脉"（图9.17）。这两根静脉：

·为深浅静脉环之间的交通静脉。

·与颧颞神经伴行。

·在颞顶脂肪垫眶部内走行，在下颞隔内下方。前哨静脉（颧颞内侧静脉，图9.18）位于颞浅脂肪垫中，眶外侧缘的外侧。它穿过皮下颞浅筋膜，然后穿过颞深筋膜浅层汇入颞中静脉。

  ◦在患者斜靠位时，可在眼外眦上外侧1.5cm处见到。

  ◦若穿刺，可能会大量出血。

  ◦是面神经额支的标志，该神经仅在前哨静脉下1cm处。

·若干穿支血管（1~6根，平均2.6根）穿过颞浅筋膜层、疏松网状组织层和颞深筋膜浅层，起源于或连接于颞中动脉。最密集的穿支位于颧弓和外侧眶缘交界处边缘（平均24mm，范围18~32mm），在颧弓的前半部分以上。

·静脉丛在良好的光源下，或患者做Valsalva动作时，或抬头时，更容易被发现。

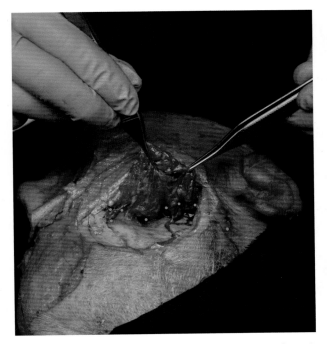

图 9.17 可见肌肉内的大型静脉网，及位于前方的前哨静脉

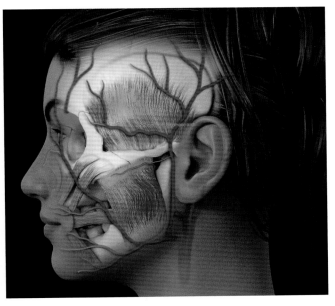

图 9.18 前哨静脉（颧颞内侧静脉）走行入眶外缘外侧的颞浅脂肪垫，在颧弓上（上缘）2~2.2cm 处，外眦外上 1.5cm 处可见。应注意避免损伤该血管，若穿刺该血管，可能引起大量出血

神经

感觉：三叉神经（第5对颅神经）下颌支。

运动：面神经2~4颞分支，在额骨颧突后缘下1横指处斜穿过颧弓，向后平行于颞浅动脉额支走行（图9.19）。

面神经额支

面神经在腮腺处分为额支、颧支、颊支、下颌支和颈支。

· 额支穿过颞窝支配额肌。

· 额支损伤可引起同侧额肌瘫痪，在面部提升术中很重要。

· 额支呈直线由外耳道下0.5cm走行至眶缘上1.5cm。

· 在颧弓处，该神经与骨紧密相连，向上走行至颞顶筋膜下的疏松网状组织层。

· 下颞隔是面神经额支的重要解剖标志。

颧颞神经（ZTN）

ZTN：

· 是颧神经的2个终支之一，颧神经源于三叉神经的上颌支（V2）。

· 颧神经：

　◦ 经眶下孔入眶。

　◦ 沿眶外侧壁走行。

　◦ 分为颧面神经（ZFN）和ZTN。

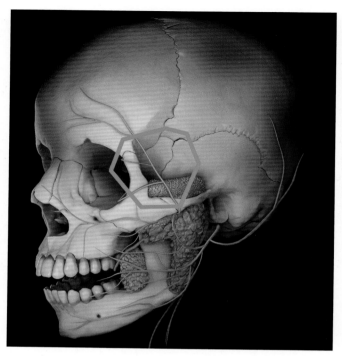

图9.19 面神经分支（注意面神经额支穿过颞窝）

·ZTN支配颞部皮肤的感觉，泪腺由副交感神经支配。

·ZTN通过一个骨管离开眶外侧后，通过一个骨性孔进入颞窝，该骨性孔的位置在不同种族中有所不同。

·离开眶后，ZTN进入颞肌深层，在穿过颞深筋膜前走行在颞肌和颞骨膜之间。

·ZTN损伤可能引起颞部皮肤暂时麻木和感觉缺失。

耳颞神经（ATN）

ATN：

·是三叉神经下颌支（V3）的分支。

·是感觉神经，支配区域为耳屏、耳前和颞部后区。

·携带了走行至颅骨和腮腺的交感神经纤维。

·起自腮腺浅部，向上走行于颞顶筋膜中，穿过颧弓后部。

·向前在STA外侧与其平行走行。

·在颞顶筋膜浅层，至颞上部继续浅出。

面神经额支全长可大致标记为内耳道下0.5cm至眶缘上1.5cm的斜线。

面神经额支穿过颞窝支配额肌，该神经损伤可引起同侧额肌瘫痪。

骨骼

颞区在形态和稳定性上都高度可变，随着年龄的增长也发生骨质流失。尽管这种缺失并不像其他部位那么严重，例如下颌骨、上颌骨和眼眶，但可能会导致颞部凹陷（图9.20）。

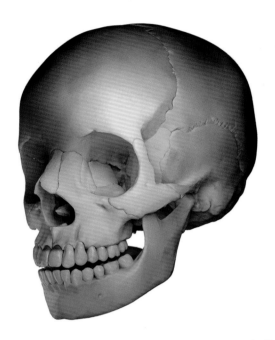

图 9.20　颞骨随着年龄的增长发生吸收。在翼点（绿色）处最薄弱，该处的骨仅为 0.9~13mm 厚

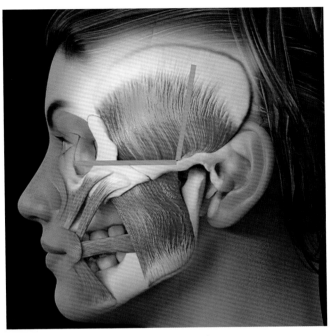

图 9.21　用手指技术识别颞肌。为了获得最佳的临床效果，颞中部肉毒毒素治疗应在肌肉中注射，位点选在颧弓上方至少 45mm，以避免注入无疗效的肌腱

翼点是由4块颅骨融合成的H形结构：

· 蝶骨大翼。

· 颞骨鳞部。

· 额骨。

· 顶骨。

这是颅骨最薄的部分，其名称源自希腊词根Pterion，意为翼（代表赫尔墨斯翅膀附着在头上的位置）。它位于颧弓以上，额颧缝以后，覆盖脑膜中动脉的前支。翼点是颅骨测量学的要点之一，可用于放射学或人类学的颅骨测量。

最近的文献指出，该区域的厚度为0.9~13mm。

肉毒毒素注射

· 颞肌肌腱呈扇形，最远的腱点位于距颧弓45mm处。A型肉毒毒素注射颞肌部位至少应距颧弓45mm，注射肌腱无疗效（图9.21）。

· Sihler染色显示对A型肉毒毒素作用敏感的神经末梢密集分散在颞肌内，证明颞肌区是A型肉毒毒素注射的有效部位。

· 识别颞肌，将第二根手指放在颧弓下缘，拇指尖将位于距颧弓约45mm处，从而易于识别颞肌，从而识别A型肉毒毒素的有效注射部位。

· 为了获得最佳的临床效果，颞中部肉毒毒素治疗要在肌肉内注射给药，至少在颧弓上方45mm处以免注入肌腱。

· 根据肌肉活动和临床需要确定3~4个区域，最多可给予20U的肉毒毒素。

· 根据临床适应证，可进行浅层和深层注射。

· 在较薄的上部肌肉进行浅层扇形注射，在3~4点上最多给予20U的肉毒毒素。

· 可以在发际线后面1cm处注射颞肌，避免引起额肌麻痹，然后再向后延伸1cm。注射应最好在疼痛"触发点"上进行（图9.22）。

深部注射时应注意：

· 颞浅筋膜分为两层，在颧弓上方约1.5cm包裹脂肪垫。这肌肉位于这分裂层的深部。

· 在肌肉汇入下颌骨冠突前厚度最厚。

填充剂注射

· 标记颞融合线，它在眉水平最易被触及。仔细标记眶外侧缘和颧弓上缘。

· 触诊并标记动脉搏动（如上行STA）

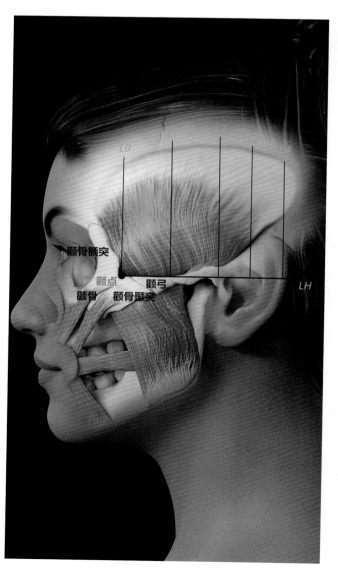

图 9.22　颞肌可以在发际线后面 1cm 处注射，避免引起额肌麻痹，然后再向后延伸 1cm。注射应最好在疼痛"触发点"上进行

- 标记静脉结构。

- 标记拟治疗区域：颞融合线下缘上方1cm，颞三角内上方Swift点外侧1cm（图9.23~图9.25）。

- 该区域相对无血管，肌肉束在该区域密度相对较低，血管管径相对较小。

- 用洗必泰、酒精或替代物仔细清洁该区域，注意应避免洗必泰进入眼睛引起角膜损伤。

- 应直达骨面注射，确保在整个注射过程中针尖保持在骨面；注意针尖斜面位置（最好向下）。

- 让患者张嘴可减轻颞部张力，并可降低注射时的不适感。

- 回抽5~7s，要明白回抽阴性并不完全保证不注入血管。

- 放松注射器，等待几秒查看回流情况。

- 非常缓慢地注射，注射时要持续监测过度疼痛或血管分界区域发白。

- 将食指放置在注射位点后方，抑制注射物向后移位，促使其向周围、向下分布。

- 一般来说，注射交联的HA 0.3~0.7mL就可得到足够的改善。

- 出针后，轻轻按压注射区域20~40s以减少可能的迟发性出血。

- 也可以使用低G' HA 25G 38mm钝针在浅层脂肪垫注射填充剂，或注射至颞顶筋膜深层（图9.26）。

图 9.23　Swift 点与颞窝浅区融合，在该部位注射可影响眉尾位置

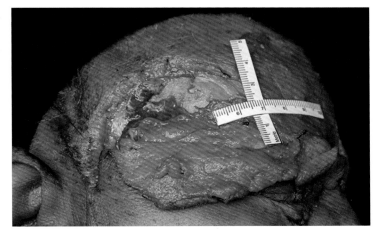

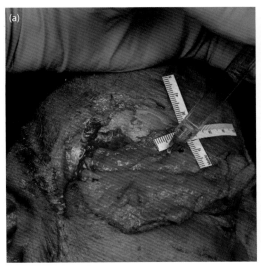

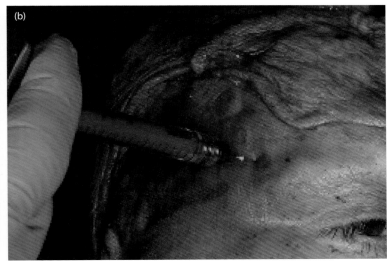

图 9.24　（a）Swift 点（图示）没有大口径的血管，被认为是注射安全的部位。（b）注射，应垂直进针，针尖紧贴骨面

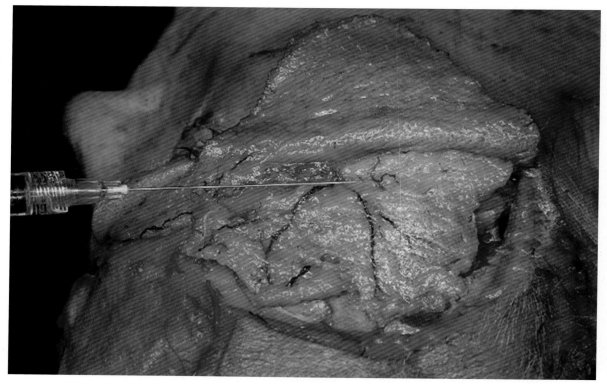

图 9.25 在颞窝使用钝针浅层注射。使用低 G' HA 在第二层皮下脂肪层扇形注射。尽管该部位没有明显的血管，丰富的静脉丛可导致瘀青。为避免凹凸不平，须充分按摩填充物

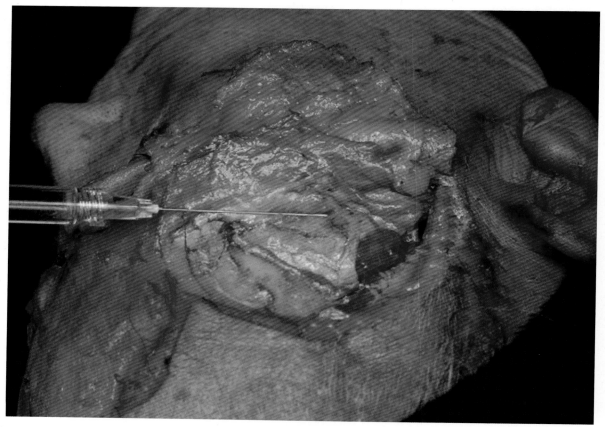

图 9.26 填充剂可以利用钝针注射在第 4 层疏松结缔组织层，在颞浅筋膜之下。图示钝针位于第 5 层颞深筋膜之上。在图中，颞浅筋膜被掀起，可见具有一定厚度的颞浅动脉

并发症

对于一般并发症及"安全深度"的概念，请参见第7章。Seckel将面部分为7个危险区；颞区为危险区2（图9.27）。

肉毒毒素注射安全性

· 可能引起早期头痛。

· 高剂量肉毒毒素可能导致颞部凹陷/萎缩。

填充剂注射安全性

· 注射入颞浅动脉系统可能引起填充物逆流入眼部血管，导致视网膜动脉阻塞。

· 注射入颞中静脉可能导致同侧上睑坏死或肺栓塞。

· 注射容量大或层次较浅，可能引起静脉充盈。

· 尽管注射即刻不一定被观察到，但仍可能发生迟发性瘀斑。

· 如果穿透翼点，有可能注射入颅。

· 颞深脂肪垫内注射填充物可能会移位至颊脂肪垫。

· 颞深筋膜的快速膨胀可能引起头痛（持续数小时到数天）。

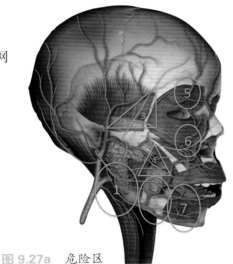

图 9.27a　危险区

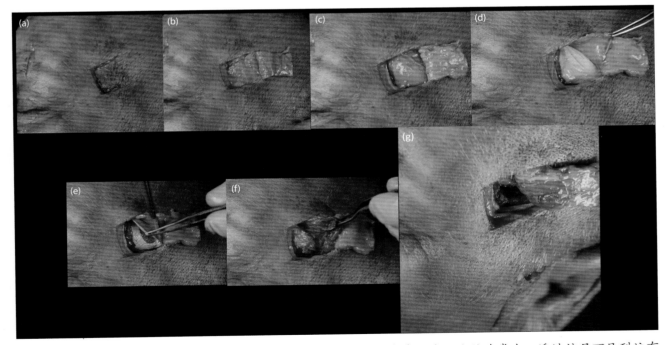

图9.27b　颞部危险区域分层暴露。（a）皮肤。（b）在这个标本中，皮下脂肪非常少，透过该层可见到注有红色乳胶的颞浅动脉。（c）掀起颞浅筋膜，可见清晰的颞浅动脉。与同侧眶上动脉相交通，血管内注射可因向前栓塞导致失明。（d）用镊子提起颞深筋膜的浅层。颞深筋膜由致密结缔组织构成，比颞浅筋膜的阻力更大。（e）可见由镊子提起的颞深筋膜深浅两层，颞肌在其下方。（f）从骨面掀起颞肌，可见肌肉深面具有一定厚度的众多血管。血管内注射可导致远处坏死或颞部血肿的形成。（g）颞窝的所有层都清晰可见。注意肌肉内存在的血管数量。因此始终保持针尖与骨骼紧密接触非常重要

10条建议：

（1）若眉毛"消失在拐角处"，意味着颞部应被填充。

（2）过量填充可能导致女性男性化，最好不要过度矫正，或根据情况再次治疗。

（3）在良好的照明下，治疗前让患者做Valsalva动作或拍摄注射部位有助于定位和标记静脉结构。

（4）要求患者在注射过程中张嘴，可放松颞肌并减少注射时不适感。

（5）注入颞窝的上"浅端"确保针头位于血管下方，在骨面上。

（6）将食指放在注射点后面，减少填充物向后移位，促使其向周围、向下分布。

（7）拔针后按压20~40s以减少后期瘀青。

（8）使用钝针在更浅的平面内注射需要更少量的填充物，但更容易产生静脉瘀血。

（9）使用钝针时，针与血管方向相垂直。

（10）颞深动脉的前支位于眶缘后1.8cm处并与之平行，颞中静脉在颧弓上方1cm处并与之平行。

眉上区域

在衰老过程中，年轻的轮廓逐渐消失，眉上区域变得凹陷且明显。在该区域增加容量可改善轮廓，提高下垂的眉毛，改善眼周外观。

上睑深层脂肪室被称为眼轮匝肌后脂肪（ROOF），它为眉毛和上睑（重睑线以上部分）提供支撑塑形。

· 位于眼轮匝肌深层，帽状腱膜向下延伸。

· 在骨膜浅层。

在眉尾深处注射填充剂，治疗目标是：

· 三维的眉部塑形。

· 垂直抬升。

· 水平延展。

实用建议

· 必须进行术前拍照。

· 用肉毒毒素预处理可能有助于将眉部抬高至眶缘上方并方便与填充剂产生协同。

· 如果眉毛位置低于眼眶边缘，填充剂注射至眉上凹陷处时要留意。

· 在眶上嵴处注入HA，如果眉毛在隆突上方，眉毛会向上抬高，但如果眉毛位于隆突或隆突以下，则将引起眉毛下降。

· 关于入针点，建议在眶上缘上方外侧进入眉尾。

· 在额头的下部2cm，动脉在深层骨面走行。

· 填充剂注射层次应为：

- 位于或高于眶上平面。

- 在眼轮匝肌深层。

- 在眉毛的皮下脂肪层中（在骨膜正前）。

- 眶上动脉上方（不应注入骨膜上方，此处可见大血管）。

- 进针和退针注射。

- 从内侧到外侧剂量逐渐变小，在设计的眉峰处少量增加。

- 非注射手在眉毛塑形时定位组织十分必要。

- 注射完成后应使用冷的超声波凝胶塑形，有助于实现平滑、自然的过渡。

参考文献

[1] Liew S et al. *Aesthetic Plast Surg*. 2016;40(2): 193–201.

[2] Kuonen F, et al. *Dermatology*. 2017; 233(2–3):199–204.

[3] Rohrich RJ & Pessa JE. *Plast Reconstr Surg*. 2012;129(5S):31–39.

[4] Moss CJ, et al. *Plast Reconstr Surg*. 2000;105(4):1491–1494.

[5] Wong C-H, et al. *Plast Reconstr Surg*. 2012;129(6). Available from: https://journals. lww.com/plasreconsurg/Fulltext/2012/06000/ The_Tear_Trough_Ligament___Anatomical_ Basis_for.30.aspx.

[6] Stuzin JM, et al. *Plast Reconstr Surg*. 1992 Mar;89(3):441–449; discussion 450–451. Available from: http://europepmc.org/abstract/ MED/1741467.

[7] Stuzin JM, et al. *Plast Reconstr Surg*. 1990 Jan;85(1):29–37. Available from: https:// doi.org/10.1097/00006534-199001000-00006.

[8] Wong C-H & Mendelson B. *Plast Reconstr Surg*. 2013;132(1). Available from: https://journals.lww.com/plasreconsurg/Fulltext/2013/07000/Facial_Soft_Tissue_Spaces_and_Retaining_Ligaments.9.aspx.

[9] Mitz V & Peyronie M. *Plast Reconstr Surg*. 1976 Jul;58(1):80–88. Available from: https://doi. org/10.1097/00006534-197607000-00013.

[10] Choi YJ et al. *Toxins (Basel)*. 2016;8(9):1–10.

[11] Kahn A et al. *J Oral Med Oral Surg*. 2018; 24(3):107–111.

[12] Abul-Hassan HS et al. *Plast Reconstr Surg*. 1986 Jan;77(1):17–28. Available from: http://europepmc.org/abstract/MED/3941846

[13] De la Plaza R et al. *Br J Plast Surg*. 1991;44(5):325–332. Available from: http:// www.sciencedirect.com/science/article/pii/0007122691901438.

[14] Stuzin JM et al. *Plast Reconstr Surg*. 1989 Feb;83(2):265–271. Available from: https:// doi.org/10.1097/00006534-198902000-00011.

[15] Pitanguy IVO & Ramos AS. *Plast Reconstr Surg*. 1966;38(4). Available from: https://journals.lww.com/plasreconsurg/Fulltext/1966/10000/The_Frontal_Branch_of_ the_Facial_NerveThe.10.aspx.

[16] Philipp-Dormston WG et al. *Dermatologic Surg*. 2018;44(1):0–0. Available from: https://journals.lww.com/dermatologicsurgery/Fulltext/2018/01000/Intracranial_Penetration_ During_Temporal_Soft.13.aspx.

[17] Zayed OM et al. *Tanta Dent J*. 2015;12(3):156–162. Available from: http://dx.doi. org/10.1016/j.tdj.2015.03.001.

[18] Sunil Dutt C et al. *J Maxillofac Oral Surg*. 2015;14(2):171–175. Available from: http://dx.doi.org/10.1007/s12663-014-0641-9

[19] Jones D & Swift A. *Injectable Fillers: Facial Shaping and Contouring*. Wiley-Blackwell, 2019.

[20] Swift A. *Plast Reconstr Surg*. 2015;136:204S–218S.

[21] Seckel B. *Facial Danger Zones*, 2nd ed. Thieme, 2010.

[22] Carruthers JDA et al. *Plast Reconstr Surg*. 2014;134(6):1197–1201.

[23] Chatrath V et al. *Plast Reconstr Surg – Glob Open*. 2019;7(4). Available from: https://journals.lww.com/prsgo/fulltext/2019/04000/Soft_tissue_Filler_associated_Blindness__A.1.aspx.

[24] Lee W, et al. *J Plast Reconstr Aesthetic Surg*. 2019 Feb 1;72(2):335–354. Available from: https://doi.org/10.1016/j.bjps.2018.10.008.

[25] Jiang X, et al. *JAMA Facial Plast Surg*. 2014 May 1;16(3):227–229. Available from: https:// doi.org/10.1001/jamafacial.2013.2565.

[26] Juhász MLW & Marmur ES. *J Cosmet Dermatol*. 2015 Sep 1;14(3):254–259. Available from: https://doi.org/10.1111/jocd.12155.

[27] Sykes JM, et al. Upper face: Clinical anatomy and regional approaches with injectable fillers. *Plast Reconstr Surg*. 2015;136(5S):204S–218S.

第 10 章　　眶周及泪沟

Colin M. Morrison, Ruth Tevlin, Steven Liew, Vitaly Zholtikov, Haideh Hirmand, Steven Fagien

引言

眶周区域是一个融合而成的美学单元，由一组在视觉上相互依赖的结构组成。这些结构包含下眼睑和睑下区域，涵盖了泪沟及向下延伸至颊中部的区域。美观的下眼睑在眼轮匝肌的前间隔和眼眶部分之间过渡相对平滑，并继续进入上颧骨区域，而没有明显的边界感。这一区域的美学改变虽具有挑战性但却可获得明显改善，而即使最细微的失误也会与预期之间形成非常明显且难以恢复的差别，故而应当保守且谨慎地对待该区域的治疗。

边界

眶周区域是一个融合的区域，上界为眉毛，外侧界与太阳穴相连接，下界为下睑沟，内侧界为鼻侧壁（图10.1）。

泪沟（LL）是一个明显的皮肤凹槽，从内眦部向外侧延伸至瞳孔中线的内侧（图10.2）。

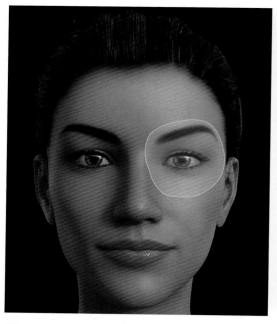

图 10.1　眶周区域在眉毛（上方）、下睑沟（下方）、鼻侧壁（内侧）以及外眦部和太阳穴（外侧）之间延伸

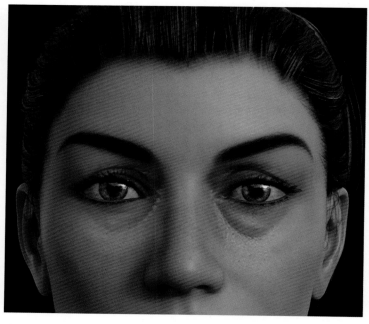

图 10.2　泪沟（LL）畸形的特征是眶下部的凹陷外观。橙色点标记：睑颊接合部（LCJ）

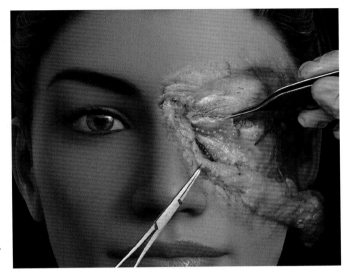

图 10.3　泪沟由附着于眶缘（绿点）的眼轮匝肌上覆盖的菲薄皮肤构成

　　泪沟的内侧界位于眶下缘。该区域的皮下组织很少，皮肤借由肌肉附着在骨骼上。

　　眼轮匝肌于前泪嵴至眶下缘内侧区域直接附着于眶周骨性结构上。

　　外侧，眼轮匝肌通过眼轮匝肌支持韧带（ORL）间接附着在骨骼上。

　　泪沟（图10.3）在眶缘内侧1/3处沿眼轮匝肌的纤维延伸，眶缘与泪沟距离最远处为眶缘中央区。

衰老

　　眶下的3个区域在衰老过程中的改变是不均衡的，其特征分别为：

- **下睑：** 眶下脂肪疝出。

- **睑下区域与颊中部：** 浅层和深层脂肪容量缺失。

- **上颌骨：** 随着时间的推移骨质吸收。

　　泪沟畸形最先表现为眶缘内侧区域沿眼轮匝肌附着区的凹陷。随着年龄的增长，凹陷逐渐加深并逐渐明显，是下眶部衰老改变的共同特征。随着时间的流逝，会出现真正的凹陷，它将严重影响面部外观，最终凹陷完全显现为畸形。睑颊接合部附近出现的深沟，是最常被忽略的主要眶区畸形。泪沟从眼睛的内眦部开始，逐渐向外下方延伸，通常长约2cm，始终使面部呈现出一种不健康、疲倦甚至憔悴的外观。泪沟的形成并非完全与年龄有关，也可能出现在眼轮匝肌表面皮肤菲薄的年轻人当中（图10.4）。泪沟畸形是一个重要的美学问题，在面部美容外科手术与非手术治疗的讨论中，是最频繁被提及的问题之一。

　　导致泪沟形成的因素有多种，而且很难把各个因素区分开。导致泪沟突出的因素包括泪沟上、下两侧组织质地和数量的差异：

- **泪沟上侧：** 泪沟上方眼轮匝肌前皮肤较薄，皮下脂肪缺失，色素沉着明显。

- **泪沟下侧：** 泪沟下方皮肤较厚，皮下脂肪丰富。支持韧带上方眶隔脂肪膨出、上颌骨后缩、组织下移和萎缩，是随年龄增长出现泪沟畸形的主要原因。

- **眶周脂肪膨出：** 在逐步衰老的过程中，眶缘外侧与下方的眶隔脂肪量可进一步减少，且该处支持韧

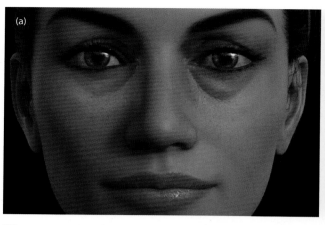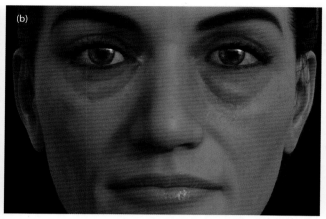

图10.4 泪沟与年轻患者（a）及老年患者（b）的皮肤菲薄有关，注意进行性的皮肤质地变化和松垂

带较厚、弹性较差。泪沟的凹陷通常与下睑脂肪室内的脂肪膨出相关，使泪沟更加凸显。此外，下睑脂肪膨出分散了泪沟和眶周体积减少的缺陷。

皮肤

面部不同区域的皮肤，颜色、质地和厚度各有不同。黑眼圈的发生与发展是眶周衰老的早期表现之一，导致眼部出现疲劳和衰老外观。眼睑区域的皮肤细腻菲薄，甚至呈现出半透明的质地。在皮肤白皙的高加索人中，菲薄皮肤之下的眼轮匝肌可表现出淡红色的泪沟，而在肤色较黑的个体中，泪沟区域可能是有色素分布的。相反，脸颊部的皮肤通常看起来更亮、质地更厚。随着年龄的增长，眼睑部分的皮肤会变薄、萎缩，并在睑颊接合部产生色素沉着。上睑部的细腻薄皮肤在上睑褶皱处稍增厚。

脂肪

通常在皮肤和眼轮匝肌之间的眼睑区域浅层脂肪（图10.5、图10.6）非常薄或缺失。上睑部的皮下脂肪较薄，因此在前额的厚脂肪组织和上眼睑的薄脂肪组织之间形成了过渡点和相应的褶痕。下眼睑处的皮下脂肪也较薄，并在颊区逐渐增厚。在眼睑和脸颊之间的下睑部有一个明显的边界，被称为睑颊接合部（LCJ）或睑颊沟（图10.2）。

在颊部，鼻唇脂肪室的前端覆盖了眼眶内侧的眼轮匝肌。在外侧，眶下脂肪室的上内侧角覆盖了眶部眼轮匝肌，构成泪沟的外侧界。

较深的脂肪腔室包括眼轮匝肌后脂肪（ROOF）（图10.7）、鼻唇深脂肪室（NLF）的上缘和内侧，以及眼轮匝肌下脂肪（SOOF）的内侧（图10.8、图10.9）。

肌肉

眼轮匝肌（OOM）是一个覆盖上下眼睑的环状括约肌（图10.10）。眼轮匝肌与额肌位于同一平面。眼轮匝肌支持韧带（ORL）是在眼轮匝肌下方的筋膜止于眶上缘上方2~3mm处的骨膜中产生。在上睑区

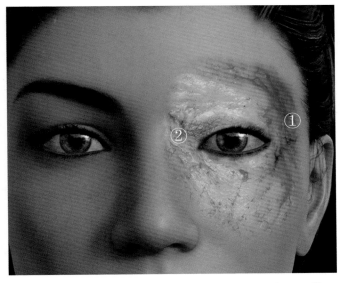

图 10.5　眶周浅表脂肪和脉管系统。注意前哨静脉①和角静脉②

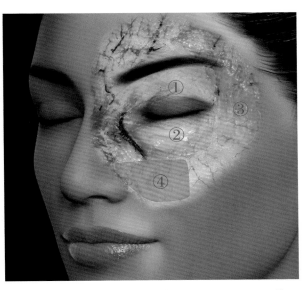

图 10.6　眶周区的脂肪：①上睑浅层脂肪；②下睑浅层脂肪垫；③睑外侧浅层脂肪；④颊内侧浅层脂肪

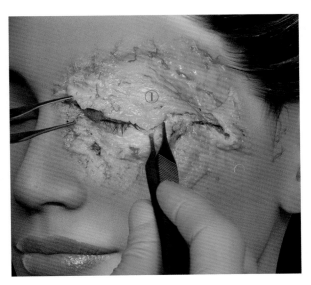

图 10.7　眶上深层脂肪：①眼轮匝肌后脂肪（ROOF）

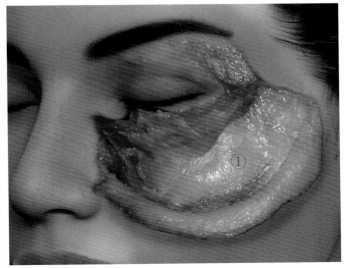

图 10.8　深层脂肪：①眼轮匝肌下脂肪（SOOF）。该脂肪室覆盖在颧骨上，在瞳孔内侧缘的垂直线（绿色）处被分为内侧和外侧两部分

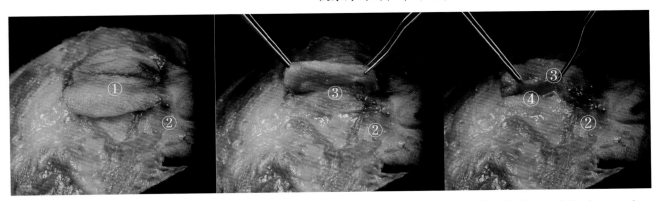

图 10.9　①眶下浅层脂肪；②提上唇鼻翼肌（LLSAN）；③眼轮匝肌（OOM）；④眼轮匝肌下脂肪（SOOF）

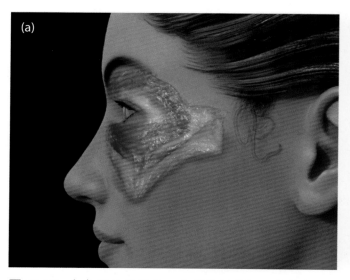
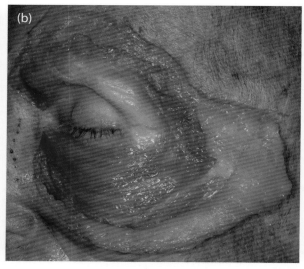

图 10.10 （a）眼轮匝肌是一个环状括约肌，覆盖上、下眼睑。（b）眼轮匝肌与额肌在同一平面，由眼轮匝肌支持韧带（ORL）与前额分开

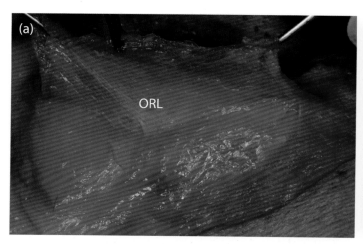
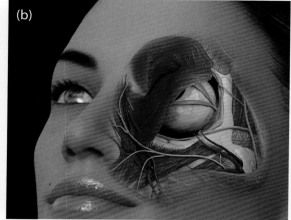

图 10.11 （a）眼轮匝肌支持韧带（ORL）是眼轮匝肌下筋膜止于眶上缘骨膜时形成的膜。（b）上睑的 ORL 是上睑与前额之间的深层边界，在此处为其融合区；下睑的 ORL 构成眶缘和面颊部的深层边界

域，ORL是上睑与前额的深层分界，在此处形成融合区；在下睑区域，ORL是眶缘与面颊部的深层边界（图10.11）。

眼轮匝肌在隔膜前的部分较薄且色浅，覆盖于中隔和眶内侧脂肪垫之上。眼轮匝肌的眶部较厚、颜色较深，覆盖上颌骨额突、面颊深脂肪室（DMCF）的上内侧部分以及提上唇鼻翼肌（LLSAN）的起点。提上唇肌（内侧）和提上唇鼻翼肌（外侧）的上端构成了泪沟畸形的下界。上述肌肉附着于上颌骨，并被颊深层脂肪室的内上缘和眼轮匝肌眶部的内下缘所覆盖。

血管

面动脉分出角动脉，角动脉向内上走行至邻近鼻骨的泪沟处（图10.12、图10.13）。

·皮肤的褶痕通常由底下潜行的血管与脂肪室间的差异界线构成。

- 泪沟有助于标记下方的眶下（IO）动脉及其伴随神经。

- 眶下孔位于泪沟和睑颊沟交界处。

- 睑颊沟标示了其下方的眶下动脉和面横动脉分支在此处的吻合支。

- 下睑动脉弓位于睑缘上方，而上睑动脉弓位于上睑重睑线下方。

- 上睑内侧脂肪垫深部有泪腺、眼动脉和视网膜动脉的交通支。

- 前额与上睑之间的褶皱提示其下的高位血管是上睑与前额之间的浅层边界。

眼睑的血供来自面动脉及眼眶动脉系统，分别源自颈外动脉及颈内动脉的眼动脉分支。浅层和深层动脉丛为上、下眼睑提供充足的血供。眼睑的静脉回流可分为两部分，即浅表静脉回流与深层静脉回流，汇至海绵窦。

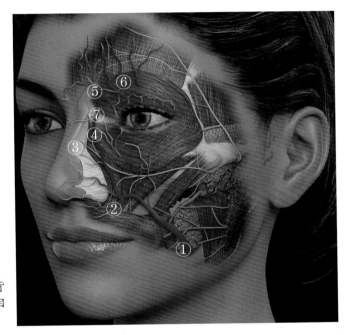

图 10.12　眶周血管：①面动脉；②鼻翼支；③鼻背动脉；④角动脉；⑤滑车上血管；⑥眶上血管；⑦泪腺动脉

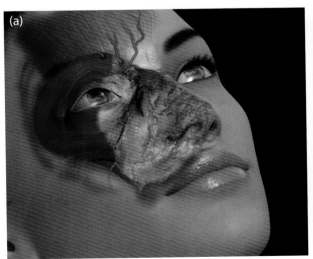

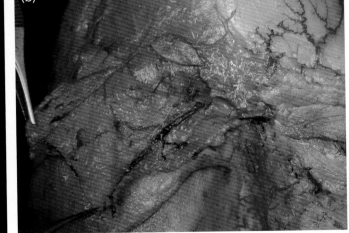

图 10.13　（a、b）眶周血管

上睑

- 由泪腺动脉、眶上动脉和滑车上动脉分出睑支，为上睑的外侧、中侧和内侧提供血供。

下睑

- 下睑的血运由眶下动脉的睑支、泪腺动脉的外侧支和滑车上动脉的内侧支供应。

- 眶下动脉的睑支从眶下孔发出，并在眶隔的上外方走行，穿过隔膜至眶下缘。

- 角动脉也有一个细小的分支为下睑内侧提供血供。

  眼睑的静脉回流可分为：

- 浅表/眶周血管系统汇入颈内静脉和颈外静脉。

- 深部/睑板后系统汇入海绵窦。

  角静脉为面静脉分支，有时与眶下动脉的头支、双角动脉或弯曲的面动脉伴行，走行于泪沟中。

  眼动脉（OA）在颅中窝起源于颈内动脉的眼眶动脉，穿过视神经孔后，在眼眶内分成多个动脉分支。

- 眼动脉被认为是颈内动脉与颈外动脉之间主要的分流动脉。

- 眼动脉分支为筛前动脉和筛后动脉，分别穿过前筛孔和后筛孔。

- 筛前动脉的终末支是维持外侧鼻部血供的鼻外侧动脉。

神经

上睑：上睑感觉由眼下神经、滑车上神经、眶上神经和泪腺神经的睑支支配，这些神经全部来源于眼神经（图10.14）。

下睑：下睑感觉由眶下神经的下睑支支配（图10.15）。下睑支通常是分叉的，一个分支向外侧走行，另一分支向内侧行进，有时该分支仅支配下眼睑的内侧或外侧部分。若外侧分支阙如，则颧神经的

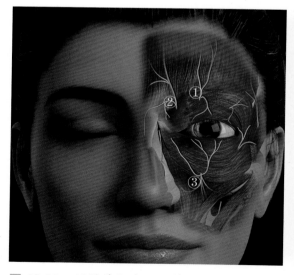

图 10.14　眶周神经支配：第5危险区位于瞳孔中部上方眶上缘：①眶上神经血管区及其内侧；②滑车上神经血管区；③眶下神经区

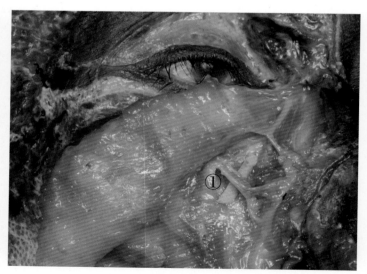

图 10.15　眶周神经支配：眶下神经。它在内侧角膜缘线上眶下骨缘下 6~8mm。①眶下神经血管束穿出位点

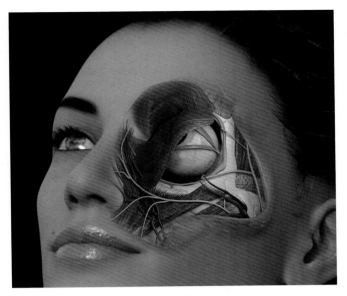

图 10.16　眶周神经支配：面神经颧支和颞支

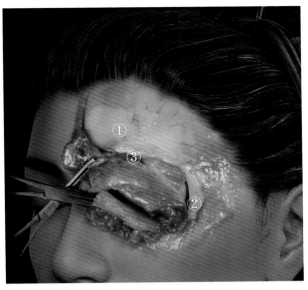

图 10.17　眶周骨性结构：①额骨的鳞状部；②外侧眶缘；③眶上缘

颧面支可代偿该功能；若内侧分支阙如，外鼻支可以支配该区域。滑车下神经的睑支也可能到达下睑的内侧。

眼轮匝肌的运动由面神经颧支和颞支支配（图10.16）。

骨骼

随着年龄的增长，眶周骨性结构（图10.17）会发生形态变化，致使眼眶变宽，覆盖其上的软组织外观发生形变，进而导致眼眶内容物与周围骨框架之间的关系也发生改变。随年龄的增长引发一系列变化，包括脂肪垫突出、沟壑加深、眼球内陷和上睑下垂。

在眼眶的上半部分，软组织可能会落入眼眶，导致眉下降和眼眶外侧的软组织堆积。在眼眶的下半部分，组织可能会从凹陷的眶骨上滑落，导致下睑松垂、下睑脂肪膨出、鼻泪沟加深。由于异常的组织堆积，眼轮匝肌的起源从其下面的骨附着处被重塑。

肉毒毒素注射

眶周区域的肉毒毒素注射治疗包括注射鱼尾纹和眶下细纹。

鱼尾纹

关于A型肉毒毒素的使用剂量，我们应该按照性别分开讨论。

有两种注射模式（图10.18），两者的特征都是每个点注射4U。用32G 4mm针头，在眼轮匝肌表面从内向外依次注射（图10.19）。

眼轮匝肌较大者，其眶周横向皱纹的注射方法可能有所不同：

男性： 外侧3个注射位点，每点2U。

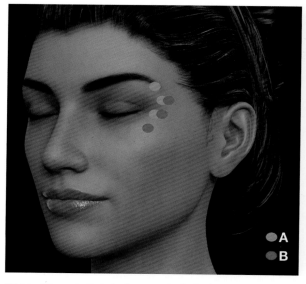

图10.18 眶周注射点：用肉毒毒素治疗鱼尾纹的两种注射模式：（A）全扇形模式；（B）低位扇形模式

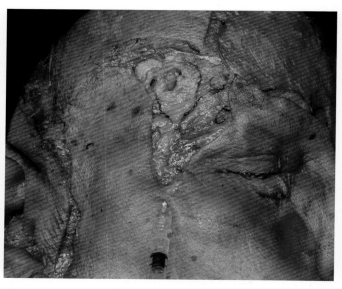

图10.19 眶周肉毒毒素注射：深度必须控制在皮内，以避免损伤浅表血管

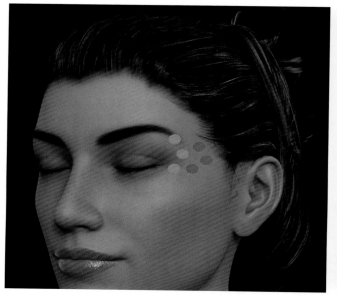

图10.20 于眼轮匝肌眶周外侧延伸注射肉毒毒素位点

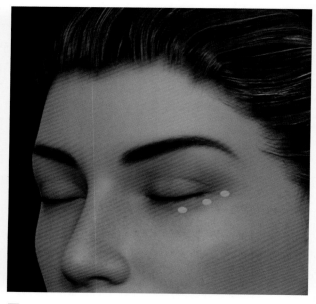

图10.21 眶周下睑注射点

女性： 外侧2~3个注射位点，每点1U（图10.20）。

眶周细纹： 每点0.05U（图10.21）。

填充剂注射

泪沟畸形可以用非手术方法或手术方法来解决。患者的选择对于获得良好结果至关重要。非手术矫正的最佳适应证是轻度至中度泪沟畸形，患者皮肤状况良好，存在极少量的皮肤松弛。非手术治疗是寻求面部年轻化最短恢复期患者的理想选择。而眼眶脂肪过多、皮肤薄、皮肤明显松弛和泪沟较深的患者不适合选择非手术治疗。对于泪沟矫正不足或眼眶脂肪过度切除的手术后患者，非手术治疗也有良好效果。虽然许多外科技术被发现并应用，但大多数并不能完全矫正畸形，有些甚至会加重畸形。

非手术治疗

非手术技术矫正泪沟畸形是一项独特的挑战。与其他面部凹陷（如鼻唇沟，较容易被忽略）不同，由于凹陷的范围、皮肤质量变化（变薄）和邻近眼眶脂肪垫的存在，泪沟治疗技术要求更高。Lambros强调，当对患者以非手术的方式进行泪沟矫正时，评估下列因素至关重要：

- **皮肤质量：**皮肤厚而光滑的患者，比皮肤薄且皱纹较多的患者效果更好。
- **凹陷的清晰度：**较为清晰明确的凹陷更容易填充。
- **眼眶脂肪垫：**较大的脂肪垫更难矫正，因为注射会导致"水肿"。
- **皮肤颜色：**填充物可改善阴影，但不会改善色素沉着。

皮肤非常薄或透明、松弛明显以及泪沟非常深的患者都不适合选择非手术治疗，但这些患者仍然可以通过治疗获得改善。然而，术前需要告知患者会有明显的术后痕迹、不规则性和并不能达到完美效果的风险。当然，这些患者中的许多人仍然会选择继续治疗，寻求微小改善，即使结果并不完美。

皮肤厚而光滑、泪沟轮廓清晰、没有过大下睑脂肪垫的患者，应用非手术治疗的方式可以取得良好效果。皮肤皱纹较多且实际需要填充容量较少的患者，注射治疗时效果不佳。悬垂的脂肪垫越大，注射治疗就越需要权衡，因为要同时矫正堆积的脂肪和凹陷的泪沟。

虽然透明质酸填充并没有减少皮肤的固有颜色，但确实可以减少原有的阴影。色素沉着较重的患者应该被告知这一点，尽管在有较重色素沉着的情况下，眶部凹陷看起来更容易被矫正。为了保持面部比例的和谐与美观，可以考虑同期对眉毛、眉下眼睑及内侧上睑A形畸形进行软组织容量矫正。此外，肉毒毒素可用在外侧眼轮匝肌或沿眶缘的内侧1/3处，以防止术后变形和延长相关治疗的维持时间。

外科治疗

眶隔脂肪疝出和皮肤明显松弛的患者可受益于手术治疗，这些患者不太可能单独通过注射获得好的泪沟填充效果，因此应建议其接受手术治疗。在评估患者情况时，通过在镜中观察推压泪沟正下方的软组织来模拟填充，可以帮助条件不太理想的求美者了解手术效果。该类手术是下睑成形术的有效辅助手段，可以作为减龄计划的一部分在整形咨询时予以推荐。

眼袋整形术已经从单纯去除脂肪和皮肤的旧模式发展到通过有限切除与保留眼眶脂肪以恢复年轻轮廓的新模式。Rohrich提出了一种"5步下睑成形术"，可以同时解决泪沟和睑颊沟的问题。这种方法通过评估和解决以下问题来系统地处理泪沟与睑颊沟：

- 深层颧部脂肪增容。
- 保留眼轮匝肌并去除脂肪垫。
- 选择性释放眼轮匝肌支持韧带。
- 外眦固定。
- 保守的皮肤切除。

无论采用何种特殊技术治疗泪沟畸形，评估这5个步骤中的每一步都是至关重要的。

中面部软组织萎缩和/或下移以及眶下缘的后缩会加重泪沟畸形。因此，由Yaremchuk、Flowers和Terino提出的眶周骨骼增量也是治疗泪沟畸形的一种方法。

填充剂的选择

低黏性透明质酸是该区域的首选填充物。已经有几家公司在尝试解决透明质酸充分扩容时海绵样锁水的情况，过度的水分子吸附可损害注射区域脆弱的淋巴组织。有时，极薄的软组织覆盖物也可能显现出微小的不规则性。以下是几种市面上常见的泪沟部填充剂：Allergan公司的Volbella（VYC-15）、Merz公司的Belotero Balance、Teoxane公司的Redensity-2或RHA 2，以及Galderma公司的Restylane。需要注意的是，浅表注射时Restylane可能会表现出蓝带现象，这可能会造成患者不满。

锐针与钝针

最常用钝针（25G或27G，38mm）进行治疗，通过23~25G的针孔引入，用于泪沟注射填充（图10.22、图10.23）。

建议使用钝针注射来减少意外注射入血管内的风险，但钝针注射也并非绝对安全。极其小心的操作和丰富的经验是至关重要的。此外，30G或32G锐针可用于皮下的少量表浅注射（图10.24~图10.26）。

技术

只有在充分评估后，判断确有必要对患者颊内侧脂肪室进行增容后，才可以对泪沟区域进行填充治疗。颊内侧脂肪室作为基层为其上方的泪沟提供结构支撑，以退针注射的方式少量注射（每次0.01~0.05mL）。通常需深入到眼轮匝肌，最内侧在眶缘骨膜表面进行注射（图10.27）。在骨膜前平面深层注射可以减少注射后的异物外观。

建议注射时在畸形处由内向外间断注射。需要注意的是，应避免沿泪沟注入大量连续的填充剂，防止产生椭圆形的膨胀或香肠样外观，在动态时更为明显。

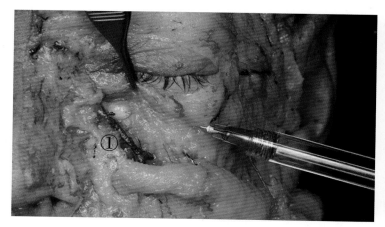

图10.22　眶周透明质酸注射：眶下区域注射常选取钝针（25G，38mm）。①角静脉

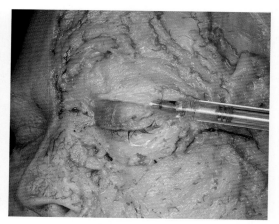

图10.23　眶周透明质酸注射：在血管危险区使用钝针，注射低黏性填充物

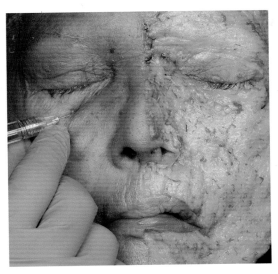
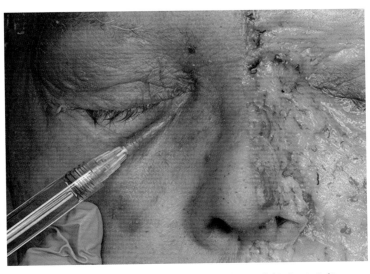

图 10.24　眶周透明质酸注射：将透明质酸用 30~32G 锐针头进行浅表少量注射

图 10.25　眶周透明质酸注射：泪沟处提倡选择皮下注射

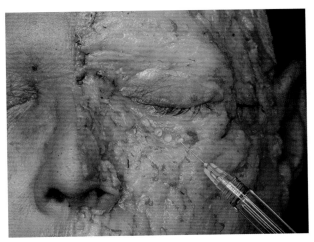
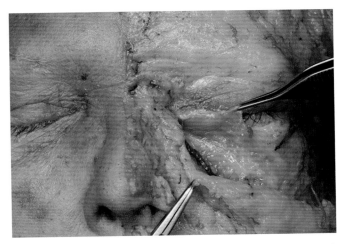

图 10.26　眶周透明质酸注射：眼轮匝肌上方微滴注射低黏性透明质酸

图 10.27　眶周透明质酸注射：注射深度为眼轮匝肌深面，最内侧位置为眶缘骨膜表面

　　此外，可以用多个进针点团块状注射，以减少长距离的连续退针注射。典型地，在中央和内侧分布2~3个注射位点，外侧分布1~2个注射位点。注射后可进行轻柔的指压按摩，或用湿棉签进行按摩，以使注射部位的填充物分散平滑。

　　需注意的是，在所有情况下，泪沟都位于或低于眶下缘；因此，在眶缘内没有容量缺陷的情况下，眶缘上方的注射不是必要的。根据容量缺失的深度和程度，需要进一步注射眶缘的中央和外侧及所有的邻近区域。不建议对泪沟畸形进行过度矫正。眶周区域的常用总注射量为每侧0.2~0.5mL。

注意事项

详细的相关注意事项，请参见Sharad的参考文献。

· 至少应于治疗前5天停用维生素E、酒精、银杏和非甾体类抗炎药，预防瘀青。同样的，术前10天应停止使用抗血小板药物。

· 对于有外伤、瘢痕和/或下眼睑成形术而没有外侧支持韧带悬吊病史的患者，应予注意。

· 应避免给在拟治疗区域有半永久性或永久性填充物注射史的患者注射，并将其转诊给相关专业人员。

· 在眶孔注射时应小心谨慎，以免损伤神经血管束。

· 在注射后，可以小心而温和地按摩填充物，以使填充物在注射部位甚至凹陷外侧分布得更加均匀。

联合治疗

联合治疗方法包括在注射填充剂之前联合剥脱与非剥脱激光以及其他能量激发设备治疗，因为热能可以加速透明质酸代谢。富血小板血浆（PRP）和微针治疗可以在填充剂注射前后使用。

如何做

· 让患者直立坐着标记泪沟。

· 向上凝视状态下内侧和中央区凹陷加重。

· 向上、向外凝视状态下标记对侧外轮廓线。

· 标记手术"路线图"，并与患者一起讨论。

· 在术前及术后冷敷。

· 严格按要求进行无菌操作。

· 在眶内侧区域应于深部骨膜上平面上进行锐针或钝针注射。

· 不连续推药填充。

· 填充物注射后充分按揉，并进行视觉效果评估。

· 完全的矫正需要经过多次治疗才可以实现。

· 动态状况下的效果评估非常重要。

· 识别和矫正肿胀。

· "少即是多"。

治疗后注意事项

手术后24h内不鼓励使用常规的化妆品。医生通常会制定特定的术后注意事项。

并发症

瘀斑（11%）、水肿（12%）和感染（11%）是最常见的并发症。瘀斑通常发生在注射部位，可能需要10天才能消除。由于填充剂具有亲水性，因此不同程度的轻微水肿并不少见，2~3周可消退。

外观的不规则感是一种重要的并发症，在皮肤较薄或松弛的患者中更易发生。按摩2周以上可以有效改善不规则外观。由于注射层次太过浅表而造成的不规则很难解决，可能会持续到2年以上。因此，对于长时间持续的不规则外观，建议在注射4周后进行透明质酸酶溶解以改善。

有时注射后填充剂外观可见；通过深层次的注射可降低该风险，但在极少数情况下，无论采用何种技术，都会因潜在的组织特征而导致注射物可见。持续性和延迟性水肿可能会加重这种并发症。可表现出灰色或蓝色，这种光折射现象称为"丁达尔效应"。患者在进行专业摄影时，可能会表现出皮肤表面畸形，这种状况只在频闪摄影时暂时看到，因此需要在注射前进行提示警告。有时这种蓝色是无法避免的，应该在注射前与患者讨论。在某些情况下，随着时间的推移，透明质酸可能会向浅表迁移，导致更多的蓝色显影。这个问题可以通过用透明质酸酶溶解透明质酸产品来解决。

据报道，在面部注射时有因疏忽大意致血管内注射而失明、卒中和皮肤坏死的罕见病例，使用锐针或钝针时都有可能发生这些状况。眶周区域由于颈内动脉和颈外动脉循环之间有多种吻合，而被认为是高风险的注射区域。血管内的填充物先经由颈内动脉逆行，后经眼动脉顺行，可在理论上解释视网膜中央动脉阻塞的发生过程。为了最大限度地降低血管内注射的风险，无论使用何种器械，都只应在低压下以不连续和退针注射的方式注射填充剂。

软组织缺血也是有记录的并发症之一。软组织缺血的迹象包括注射局部变白、疼痛、斑驳、水疱形成、变蓝，以及后期的脓疱和组织坏死。瘀斑分布面积大于注射面积，提示血管缺血的发生。瘀斑的外观可变为蓝色，看起来类似一块较大的瘀青。组织坏死或焦痂形成出现得更晚，一旦深层真皮层受到影响，很可能会遗留瘢痕。

已经有多种治疗方案被用于应对注射后软组织缺血。目前已有使用阿司匹林预防血小板聚集、热敷改善循环、硝酸甘油外敷、其他血管扩张剂、透明质酸酶和高压氧等疗法的报道。早期高剂量透明质酸酶的使用，是目前软组织缺血唯一已被广泛证实有效的治疗方法。报道表明，对于在24h内出现症状，并在整个组织区域接受高剂量透明质酸酶治疗，直至缺血症状消退的患者（使用剂量400~1500U，每24h重复一次），该症状通常不会遗留长期的瘢痕或其他后遗症。即使患者在注射后24h才出现症状，仍建议使用高剂量透明质酸酶治疗，以减少局部缺血和瘢痕形成；而且，越早开始治疗，效果越好。无论如何，注射透明质酸时，都应当备有透明质酸酶。

充分评估眶周软组织容量不足的类型并做出全面的注射治疗规划，这一点非常重要。在眶缘或中面部的容量缺失没有得到矫正的情况下，泪沟处的注射填充会导致静态下不够美观，在动态状况下犹为明显。进一步的评估和治疗可以有效纠正这个问题。

不合适的患者不可能获得最好的效果，并且可能会不满意，需要从最开始就识别这些患者。对手术适应证患者进行注射治疗，效果不理想时建议溶解改善。注射可以作为手术后的补充手段用于优化结果。

"少即是多"非常适用于这一区域，缓解凹陷区域往往就足够了。附加另外的治疗较容易进行矫正。在手术前应该告知患者这种可能性。

可观的术后效果可能会维持1~2年，随着时间的推移而逐渐消失。再次治疗或维护可以基于患者的主观感受和需求。

外侧眼轮匝肌或沿眶缘内侧1/3处的肉毒毒素注射是一种有效的辅助治疗，可防止肌肉活动引起的填充物变形，延长治疗效果维持时间。

总的来说，与泪沟处透明质酸注射相关的并发症是可以接受的。与传统方法相比，透明质酸注射可以达到很好的美学效果，更有效地实现下眼睑和中面部年轻化。

关于一般常见并发症和"安全的深层注射"的概念见第7章。Seckel将面部分为7个功能性危险区；眶周区域包括危险区5和危险区6。

眶周区域

· 眼轮匝肌支持韧带（ORL）止于眶上缘下界上方2~3mm处。此处的止点具有极其重要的临床意义，因为在ORL下方进行注射可能会将填充物注入上眼睑，从而对下方的提肌造成损伤。这种损伤是可以避免的，通过触诊眶上缘，并确保注射在下界以上至少3mm（ORL止点上方）处。意外的神经损伤可导致伴随疼痛症状的神经瘤产生。

· 在鼻部附近和泪沟区域内发生的血管内注射可能会导致角动脉栓塞。该血管是面动脉的延续，与筛动脉吻合，而筛动脉又与颈内动脉系统和视网膜动脉吻合。该处填充物的栓塞最终可能导致失明（图10.28）。

· 危险区5位于瞳孔中部上方的眶上缘，眶上神经（颅神经第5分支）及其内侧的滑车上神经血管束位于此处。眶上神经位于皱眉肌深层，而滑车上神经穿过皱眉肌。该处神经损伤可能导致头皮、前额、上眼睑和鼻背麻木。此危险区可以标记为一个以眶上孔为中心的直径为1.5cm的圆，眶上孔可在瞳孔中部的眶上缘触及（图10.29）。

· 危险区6位于眶下区，眶下神经（Ⅴ2）血管束穿出眶下孔。该处神经损伤可能导致侧鼻上部、颊部、上唇和下睑麻木。面神经的颧支也在这一区域穿行，支配提上唇肌。此危险区可以标记为一个以眶下孔为中心的直径为1.5cm的圆，眶下孔位于瞳孔中线眶下缘以下1~1.5cm处（图10.30）。

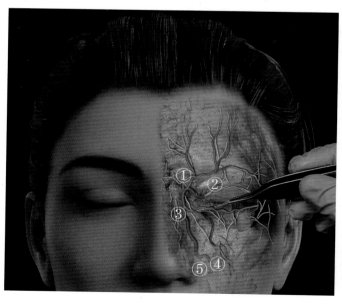

图10.28 眶周的危险区：颈内动脉和颈外动脉之间有多个吻合区，在此处有栓塞眼部血供的风险。①滑车上血管；②眶上血管；③泪腺；④眶下血管；⑤面动脉分支为角动脉

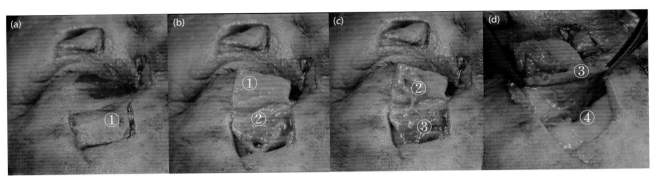

图 10.29 （a~d）眶上危险区层次。①皮肤；②浅表脂肪；③眼轮匝肌；④眶上神经

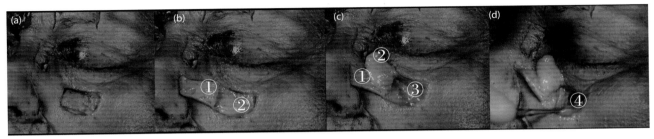

图 10.30 （a~d）眶下危险区层次。①皮肤；②浅表脂肪；③眼轮匝肌；④眶下神经

参考文献

[1]　Stutman RL & Codner MA. *Aesthet Surg J.* 2012;32:426–440.

[2]　Hirmand, H. *Plast Reconstr Surg.* 2010;125:699–708.

[3]　Flowers RS. *Clin Plast Surg.* 1993;20:403–415.

[4]　Wong CH et al. *Plast Reconstr Surg.* 2012;129:1392–1402.

[5]　Lambros VS. *Plast Reconstr Surg.* 2007;120:74s–80s.

[6]　Berguiga M & Galatoire O. *Orbit.* 2017;36(1):22–26.

[7]　Branham GH. *Facial Plast Surg Clin North Am.* 2016;24:129–138.

[8]　Brown M et al. *J Plast Reconstr Aesthet Surg.* 2014;67:e310–e311.

[9]　Chiu CY et al. *Aesthet Plast Surg.* 2017;41: 73–80.

[10]　Davison SP et al. *Clin Plast Surg.* 2015;42: 51–56.

[11]　De Pasquale A et al. *Aesthet Plast Surg.* 2013;37:587–591.

[12]　Einan-Lifshitz A et al. *Ophthalmic Plast Reconstr Surg.* 2013;29:481–485.

[13]　Gierloff M et al. *J Plast Reconstr Aesthet Surg.* 2012;65:1292–1297.

[14]　Hamman MS et al. *J Drugs Dermatol.* 2012;11:e80–e84.

[15]　Hill RH 3rd et al. *Ophthalmic Plast Reconstr Surg.* 2015;31:306–309.

[16]　Huber-Vorlander J & Kurten M. *Plast Surgical Nursing.* 2015;35:171–176.

[17]　Huber-Vorlander J & Kurten M. *Clin Cosmet Investig Dermatol.* 2015;8:307–312.

[18]　Hwang K. *J Craniofac Surg.* 2016;27:1350–1353.

[19]　Jiang J et al. *Postepy Dermatologii i Alergologii.* 2016;33:303–308.

[20]　Kashkouli MB et al. *Diplopia after hyaluronic acid gel injection for correction of facial tear trough deformity.* Orbit (Amsterdam, Netherlands). 2012;31:330–331.

[21]　Komuro Y et al. *Aesthet Plast Surg.* 2014;38:648–652.

[22]　Kridel RW & Sturm-O'Brien AK. *JAMA Facial Plast Surg.* 2013;15:232–234.

[23]　Liao SL & Wei YH. *Graefe's Archive Clini Experiment Ophthalmol.* 2011;249:1735–1741.

[24]　Liapakis IE et al. *J Cranio-Maxillo-Facial Surg.* 2014;42:1497–1502.

[25]　Lim HK et al. *J Cosmet Laser Ther.* 2014;16:32–36.

[26]　Mashiko T et al. *Plast Reconstr Surg Global Open.* 2013;1.

[27]　Pessa JE. *Plast Reconstr Surg.* 2012;129:1403–1404.

[28]　Sharad J. *J Cutan Aesthet Surg.* 2012;5:229–238.

[29] Smith CB & Waite PD. *Atlas Oral Maxillofac Surg Clin North Am*. 2016;24:135–145.

[30] Viana GA et al. *Aesthet Surg J*. 2011;31:225–231.

[31] Wang Y et al. *Aesthet Plast Surg*. 2015;39:942–945.

[32] Wattanakrai K et al. *J Plast Reconstr Aesthet Surg*. 2014;67:513–519.

[33] Youn S et al. *Ann Plast Surg*. 2014;73:479–484.

[34] Pessa J & Rohrich RJ. *Facial Topography: Clinical Anatomy of the Face*. Thieme; 2014.

[35] Von Arx T et al. *Swiss Dent J*. 2017;127(12):1066–1075.

[36] Lambros V. *Plast Reconstr Surg*. 2007;120:1367–76; discussion 1377.

[37] Castanares S. *Plast Reconstr Surg (1946)*. 1951;8:46–58.

[38] Hamra ST. *Clin Plast Surg*. 1996;23:17–28.

[39] Eder H. *Aesthet Plast Surg*. 1997;21:168–174.

[40] Goldberg RA et al. *Semin Ophthalmol*. 1998;13:103–106.

[41] Rohrich RJ et al. *Plast Reconstr Surg*. 2011;128:775–783.

[42] Yaremchuk MJ & Kahn DM. *Plast Reconstr Surg*. 2009;124:2151–2160.

[43] Flowers RS & Nassif JM. Aesthetic periorbital surgery. In: Mathes SJ, ed. *Plastic Surgery*, Vol. 2. Philadelphia, PA: Saunders Elsevier; 2006, pp. 77–126.

[44] Terino EO & Edwards MC. *Facial Plast Surg Clin North Am* 2008;16:33–67, v.

[45] Cohen JL et al. *Aesthet Surg J*. 2015;35:844–849.

[46] deLorenzi C. *Aesthet Surg J*. 2017;37(7):814–825.

[47] Hwang CJ. *J Cutan Aesthet Surg*. 2016;9:73–79.

[48] Seckel B. *Facial Danger Zones*, 2nd ed. Thieme; 2010.

延伸阅读

[1] Barton FE Jr et al. *Plast Reconstr Surg*. 2004;113:2115–2121; discussion 2122–2113.

[2] Born TM et al. Soft tissue fillers: Aesthetic surgery of the face. In: Neligan PC, ed. *Plastic Surgery*. 2013.

[3] Carraway JH et al. *Aesthet Surg J*. 2001;21:337–343.

[4] Coleman SR. *Aesthet Plast Surg*. 2008;32:415–417.

[5] Mehryan P et al. *J Cosmet Dermatol*. 2014;13:72–78.

[6] Rohrich RJ et al. *Plast Reconstr Surg*. 2003;112:1899–1902.

[7] Sadick NS et al. *J Cosmet Dermatol*. 2007;6:218–222.

[8] Schierle CF & Casas LA. *Aesthet Surg J*. 2011;31:95–109.

[9] Spector JA et al. *Aesthet Plast Surg*. 2008;32:411–414.

第11章 面颊和颧弓

*Emanuele Bartoletti, Ekaterina Gutop, Chytra V. Anand,
Giorgio Giampaoli, Sebastian Cotofana, Ali Pirayesh*

引言

用填充物进行中面部年轻化治疗是面部美学设计的一个里程碑。面颊和颧部在面部美学中具有重要的地位，该区域的注射治疗是现代美学注射的基础。骨骼和软组织是面部美学中的重要元素，其随着年龄的增长而衰减。因此，针对性地进行中面部脂肪室增容，在面部临床美学和新的分层研究中都发挥着重要作用。

边界

中面部从眉间延伸到鼻中隔下，颧区覆盖在颞颧弓和颧骨上（图11.1）。鼻唇区域位于其下边界，并沿前鼻棘至耳垂的水平线延伸。中面部的上界从眉间开始，沿着眶骨边缘到颧弓的上缘。

衰老

中面部衰老是一个多因素的过程，骨骼、软组织、支持韧带、脂肪室和覆盖的皮肤通过多种方式形成特征性问题。一定要对显著的组织间相互作用有基本认知，因为针对特定部位的增容概念已成为面部年轻化治疗的一部分。

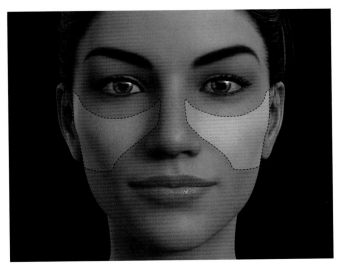

图 11.1 颧部区域

衰老有两种主要理论：

· 面颊部的韧带系统因重力作用而发生变化的理论。

· 基于面部脂肪容量缺失的理论，尤其是中面部的容量缺失。

中面部老化很可能涉及重力下垂和脂肪体积减少（图11.2、图11.3），Bichat脂肪垫的假性突出也可能是中面部老化的原因之一。全面地理解面部骨骼与脂肪体积损失程度，对制订有效的面部年轻化治疗规划和取得最佳效果是至关重要的。

皮肤

中面部皮肤反映了其包覆下的骨骼和软组织的减少与萎缩。此外，皮肤经历内外因素刺激及不断重复的面部肌肉运动等导致的老化。

脂肪

自从Pessa和Rohrich于2007年首次描述面部浅层脂肪分布以来（图11.4），对面部脂肪垫的准确定位、解剖边界、相关临床标志以及其随年龄增长发生的相关变化的理解，也在不断更新。除了最初通过解剖来了解，随后磁共振成像和计算机断层成像的研究进展，也促进了人们对面部脂肪新认知的积累。

面部脂肪室（图11.5~图11.10）可分为浅层和深层，对其精细功能解剖的深刻理解使临床医生能够实现更佳的美学效果。关键是要理解，在某些脂肪室内行填充治疗可能会加剧下垂，而在另一些脂肪室内填充则可能不会发生这种情况，这可能是由于部分脂肪室有更稳定的解剖边界。

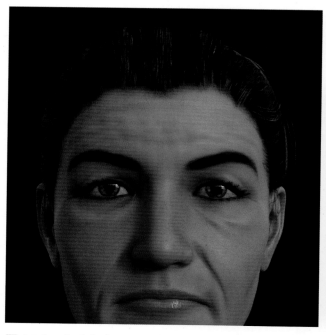

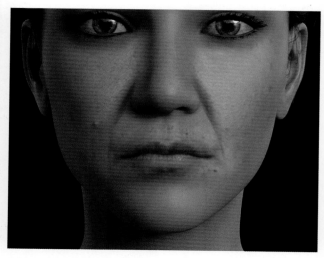

图 11.2　中面部老化：注意下垂、严重的鼻唇沟和不同脂肪室不同的组织容量缺失

图 11.3　中面部严重老化

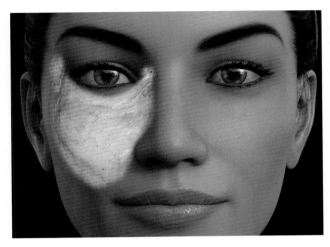

图 11.4　图示为面部的浅层脂肪

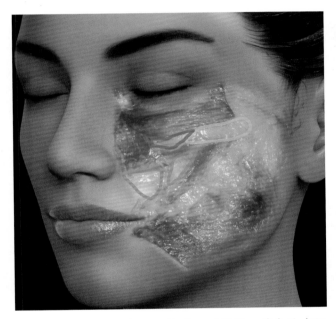

图 11.6　深层脂肪室。眼轮匝肌下脂肪：蓝色为中间部分，浅蓝色为外侧部分；颊内侧深层脂肪：红色为内侧部分，绿色为外侧部分；紫色：鼻唇沟深层脂肪

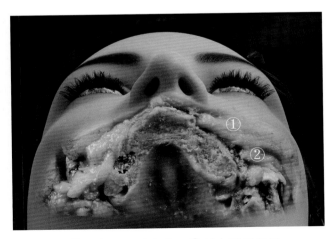

图 11.8　①颊内侧深层脂肪；②颊中深层脂肪

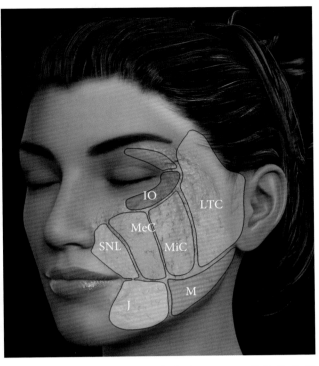

图 11.5　脂肪室。IO：眶内脂肪；SNL：鼻唇沟浅层脂肪；MeC：颊内侧脂肪；MiC：颊中间脂肪；J：颊脂垫；LTC：颞颊外侧脂肪；M：下颌脂肪（图示为由颧骨分隔出的两团独立脂肪）

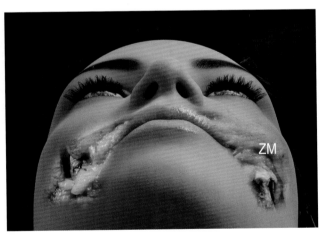

图 11.7　深层脂肪室：颊中部脂肪位于颊内侧脂肪和颞颊外侧脂肪之间，其上缘为颊部的上隔膜（SCS）。红色箭头标记的为一个相对固定的脂肪区，该区毗邻颊中脂肪和眶下脂肪。（右）横截面解剖图说明了相邻的脂肪室之间存在融合的解剖原理。一个致密的筋膜系统（蓝色箭头所示）存在于内侧和中间脂肪区的交汇处。颧大肌（ZM）在该融合平面的深处

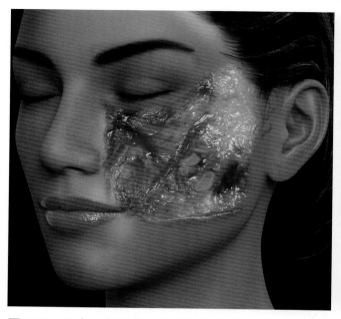

图 11.9　绿色：颊脂垫；颊脂垫分为颊区、翼区和浅黄色的颞部延展区

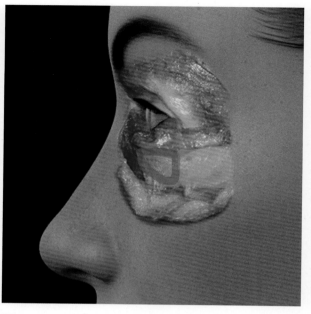

图 11.10　绿色：眼轮匝肌下脂肪（SOOF）；这个脂肪室分为内侧（蓝色）和外侧（绿色）；由经瞳孔内侧缘的垂直线分隔。上缘由眼轮匝肌支持韧带构成，下缘为颧皮韧带

Cotofana最近将浅层脂肪分为双侧7对皮下脂肪室（不包括前额浅层脂肪在内），它们由纤维组织分隔开。这些浅层脂肪垫没有覆盖于泪沟处、眶外侧缘增厚处或颧弓之上。上方和下方的颊下区浅表脂肪垫位于浅层颊内侧及颊中部脂肪垫之下。

在临床上，重要的是认识到不同的浅表（皮下）脂肪室在填充治疗后有不同的表现：鼻唇沟、颊中和下腭区的下侧在填充时会下移，而在颊部的内侧与外侧则不会。

浅表脂肪层分为：

①鼻唇沟浅层脂肪；②颊内侧浅层脂肪；③颊中浅层脂肪；④颊外侧浅层脂肪；⑤颞上区脂肪；⑥颞下区脂肪；⑦颊下区脂肪。

浅表脂肪层

眶下脂肪

眶下脂肪的上缘在体表层次对应于泪沟和睑颧沟。颊内侧深层脂肪（DMCF）分为：内侧团和外侧团。上界由眼轮匝肌支持韧带（ORL）（图11.11）构成，该韧带起源于下眶缘下方2~3mm处的眶骨，穿过眼轮匝肌止于真皮。该韧带是泪沟和睑颊沟形成的重要因素。眼轮匝肌的睑部位于ORL的头侧，紧邻眼睑处皮肤的皮下层；在尾侧，眼轮匝肌被眶下脂肪覆盖，眶下脂肪以颧皮肤韧带为界（图11.12）。Mendelson描述了颧皮韧带与颧弓和颧骨体处的连接，位于面部表情肌（颧大肌、颧小肌和上唇提肌）的起点处。在颧弓和颧骨体的连接处，颧大肌起点外侧的韧带更厚、更强，该处被称为麦-格氏点。

眶下脂肪有很高的保水倾向，因此容易发生持续的水肿。

图 11.11 眼轮匝肌支持韧带：眼轮匝肌支持韧带止于距眶缘 2~3mm 处的真皮，以固定眼轮匝肌（OOM）

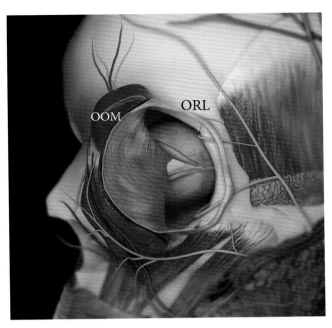

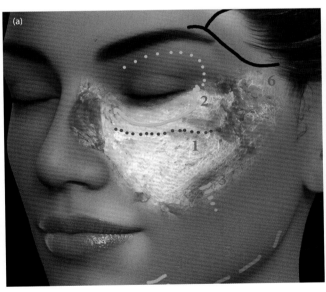
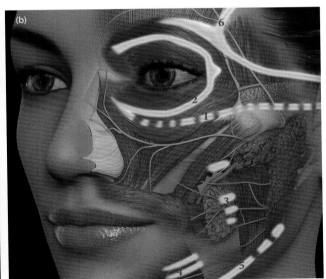

图 11.12 1 ＝颧皮韧带；2 ＝眼轮匝肌支持韧带；3 ＝咬肌前韧带；4 ＝下颌韧带；5 ＝下颌韧带；6 ＝颞部融合线

颊内侧浅层脂肪

该脂肪为一个倒置的三角形，其上界在下眶缘水平，与眼轮匝肌支持韧带密切相关，而下界与颧大肌相关。

鼻唇沟浅层脂肪

该脂肪室沿一个倾斜的纵轴分布，从鼻外侧延伸到口角。眼轮匝肌支持韧带为这一部分的上界。它在上外方与颊内侧脂肪相邻，在内下方与鼻唇沟相邻，覆盖其下方的颊下部脂肪（图11.13）。

颊中浅层脂肪

这个长方形的脂肪室位于颧弓和下颌骨之间、外眦的外侧面。

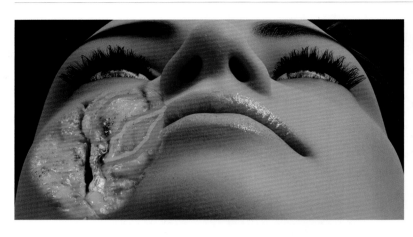

图 11.13　鼻唇沟脂肪室。红色：浅层；橙色：深层；蓝色：唇部脂肪室

颊外侧浅层脂肪

这一长方形的脂肪垫以前被认为是颞颊外侧脂肪垫的一部分，从颧弓的边界延伸到下颌骨。位于颊中浅层脂肪和耳廓之间。其稳定性可能是因其位于中面部SMAS中，与下面的腮腺咬肌筋膜紧密附着，从而限制了治疗时填充物向下的移位。

颊下区脂肪

该团脂肪位于颊内侧脂肪垫的下方、鼻唇沟浅层脂肪外侧、浅层颊中部脂肪的内侧，下颌骨之上。它位于SMAS的表面，与口腔不相接。

深层脂肪层

面部表情肌参与形成面部深层脂肪在上颌前间隙中的边界：①深层脂肪；②颊内侧深层脂肪。③颊外侧深层脂肪；④鼻唇沟深层脂肪；⑤内侧与外侧的眼轮匝肌下脂肪（SOOF）。在衰老过程中表情肌的位置和走行稳定。

眼轮匝肌下脂肪（SOOF）

眼轮匝肌下脂肪（SOOF）分为内侧团和外侧团，眼轮匝肌支持韧带形成其上界。其下界为颧皮韧带和/或颧小肌，并穿过瞳孔内侧缘的垂直线为内侧界。角静脉穿行于此边界内，并向泪沟下方的内眦部延伸，而内眦区并不与SOOF相连。最新的研究认为，SOOF的外侧边界是开放的，并在颞部与颞深脂肪相连。在眶外侧缘的韧带增厚形成其上缘，麦-格氏点参与形成其下缘及颧皮韧带的起点。SOOF位于从颞深筋膜浅层延伸出的一个薄层纤维结缔组织之上。因此，它与颧前间隙分离，而颧前间隙位于筋膜和骨膜之间的脂肪室深面。无论是SOOF的位置（上界与下界）还是范围（垂直与水平），都不会随年龄的增长而改变。

鼻唇沟深层脂肪

三角形的深层鼻唇沟脂肪位于上颌前间隙内，浅至提上唇鼻翼肌（LLSAN），深至眼轮匝肌眶部的上部，邻近颊中部的SMAS下部。内侧边界由鼻侧壁和侧鼻静脉形成，而外侧边界由覆盖角静脉的薄层纤维结缔组织形成。其上边界位于泪沟下方，由角静脉及其筋膜形成，而下边界由颊部SMAS层和提上唇鼻翼肌的筋膜融合形成。随着年龄的增长，该脂肪团的位置和范围没有明显改变。

深层脂肪

该深层脂肪室位于提口角肌与提上唇鼻翼肌之间。它的上内侧边界为鼻外侧壁，下界为降鼻中隔肌。外侧壁由围绕眶下神经血管束的筋膜形成，从眶下孔穿出，将该脂肪与颊内侧深层脂肪隔开。下界是由提上唇鼻翼肌和在鼻唇沟水平的提口角肌融合形成的，而上界是由提上唇鼻翼肌于上颌骨的斜向（内上至外下）附着形成的。

颊外侧深层脂肪（DLCF）

这一倒三角形脂肪覆盖在颧骨与上颌骨连接点周围的区域，直接附着于骨面上。其上界由颧皮韧带和/或颧小肌形成，内侧界由包裹角静脉的一薄层结缔组织形成。其外侧界和下界由颧大肌和面部横隔构成。眼轮匝肌的眶部和颊中部SMAS形成其前部边界。该脂肪室与颊脂垫没有连接。

颊内侧深层脂肪

颊内侧深层脂肪位于提口角肌与提上唇鼻翼肌之间，与深层梨状脂肪位于同一平面。内侧界由包绕着从眶下孔穿出的眶下神经血管束的筋膜形成，而外侧界由包绕角静脉的薄层结缔组织形成。上界由提上唇鼻翼肌的骨附着构成，下界由提口角肌及提上唇鼻翼肌内侧与颧大肌及外侧面横隔融合形成。

脂肪室的老化

人们普遍认为，面部骨骼在衰老过程中会发生显著变化，但目前还不清楚这些变化最终会如何影响面部深层脂肪的功能解剖。

面部的各个脂肪室老化的表现不同，很可能是因为它们的位置不同。虽然有些脂肪可能会发生位移，但很多脂肪因其借由韧带连接到骨骼，而能保持位置稳定。衰老显著影响鼻唇沟处的浅层脂肪和颊下区脂肪向下移位，从而造成面部衰老外观。关键是要理解，尽管鼻唇沟下部、颊中部和颊下区脂肪在填充后会下移，但内侧和外侧颊脂垫以及颞浅脂肪室填充后不会下移。

注射过程中应该有意识地关注脂肪室与筋膜，因为不同脂肪室及筋膜对注射的软组织填充剂有不同的组织反应。Cotofana等最近的一项研究提示，SOOF在填充后可获得最高的面积/体积比，而深层颊内侧脂肪有最轻微的组织反应。

颊脂

颊脂的延展量似乎存在营养不良性老化，一些研究者报道了老年患者存在颊脂延伸量减少的现象。颊脂容量减少会导致颊中部及内侧部缺乏支撑，进而加剧这些部位的下垂。颊脂向前下方突出也会增加颊部的凸度和松垂。

肌肉

面颊部肌肉包括颧部和颊部肌肉，虽不常被提及但与临床密切相关。

颧肌是一个双层肌，具有内侧头和外侧头，其内侧头对应于泪沟处。该肌肉参与形成眼轮匝肌内侧与外侧非括约肌部分，包围着眼轮匝肌的内侧和外侧括约肌部分。它不嵌入颧骨，而颧大肌和颧小肌起源于颧骨，分别止于延入口角蜗轴和上唇。颧肌可与提上唇肌交汇，然后于浅层止于颧小肌附近的上唇之中。

颊肌是一个较薄的四边形肌肉，位于上、下颌骨之间，其肌纤维向口角蜗轴聚拢。它止于口周肌肉的深层，常与口轮匝肌、降口角肌（DAO）、提口角肌（LAO）、颈阔肌和颧大肌深层相连，通常情况下，颊肌部分纤维止于颏肌。

在颧颞区，筋膜层可分为3层：

· 包绕眶周和口周肌肉的浅筋膜层或称为SMAS。

· 面神经下方与腮腺筋膜相连的中间层。

· 深层为颞深筋膜。

SMAS是一个中层纤维-肌肉层，将面部脂肪的表层与深层分隔开。包裹面部各个肌肉的筋膜相互连接，即为肌肉筋膜的连续性。"解剖序列"就是指这种连续性，这一概念具有一定的临床意义，因其有助于解释由SMAS延展而造成的填充后的间接效果（见第4章）。眼眶周围和口腔周围的分层肌肉及其包裹的SMAS能够完成复杂的面部运动和表情。

Pessa描述了几种不同的中面部肌肉组织。从内侧到外侧，这些肌肉分别是（图11.14、图11.15）：

（1）提上唇鼻翼肌（LLSAN）。

（2）提上唇肌（LLS）。

（3）颧小肌（Zyg min）。

（4）颧大肌（Zyg maj）：其形态可以是单个或双个。

（5）笑肌（Ris）。

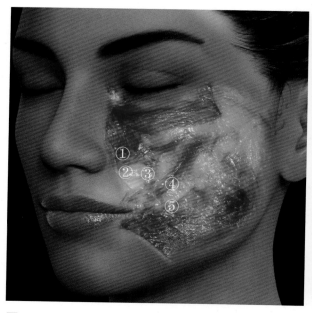

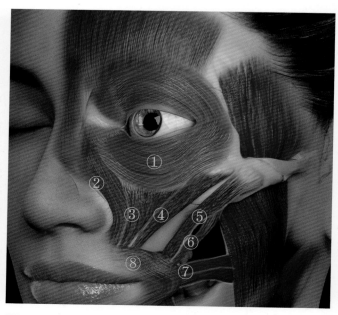

图 **11.14** 肌肉起止点：提上唇鼻翼肌（LLSAN）、提上唇肌（LLS）、颧小肌（Zyg min）、颧大肌（Zyg maj）、笑肌（Ris）

图 **11.15** 肌肉起止点模拟图：①眼轮匝肌；②提上唇鼻翼肌；③提上唇肌；④颧小肌；⑤颧大肌；⑥提口角肌；⑦笑肌；⑧口轮匝肌

1.提上唇鼻翼肌

起点	上颌骨上额突，内侧眶下缘
止点	侧鼻及上唇皮肤
神经支配，运动神经	第7节（颧支）
血供	面动脉和上颌动脉
功能	扩张鼻孔，上提与翻转上唇，"猫王表情"

2.提上唇肌（LLS）

起点	宽阔，内侧眶下缘；从鼻侧延伸至颧骨
止点	上唇皮肤和肌肉
神经支配，运动神经	第7节（颊支）
血供	面动脉
功能	抬高上唇

3.颧小肌（Zyg min）

起点	颧骨外侧部分，颧大肌内侧
止点	上唇外侧至鼻唇沟的皮肤
神经支配，运动神经	第7节（颊支）
血供	面动脉的上唇支
功能	向后、向上和向外牵拉上唇；加深和提拉鼻唇沟

4.颧大肌（Zyg maj）

起点	颞突，前颧骨
止点	口角蜗轴
神经支配，运动神经	第7节（颧和颊支）
血供	面动脉的上唇支
功能	将口角向上向外拉

5.笑肌（Ris）

起点	腮腺前筋膜
止点	口角蜗轴
神经支配，运动神经	第7节（颊支）
血供	面动脉
功能	向后牵拉嘴角

血管

- 面部的血供主要由面动脉、面横动脉和眶下动脉提供，这些动脉在血流动力学上处于平衡状态（图 11.16）。

- 面部动脉的起源：

　　直接源自颈外动脉（面动脉、颞浅动脉），或源自颈外动脉的分支（面横动脉源自颞浅动脉，眶下动脉源自上颌动脉）。

　　颞浅动脉（STA）是颈外动脉的终末分支，于腮腺内起源于上颌动脉分叉水平的颈外动脉。STA在耳前约1cm处上升至颧弓的后支水平。

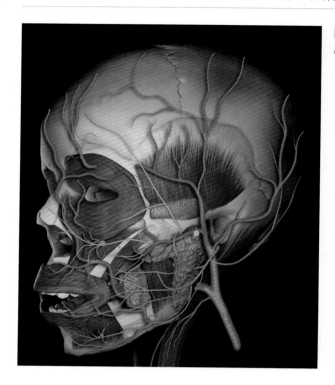

图 11.16 面颊部的血液供应由面动脉（蓝色）、面横动脉（黄色）和眶下动脉（绿色）提供

面横动脉（TFA）（图11.17）于腮腺内起源于颞浅动脉，向前走行，有时略向下延伸入面颊部。

· 面横动脉可与面动脉形成吻合。

· 面颊部的主要血液供应来自下列动脉及穿支：面横动脉供应面颊的后上部分（颧骨和腮腺咬肌区）。面动脉及起源于上颌动脉的颊动脉供应前下面颊（颊区）。

面颊部的颧区还接收来自泪腺动脉颧面支的血液供应（图11.17b）。

· 眶下动脉（IOA）（图11.18）的颧面支（ZMB）在颧弓边缘内侧17mm处穿行入浅层，并穿过颧脂肪垫最终到达面颊部皮肤层。

· 在最近的一项解剖研究中，77%的病例中出现了眶下动脉颧面支的皮肤穿支。

· 这项研究还发现，眶下动脉的鼻动脉分支（NB）平均直径为0.5mm，颧面支（ZMB）为0.6mm，前庭分支为0.7mm，这些血管因管径太小不易被钝针损伤。

· 颧骨的外侧1/3对于浅层注射来说是危险区域，该处的注射治疗最好在骨膜上平面进行。

神经

感觉神经

颧突处的皮肤由颧神经的颧面支支配，颧神经起源于翼腭窝内的上颌神经。

眶下区皮肤由源自眶下神经（ION）的分支支配（图11.19），主要为源自上唇支的分支，但也有其他眶下神经分支参与。

面颊前上部的皮肤由眶下神经的上唇支的侧支支配。

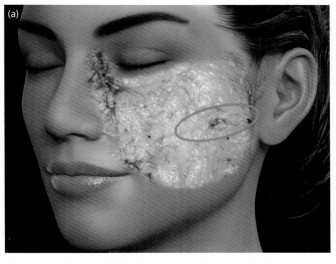

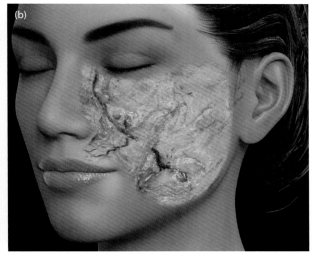

图 11.17　（a）面横动脉（TFA）源于腮腺内的颞浅动脉，向前或略向下延伸至面颊部。（b）泪腺动脉的颧面支

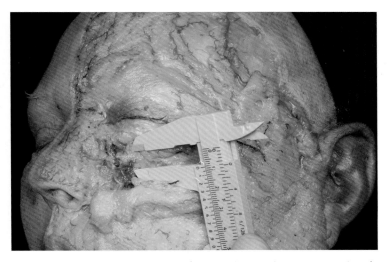

图 11.18　眶下动脉：位置通常较低（眶下缘下 0.8~1cm），在经角膜缘中部的垂直线上

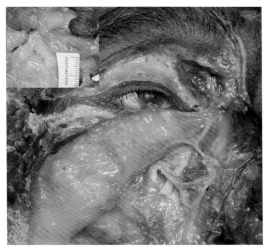

图 11.19　眶下神经血管束穿出眶下孔

运动神经

面部肌肉由面神经（第7对颅神经）支配，两条神经分别支配一侧面部（图11.20）。面神经穿过颞骨内的面神经管，从茎突乳突孔穿出，然后在腮腺前缘分成5个终末支。面神经为面部肌肉的运动提供神经支配，并为口腔腺体及泪腺等提供副交感神经支配。它还为舌的前2/3、外耳道和耳廓提供感觉神经支配。

面神经可以确定5个分支：

· 支配额肌和眼轮匝肌及上面部肌肉的颞支。

· 支配中面部的颧支。

· 支配颊肌和口轮匝肌的颊支。

· 支配下面部肌肉的下颌缘支。

· 支配颏下肌肉和颈阔肌的颈支。

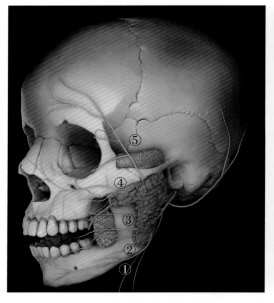

图 11.20 面神经的 5 个分支；其中，额支、下颌缘支和颈支可能会在美容治疗时受到损伤

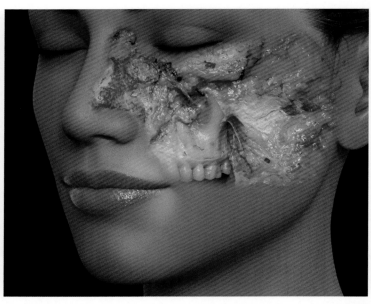

图 11.21 中面部骨骼，特别是上颌骨、梨状孔区、上内侧和下外侧眶缘，容易发生骨质吸收

面颊在颧部高凸部分的皮肤受颧神经的颧面支支配，颧神经起源于翼腭窝内的上颌神经。面颊眶下区的皮肤由眶下神经的分支支配。

骨骼

颧骨是一对不规则骨，与上颌骨、颞骨、蝶骨和额骨相连。它位于上外侧面部，参与形成下列结构：颊部突出、眶外侧壁和眶底的一部分、颞窝的一部分、颞下窝。

其外观包括：颧骨体及其颞面，4 个突（额蝶突、眶突、上颌突和颞突），4 个边。

颧骨额突的眶面形成眶的前外侧壁。通常在其侧面，可成对地出现颧面孔。

颧骨的颞骨突与颞骨的颧突一起形成颧弓。该结构在临床上具有重要意义，于体表可触及此接缝。

成对的颧颞孔位于颧骨的内侧深面。

颧骨上颌突的眶面构成了眶下缘的一部分和眶前外侧壁的一小部分。

骨骼的衰老和吸收以一个特定和可预测的模式发生，对于骨性结构的矫正逐渐成为面部年轻化新的关注点。中面部的骨骼，特别是上颌骨、梨状孔区、上内侧及下外侧眶缘，更容易发生骨吸收（图 11.21）。

肉毒毒素注射

· 避免将肉毒毒素注射在颧弓下方，因为在该处注射肉毒毒素有可能会扩散到颧大肌和颧小肌，导致同侧面瘫或上唇下垂。

· 外眦区域的过度治疗会降低眼轮匝肌作为面颊部唯一一处提肌的功能，并可能增加受治疗者的眼睑水肿情况。

· 当用肉毒毒素治疗咬肌时，通常在咬肌前缘后1cm处的安全区域内注射，避免笑肌治疗后不慎出现不对称微笑。

填充剂注射

评估

· 在前视正位、斜位和侧位3个方向评估患者。

· 侧位方向对于评估中面部的凹陷至关重要。

· 颧骨和中面部突出不足、软组织支撑不足，导致下睑和面颊部过早出现下垂、眼袋、巩膜外露和老化外观。针对这些缺陷应当准确地进行评估与解决。

· 在静态和动态中进行面部评估。在动态情况下的提升通常可以预测容量合理矫正后的良好效果。

· 面颊部尤其是其中央区域的注射方面，需仔细评估提上唇肌的功能和协同作用，以规划最佳的注射深度（见第4章）。

技术

颧骨外侧（颊点1）

· 在患者处于直立位，"下颌下收，眼睛朝上"时，标记睑颊接合部（LCJ）。这个位置可突出睑颊沟（图11.22）。

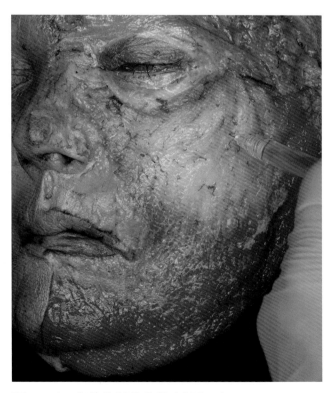

图 11.22　颧骨外侧的注射（颊点 1）

- 触诊颧骨（用第2指及第3指），并仔细标记其上、下边界。这是重要的体表标志，因为颞中静脉和面横动脉分别在平行于颧骨的上、下1cm处。针头角度不准，会有血管损伤的风险。
- 触诊并标记出颧骨和额骨之间的骨缝处。
- 如果需要进一步提升/支撑，在骨缝前后1cm处额外标记2个点。
- 仔细清洁。
- 回推皮肤（触摸颧骨时），固定针尖的同时回抽4~6s。重要的是，要认识到这种操作不能完全避免血管内注射风险。因此，注射时必须以低速度和低挤压力的方式进行警惕性注射。
- 使针头垂直于骨面，在骨膜平面的标记点前方进行少量团状注射。
- 注射血管交汇区如眉间和鼻尖时需提高警惕。
- 依据临床需要，在第一个点前后追加少量团状注射。

颧骨隆凸（颊点2）

- 触诊并标记颧骨隆凸。
- 骨膜上团状注射（图11.23）。
- 注射方法同颧骨外侧注射点。

面颊中部（颊点3，面状区域更确切）

根据临床需要，这一区域的注射可以在3个不同的层次进行：

- 在骨面层次。
- 颊中深层脂肪（DMCF）层次（图11.24）。
- 在眼轮匝肌下脂肪（SOOF）中间注射。

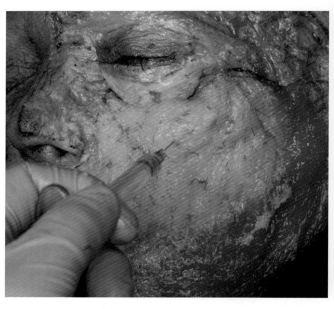
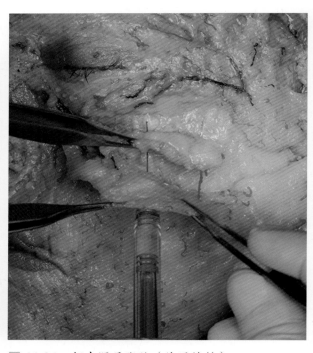

图 11.23　颧骨骨膜上注射。该方法也可应用于眼轮匝肌下脂肪（SOOF）外侧填充

图 11.24　颊中深层脂肪（使用钝针）

准确的临床评估至关重要，因为将填充剂注射于提上唇肌上方可延长上唇，而注射在其下方可能会增强其提拉上唇的作用。

在骨骼上的深层注射以解决骨组织不足（使用锐针）的问题

- 标记眶下孔：通过瞳孔中间画一条垂直线，在该线眶下缘下方6~8mm处标出眶下孔。
- 在直立、侧位和仰卧位进行评估，标记容量不足的区域。
- 垂直于眶下动脉轴线的平面从外侧向内侧注射，可尽可能避免对眶下动脉主干造成损伤。当从外侧注射时，眶下孔上的骨"罩"为其提供了额外的保护。
- 回抽（如前所述）。
- 在深及骨面处进行少量团状注射，需注意无菌操作和观察可能出现的血管损伤迹象（血管交汇区、变白、斑驳、疼痛）。
- 轻柔按摩。

颊内侧深层脂肪（使用钝针）

- 标记容量不足的区域（如前所述）。
- 使用内侧入路标记进针点。
- 仔细清洁并保持严格的无菌操作。
- 挤捏皮肤并以锐针破皮穿刺（比钝针大一号）。使进针点与预设的钝针进针方向一致。
- 以与皮肤成大约成60°的角度插入钝针。这将引导针头进入提上唇肌下方正确的平面位置。
- 使用扇形注射，将填充剂轻轻注射在标记区域内。
- 注射剂量根据所选择的填充剂而有所差异，初始剂量可以设为0.5mL。
- 术后按揉。
- 静态和动态情况下，多角度评估。

眼轮匝肌下脂肪内侧团注射

- 标记缺陷区域（如前所述）。
- 外侧入路标记进针点（如前所述）。
- 清洁并保持严格的无菌操作。
- 用锐针刺穿皮肤（如前所述）。
- 插入钝针，与皮肤大约成30°的角度。这将引导针头从提上唇肌上方更浅的位置进入SOOF内侧。
- 轻轻推注填充剂，扇形平铺。
- 术后按揉。
- 静态和动态情况下，多角度评估。
- "少即是多"。

颧弓增宽（"超模外观"）

这是一种加强颧弓外观的方式（图11.25、图11.26）。

· 仔细清洁。

· 标记颧骨的上、下边界。

· 在颧骨隆凸处标记进针点（颊点2）。

· 捏住皮肤，用锐针破皮穿刺。

· 插入25G钝针并沿颧骨推进。

· 使用线性退针注射方式注射，用手指进行塑形。

· 平均需注射0.5mL。

颧下注射

· 仔细清洁（图11.27）。

· 标记颧骨的上、下边界。

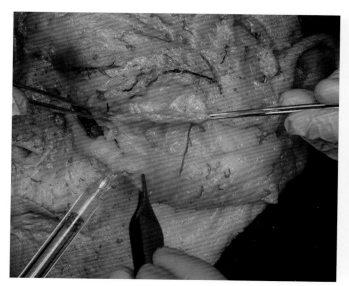

图 11.25　颧弓增宽（1）

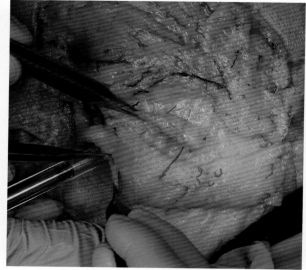

图 11.26　颧弓增宽（2）

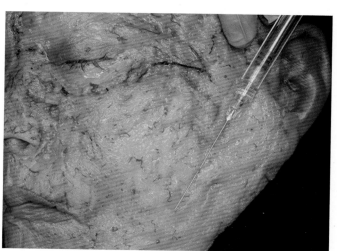

图 11.27　颧下注射

- 标记颧骨隆起下方的进针点（下颊点）。

- 捏住皮肤，锐针穿刺。

- 用50mm的25G钝针，推进至颧骨下方。

- 使用线性退针注射方式注射，用手指进行塑形。

- 平均需注射1mL。

颊部的"塑美"

这是一种基于黄金比例的颊部增容方法（如Arthur Swift博士所述）：

- 从外侧口角到同侧的眼外眦画一条线。这条线可确定颧骨突出的前界（Hinderer线）。

- 从口角下方到同侧耳朵的耳屏下方画第二条线，以确定颧骨突出的外侧和下边界（三角区的底部）。

- 在下睑缘的水平位置画一条水平线来标记面颊部的最高点。

- 在这些边界内画出椭圆形的面颊部，并与所画的线相切。

- 必要时，可对这一椭圆形边缘行皮下填充，以使隆起的边缘平滑柔和。

- 最后，从眼外眦到前述的三角形底部画一条线，垂直于三角形的底（三角的高）。

- 面颊最高点位于顺着眼外眦这条线的黄金分割点（大约1/3处），该点在脸颊椭圆形的偏心位置。

- 从鼻翼沟到上耳屏的直线与从眶外侧缘中点垂直向下的直线相交，可获得相同的注射顶点。

- 最终注射（通过垂直进针将0.25~0.5mL填充物注射于骨膜上）于该点，以塑造完美的"phi"颧颊顶点。

外侧颧骨

在标记点前方的骨膜层次，垂直于骨面团状注射少量填充剂。

颧突

- 骨膜上少量团状注射。

- 注射技巧参考颧骨外侧位点注射方法。

面颊中部

根据临床需要，在3个不同层面进行容量调整：

- 在骨面。

- 在深层颊内侧脂肪垫（DMFP）内。

- 在眼轮匝肌下脂肪（SOOF）中间团内。

颧弓增宽

- 用25G钝针沿颧骨推进。

颧下注射

- 使用线性退针注射，用手指进行填充剂塑形。

并发症

关于常见并发症和"深度与安全性"的相关概念见第7章。

Seckel将面部分为7个功能性的危险区；颞部包括危险区4。

最需要留意的严重并发症是眼动脉栓塞，这将可能导致失明。如果发生这种栓塞，临床医生须在90min内用25G钝针进行透明质酸酶球后注射。可以于下睑结膜缘以下8mm处用钝针插入并注射透明质酸酶，沿眶缘向下弯曲，进针3cm处，或者在内眼角上方1cm处与皮肤成30°沿眶内侧壁向内进针。虽然在不同的文献中，透明质酸酶的使用剂量有差异，但我们建议每隔一段时间（间隔2~4h）重复使用一次透明质酸酶（300~1500U）。并紧急将患者转诊给眼科专业医生处理。

肉毒毒素应用的安全性

· 外眦肉毒毒素的应用可有效联合填充剂治疗，可防止填充剂因肌肉的作用而挤压变形。

填充剂治疗的安全注意事项

· 在颞区注射透明质酸的并发症发生率相对较低。

· 在颞部注射之前，标记出颧弓的上、下边界至关重要。因为颞中静脉与上缘平行，而面横动脉与颧下缘平行。注射时，针头的进入角度不当可能会增加血管内注射的风险。

· 对于皮肤薄或松弛的患者来说，肉眼可见注射物不平整是一个严重的问题，但术后持续几周的按摩可有效改善这一情况。使用透明质酸进行浅表注射时，其不规则会更难消解，可能会持续2年以上，

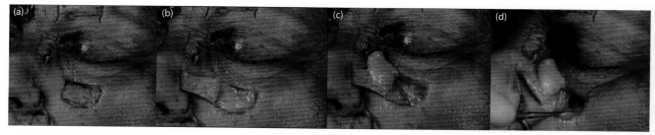

图11.28 中面部注射的外侧入路

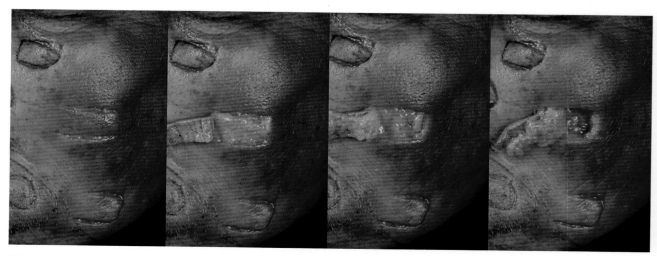

图11.29 面神经颊支

需要用透明质酸酶进行溶解。

· 眶下孔是中面部的一个重要的危险区域，在治疗前应仔细定位和标记。在深层的平面进行锐针注射时，建议从侧向进针，因为眶下孔边缘的骨性突出可以在侧向进针时起到保护作用。

· 面神经颊支穿行入浅层脂肪垫，在外侧颊部注射时应注意避免损伤（图11.28、图11.29）。

参考文献

[1] Kikkawa DO et al. *Ophth Plast Reconstr Surg*. 1996;12:77.
[2] Wong CH et al. *Plast Reconstr Surg*. 2012; 129:1392–1402.
[3] Defatta RJ & Williams EF. *Arch Facial Plast Surg*. 2009;11:6–12.
[4] Mendelson BC et al. *Plast Reconstr Surg*. 2002;110:885–911.
[5] McGregor M. *Face lift techniques*. Presented to the Annual Meeting of the California Society of Plastic Surgeons. Yosemite, California, 1959.
[6] Pessa JE & Rohrich RJ. *Facial Topography. Clinical Anatomy of the Face*. QMP; 2012.
[7] Pessa JE & Garza JR. The anatomic basis of malar mounds and malar edema. *Aesth Surg J*. 1997;17:11–17.
[8] Gierloff M et al. *Plast Reconstr Surg*. 2012;129:264.
[9] Loukas M et al. *Surg Radiol Anat*. 2006;28:254–260.
[10] Stuzin JM et al. *Plast Reconstr Surg*. 1990;85:29–37.
[11] Li WT et al. *Chin J Clin Anat*. 1993;11:165–170.
[12] Park JT et al. *J Craniofac Surg*. 2011 Mar;22(2):659–662.
[13] Schenk et al. *Plast Reconstr Surg*. 2018;141(6):1353–1359.
[14] Seckel B. *Facial Danger Zones*, 2nd ed. Thieme; 2010.
[15] Swift A & Remington K. *Clin Plas Surg*. 2011;38(3):347–377.
[16] Cotofana et al. *Plast Reconstr Surg*. 2019:53–63.

延伸阅读

[1] Ghassemi A et al. *Aesth Plast Surg*. 2003; 27:258–264.
[2] Har-Shai Y et al. *Plast Reconstr Surg*. 1996; 98:59–70.
[3] Mitz V & Peyronie M. *Plast Reconstr Surg*. 1976; 58:80–88.
[4] Muzaffar AR et al. *Plast Reconstr Surg*. 2002; 110:873.
[5] Owsley JQ & Roberts CL. *Plast Reconstr Surg*. 2008;121:258.
[6] Pessa JE & Rorich RJ. *Plast Reconstr Surg*. 2012;129:274.
[7] Pontius AT & Williams EF. *Facial Plast Surg Clin N Am*. 2005;13:411–419.
[8] Rohrich RJ et al. *Plast Reconstr Surg*. 2008;121:2107–2112.
[9] Rorhich RJ et al. *Plast Reconstr Surg*. 2009;124:946.
[10] Rorich RJ & Pessa JE. *Plast Reconstr Surg*. 2007;119:2219.
[11] Rorich RJ & Pessa JE. *Plast Reconstr Surg*. 2008;121:1804.
[12] Tower JI et al. *Aesthet Surg J*. 2019. doi: 10.1093/asj/sjz185.
[13] Further Reading.
[14] Cohen JL et al. *Aesthet Surg J*. 2015;35:844–849.
[15] Coleman SR. *Aesthet Plast Surg*. 2008;32:415–417.
[16] Hwang CJ. *J Cutan Aesthet Surg*. 2016;9:73–79.
[17] Park JT et al. *J Craniofac Surg*. 2011 Mar;22(2):659–662.
[18] Rees EM et al. *Plast Reconstr Surg*. 2008;121:1414–1420.
[19] Rohrich RJ et al. *Plast Reconstr Surg*. 2003;112:1899–1902.
[20] Schierle CF & Casas LA. *Aesthet Surg J*. 2011;31:95–109.
[21] Spector JA et al. *Aesthet Plast Surg*. 2008;32:411–414.

第12章　鼻部

Dario Bertossi, Fazıl Apaydın, Paul van der Eerden,
Enrico Robotti, Riccardo Nocini, Paul S. Nassif

引言

　　鼻不仅具有呼吸功能，还是面部主要的美学单位。非手术鼻整形是指注射填充剂或肉毒毒素，而鼻整形术是指鼻部手术塑形。高G'的透明质酸填充剂由于其可逆性被认为是最安全的微创材料。非手术鼻整形治疗建议由精通解剖结构的、经验丰富的医生操作。鼻部因其丰富的血管网使其成为发生严重并发症的高风险区域，所以患者和产品选择、准确的术前评估和精确的注射技术至关重要。

边界

　　鼻部位于面部中央，被其他重要的面部结构包围，是面部主要的美学单位，即使最小程度的阴影和不对称也会造成明显的美学缺陷。

　　鼻部的上界为眉间，下界为鼻基底鼻孔下缘，外界为上颌骨与鼻翼外缘的连线（图12.1a）。在美学上，眉尾位于鼻翼与外眦连线上（图12.1b）。

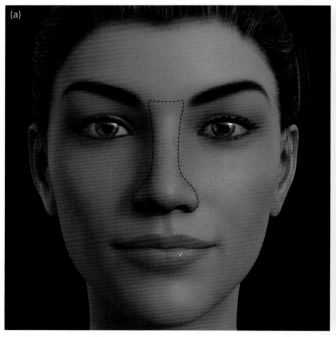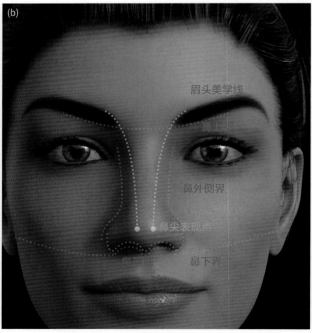

图 12.1　（a）鼻部边界：鼻部位于内眦间，眉间为上界，下界为前鼻嵴所在的水平线。（b）眉、鼻尖连线和鼻尖定义点

衰老

16岁之后，颅面部仍继续发育，鼻部也继续生长重塑。软组织、肌肉、皮肤和软骨的变化会导致内部的鼻腔结构（不同于骨骼和软骨）持续改变。对具体的、与年龄相关的变化进行深入而详细的观察，可为最佳非手术技术提供必要的临床信息。

事实证明，鼻部测量值受年龄影响，随年龄的增长，鼻部体积、面积和线性距离均有所增加。大量研究证实：在同一种族和性别的人群中，老年人比年轻人的鼻子更大。鼻唇角——鼻下界与上唇间的夹角，会随年龄的增长而逐渐减小，这证明鼻子会随着年龄的增长而下垂（图12.2）。

锥形的鼻部是中面部最重要的美学结构。鼻部在正面观中的美学影响已被广泛研究，相对于成年人，不同年龄阶段者的鼻部比例分析较少，对青少年患者的鼻部评估更为复杂。

与同龄男孩相比，青春期女孩的鼻部软组织生长更快，发育更早，从出生至20岁，鼻部的高度增加最多，增高了1倍。总体而言，男性的鼻部比女性更大，但是当比较一生的测量结果时，女性的鼻部生长更快。在女性中，3~4岁儿童鼻部的体积约是青年（18~30岁）的42%，而在男性中约是36%。

到30岁，鼻部生长就慢下来了。到50~60岁，男性鼻部的体积通常会进一步增加29%，女性会增加18%。

皮肤

骨和软骨构成鼻部的支架，从眉间、鼻背部到鼻尖，鼻部皮肤（图12.3）在解剖学上可分为3个部分。

· 鼻部上1/3皮肤较厚且相对可扩张（柔韧且具有活动性），然后紧贴骨和软骨支架向鼻背部逐渐变窄变薄。

· 覆盖鼻背部的中1/3皮肤最薄、连接最紧密、可扩张性最小。

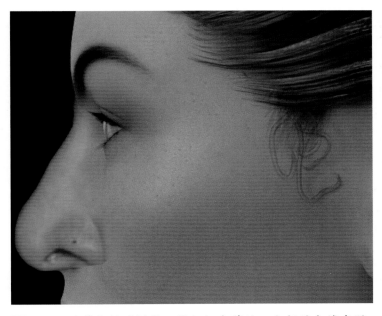

图 12.2　随着年龄的增长，软组织会萎缩，上颌的支撑减弱，从而导致鼻尖投影消失

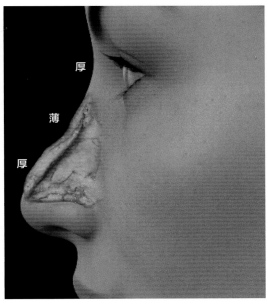

图 12.3　鼻部皮肤的断面图：鼻背部的皮肤最薄，所以即使很小的缺陷也会表现得很明显

- 鼻部下1/3皮肤因具有较多的皮脂腺，皮肤厚度同上1/3，尤其是在鼻尖处。

脂肪

鼻部支架由皮肤、软骨和骨构成，可分为6层：皮肤、皮下脂肪层、纤维肌肉层［表层肌肉腱膜系统（SMAS）］、深部脂肪层（图12.4）、骨膜–软骨膜层、骨–软骨层。皮下脂肪层由供应其血液的血管而分成不同的间隔。

- 鼻根部皮肤较厚，鼻背中部的皮肤变得极薄，到鼻尖上方皮肤又增厚。
- 皮肤下方为浅表脂肪层，主要由脂肪组织构成，其中包含由皮肤延伸至SMAS层的垂直方向肌纤维和纤维隔膜。
- 鼻部SMAS是面部SMAS的延续。
- 皮下脂肪层集中分布在眉间部、鼻外侧壁、鼻尖和鼻尖上方（图12.5）。
- 深层脂肪层的分布与浅表脂肪层相似，尸体解剖研究已证实：在鼻肌横部的深部有一脂肪层和内部脂肪垫（图12.4）。

肌肉

鼻部SMAS是面部SMAS的延续，此层包含肌肉和丰富的血管。鼻部所有肌肉均由第7对颅神经——面神经支配。

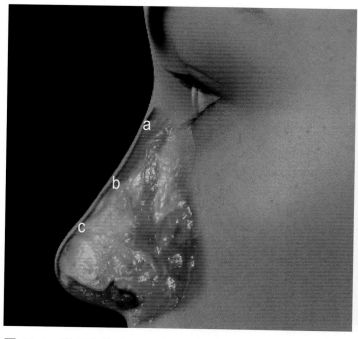

图 12.4 深层脂肪层位于SMAS深层：（a）鼻根部。（b）鼻背部。（c）鼻尖上区

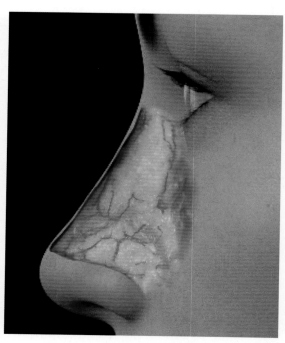

图 12.5 鼻部脂肪极薄，皮下血管侧面观

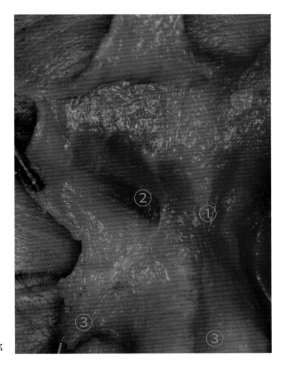

图 12.6 ①降眉间肌；②降眉肌；③鼻肌横部

降眉间肌

降眉间肌是鼻部最上方的肌肉。起于眉间，肌纤维尾状垂直向下与鼻骨表面的鼻肌横部翼区相连接。降眉间肌的主要作用为下拉眉部，在年长患者中，降眉间肌收缩时可在鼻根部产生横向皱纹（图12.6）。

鼻肌

鼻肌分为两部分：横部和翼部（图12.7中A、B）。横部又称压鼻孔肌，横跨鼻背部，覆盖上外侧软骨。横部起自梨状孔的头外侧，肌纤维与降眉间肌和对侧同名肌连接，在中线形成鼻肌–降眉间肌腱膜，压迫和拉长鼻部，收缩鼻孔，缩窄鼻前庭。翼部起自于上颌骨新月形起点，在降鼻中隔肌的骨起点处外侧稍靠近尾侧。翼部覆盖下外侧软骨外侧脚的一部分，可使鼻孔扩大。这种肌肉损伤可能导致外鼻阀塌陷。在某些种族中，鼻肌翼部更强壮，发育更好。

降鼻翼肌

降鼻翼肌起自梨状嵴缘，然后呈扇形垂直上升至鼻翼，作用为下压和收缩鼻翼。

提上唇鼻翼肌

提上唇鼻翼肌（图12.7中C）的作用很重要，位于鼻部外侧，从头侧向尾侧延伸，部分肌纤维止于鼻孔，可扩张鼻孔，若此肌肉麻痹可导致外鼻阀的塌陷。

降鼻中隔肌

降鼻中隔肌于鼻前嵴下方起自上颌骨，有时与口轮匝肌相融合，沿鼻小柱基底延伸，止于内侧脚踏板。有时，降鼻中隔肌的肌纤维会止于中间脚，也有些学者认为其止于鼻中隔膜部。降鼻中隔肌可下拉

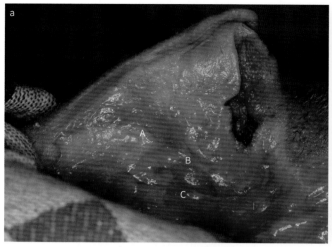
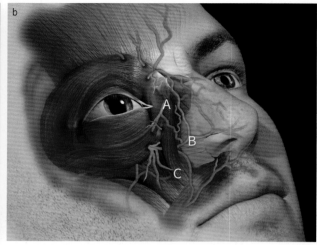

图 12.7（a）（A）鼻肌横部；（B）翼部（压鼻孔肌）；（C）提上唇鼻翼肌。（b）（A）鼻肌横部；（B）翼部（压鼻孔肌）；（C）提上唇鼻翼肌

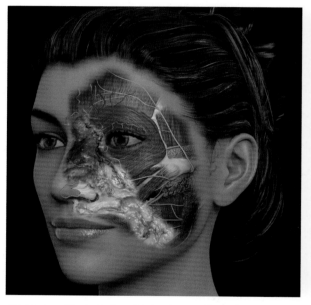
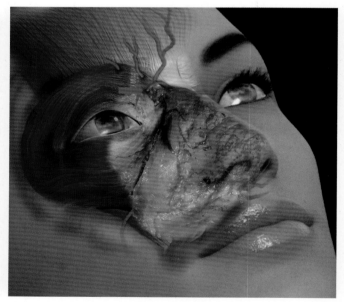

图 12.8　①面动脉；②角动脉；③侧鼻动脉；④眼动脉吻合区域（颈内动脉系统）

图 12.9　蓝色箭头：侧鼻动脉（颈外动脉系统）与眼动脉（颈内动脉系统）吻合的危险部位

活动的鼻尖，改变空气湍流。另外，它可缩小鼻唇角度而影响美观。放松该肌肉不仅可抬高鼻尖，还可轻微下降上唇，但降上唇是否美观取决于患者的切牙是否暴露。

血管

　　鼻的动脉供应来源于两个动脉系统：营养鼻内侧的有颈内动脉发出的筛前动脉和筛后动脉的分支，这些分支来源于眼动脉。还有发自颈外动脉的蝶腭动脉、发自上颌动脉的腭大动脉、发自面动脉的上唇动脉和角动脉的分支。面动脉在鼻翼旁处发出角动脉，然后经过鼻上内侧发出侧鼻动脉（图12.8、图12.9）。鼻背部的营养动脉为发自颈内动脉的上颌动脉（眶下动脉）和眼动脉的分支。鼻部是颈内外动脉的吻合区域，此处非常重要，注射时可能导致填充剂血管内栓塞（图12.10）。

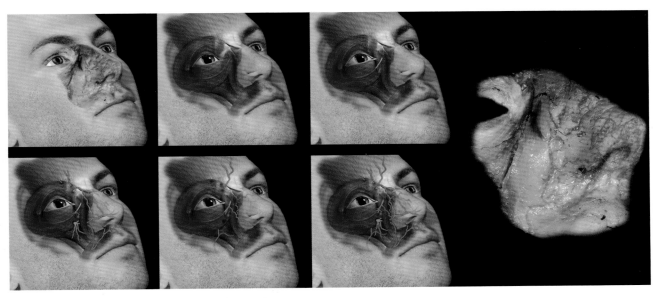

图 12.10　危险部位：颈内、外动脉系统吻合处

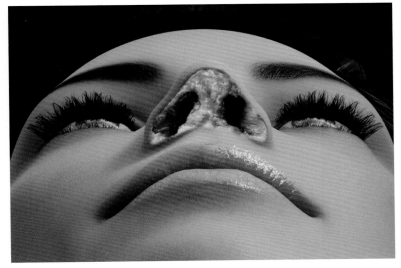

图 12.11　去除皮肤后可显示鼻基底血运，特别是鼻小柱动脉

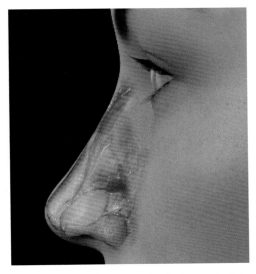

图 12.12　软骨膜上（绿色）和骨膜上（蓝色）

　　上唇动脉和角动脉是发出鼻小柱动脉和侧鼻动脉的主要分支（图12.11），侧鼻动脉位于鼻翼沟上方2~3mm处，与起自鼻基底深层、止于鼻尖真皮下血管网的鼻小柱动脉共同营养鼻尖。营养鼻外侧壁的血管是蝶腭动脉（从后侧和下侧）和筛前、后动脉（从上侧和后侧）。蝶腭动脉、筛前动脉和筛后动脉、上唇动脉和腭大动脉也供应鼻中隔的血运，这些动脉汇合于利特尔动脉丛（克氏静脉丛）——鼻中隔前下1/3的区域。此外，静脉供应一般与鼻部血管化的动脉伴行。鼻部的静脉无静脉瓣，并且与海绵窦相连，所以鼻部的细菌感染可能扩散至颅内。在此区域注射入动脉内也有可能引起皮肤坏死甚至失明，特别是颈内外动脉系统吻合的部位为危险区域（角动脉和鼻小柱动脉）。由于较大的解剖变异，相对安全的鼻中线注射位点有时也不安全，因此注射原则为"宁深勿浅"，注射层次为骨膜上和软骨膜上（图12.12）。

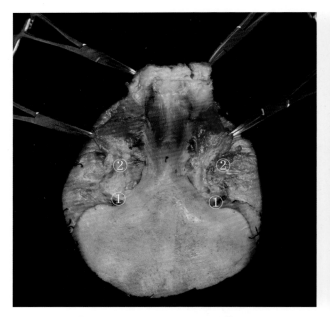 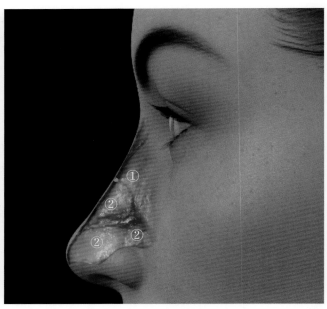

图 12.13　鼻部神经支配，头侧观：①眶上神经；②眶下神经　　图 12.14　①鼻骨；②软骨；绿色：键石区

神经

鼻部的感觉由眶上神经和眶下神经支配，运动由面神经的颊支支配（图12.13）。

骨骼

鼻部的骨骼部分由骨和软骨构成。两块鼻骨和上颌骨的额突共同构成鼻外侧，而上2/3的鼻外侧面在鼻背中线处相连。鼻骨在上外侧与泪骨相连，在下外侧与下颌骨额突相连。鼻中隔后上方为筛骨垂直板，后下方为犁骨，参与构成通向鼻咽的鼻后孔。

鼻底由前上颌骨和腭骨构成，它们也构成了口腔的顶部。

骨性鼻腔呈锥体状，由双侧鼻骨和上颌骨额突组成，最窄处位于内眦连线。鼻骨的平均长度为25mm，并存在明显的个体差异和种族差异（非裔美洲人的鼻骨通常很短）。鼻骨外侧与上颌骨额突相连接。

由鼻嵴、上颌骨额突较薄部分和鼻骨边缘形成的圆形腔隙称为梨状孔。鼻骨与筛骨垂直板上缘融合止于内眦连线。鼻中隔软骨、筛骨和鼻骨汇合处称为"键石区"（图12.14）。

软骨

鼻的软骨支架包括1对上外侧软骨、1对下外侧软骨和1块鼻中隔软骨（图12.15）。

上外侧软骨是成对的矩形软骨，支撑着鼻外侧壁。上外侧软骨在中线与鼻中隔相连，此融合近似形成一个独立单元。上外侧软骨的外侧缘通常止于鼻骨外侧骨缝水平处，上外侧软骨和鼻骨间留有的间隙称外侧三角——上界为上外侧软骨尾侧缘，外侧界为上颌骨额突边缘，下界为下外侧软骨的尾部。上外侧软骨上方与鼻骨重叠，重叠部分长度变异很大，2~11mm。

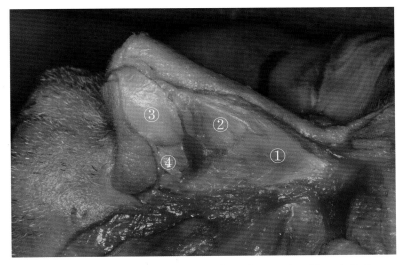

图 12.15　①鼻骨；②上外侧软骨；③下外侧软骨；④附件软骨

下外侧软骨分为内侧脚、中间脚、穹隆、外侧脚4个部分。

内侧脚：内侧脚包含两部分：踏板和鼻小柱。踏板的大小和横向角度各不相同。踏板的角度决定了鼻小柱基底的宽度。鼻小柱部分的长度和宽度各不相同，鼻小柱部分越长，鼻孔越长，鼻尖可更突出。鼻小柱头侧为膜性鼻中隔，由两层软组织构成，并包含一些纤维结缔组织，称为鼻中隔韧带。

中间脚：中间脚位于内侧脚与穹隆之间，其长度和宽度决定了鼻尖下小叶的形态。

穹隆：穹隆是下外侧软骨最窄、最薄的部分，但却是影响鼻尖形态最重要的部分。穹隆的形态差别很大，当穹隆存在上旋时会导致鼻尖呈球状。在穹隆后下方、内外侧脚间的区域，称为软三角，由两层软组织构成，无软骨，外层为皮肤，内层为鼻前庭内层。

两侧内侧脚、中间脚由纤维组织紧密相连，最前侧的称穹隆间韧带，穹隆最前方与表面真皮间由纤维组织连接得更为紧密，这些纤维条带称Pitanguy中线韧带。两侧踏板间、上、下外侧软骨间均有纤维组织相连。

外侧脚：外侧脚是鼻小叶最大的部分，前部较窄，中央变宽，外侧又变窄。外侧脚在梨状孔附近与附件软骨相连，外侧脚的内侧与穹隆相延续。外侧脚的前侧可以向不同方向弯曲，决定了鼻翼的突出度，也为鼻翼边缘的前半部分提供支撑。外侧脚后侧存在分叉，对鼻翼无支撑作用，但参与外鼻阀的活动。通常，下外侧软骨与面部垂直平面的夹角为45°。外侧脚的头侧与上外侧软骨的尾侧缘相连接的弯曲连接称为软骨间交界区。卷轴区的弯曲程度因人而异，有时在此区域肉眼可见且较饱满。非白种人的下外侧软骨通常较短、支撑力较弱。

附件软骨：附件软骨是位于鼻翼上靠近下外侧软骨尾侧的一些小块软骨。

鼻中隔：鼻中隔位于鼻中央，其下方与上颌骨嵴、前鼻嵴、后鼻嵴相连，并在键石区与鼻骨、两块上外侧软骨相连，构成内鼻阀。

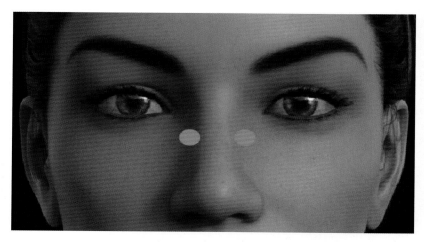

图 12.16 兔线皱纹注射点

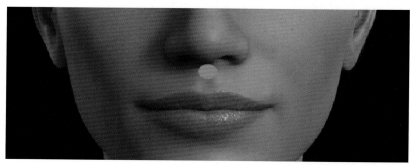

图 12.17 鼻尖下垂注射点

肉毒毒素注射

兔线皱纹

兔线皱纹是由鼻肌的横部和提上唇鼻翼肌共同作用产生的。男性和女性中每侧每点的注射剂量为2U（图12.16）。

注射角度为向头侧呈45°，分别于两侧皱纹区域中心各注射1点。因肌肉位于皮下，注射深度为仅没入针尖。注射勿靠近外侧，以免影响提上唇鼻翼肌的功能而引起上唇的异常延长。

治疗兔线皱纹时通常会同时注射降眉间肌来减少鼻根处的水平方向皱纹。

鼻尖下垂

引起鼻尖下垂的主要肌肉为降鼻中隔肌。当降鼻中隔肌过度亢进时，会下拉鼻尖，尤其在微笑时更明显。在男性和女性中建议注射1点，剂量为2~4U（图12.17）。

注射点位于鼻小柱基底处，向鼻嵴方向进针，注射深度为30G×1/2″针头没入针长1/4，注射后可使鼻尖上旋。临床评估对选择合适的患者非常重要，上唇过长的患者应避免注射降鼻中隔肌。鼻中隔尾侧端过长是注射肉毒毒素的禁忌证，因为会限制鼻尖旋转。

填充剂注射

鼻尖注射填充塑形时选择合适的患者至关重要，皮肤较薄和较厚的患者均适合注射。皮肤较薄者注射量应少，若注射过多（相对或绝对），在注射时和注射后都会突显出来。生物可降解性的填充剂，尽管作用短暂，但也是其初次注射的首选。皮肤较厚的患者皮肤延展性差，需要较大的注射量或大分子填充剂。

　　原则上，每部位应注射少量透明质酸（HA），并在注射时、注射后3天和10天不断检查患者。评估注射量和皮肤颜色，以避免注射入血管内。最好在注射前和注射时进行鼻部网格分析（图12.18a），可用专业化妆技术描绘出鼻部网格，然后分析是否存在主要缺陷：眉间凹陷、驼峰鼻、伪驼峰、双穹隆或鼻尖突出缺陷、鼻唇角异常和鼻小柱退缩、鹰钩鼻、鞍鼻和鼻基底不对称等。

注射方案和方法

　　用75%酒精消毒皮肤后，根据网格分析方案用单注射器进行注射，可选用具有高G'黏度和内聚性的含0.3%利多卡因、20mg/mL或25mg/mL的透明质酸凝胶。注射方法如下：

　　（1）为避免发生血管性不良反应，注射点应位于鼻中线上，因为鼻部重要的血管（如角动脉、鼻小柱动脉、鼻背动脉）都位于外侧。如有些解剖研究中指出，部分患者的鼻背血管于鼻中1/3会穿过中线。患者解剖上的变异可能会增加注射入血管内的风险，所以注射前要回抽5~7s。

　　（2）注射针头选用13mm长的27G锐针（或38mm的25G钝针）。

　　（3）注射层次应严格定位在两个平面，以避免发生血管性并发症：

·骨膜上注射：眉间、鼻背、鼻前嵴、鼻小柱。

·真皮深层注射：鼻翼、鼻尖（眉间结合骨膜上注射）。

　　（4）建议小剂量缓慢注射，并密切观察有无发生血管损伤迹象。

　　（5）于中线处按压软组织：注射过程中不断按压塑形，避免透明质酸向外侧移位。

　　（6）外侧凹陷：可于中线注射，将透明质酸有目的性地向外侧推挤，不仅可填充外侧凹陷，还可以降低因偏离中线填充而增加的血管内注射风险。

　　（7）注射结束后轻轻按摩注射部位，以避免不平整。

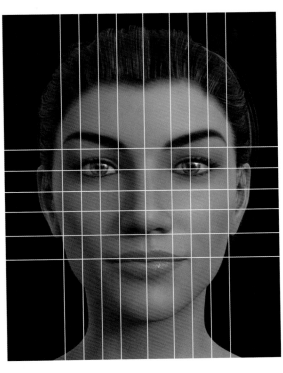

图 12.18a　鼻部网格

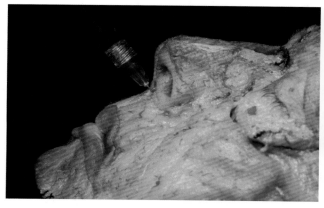

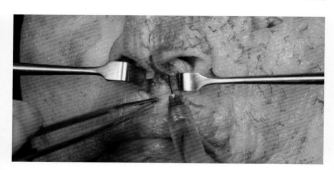

图 12.19　鼻前嵴注射深度

图 12.18b　鼻前嵴注射

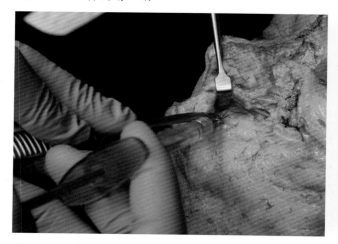

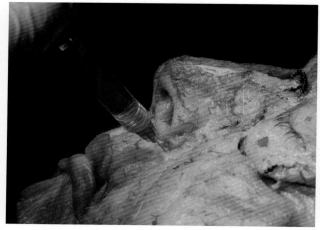

图 12.20　鼻基底深层注射深度（1）

图 12.21　鼻基底浅层注射深度（2）

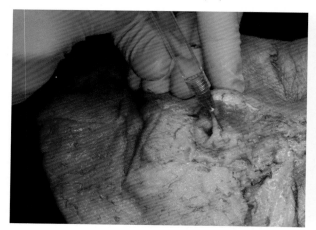

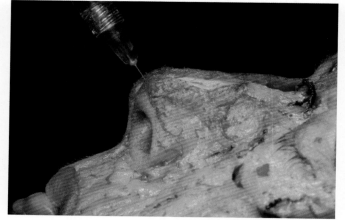

图 12.22　鼻翼浅层注射深度

图 12.23　穹隆内深层注射深度

制订治疗计划

治疗目的如下：

· 支撑和旋转鼻尖（Sn）（图12.18b、图12.19）：沿下外侧软骨内侧脚处有两条鼻小柱动脉。

· 填充鼻基底（Rnb，Lnb）（图12.20~图12.22）：此处侧鼻动脉发出真皮下血管丛。

· 增加鼻尖突出度（Nt）（图12.23、图12.24）：此处鼻小柱动脉和侧鼻动脉形成动脉弓。

图 12.24　鼻尖穹隆间深层注射深度

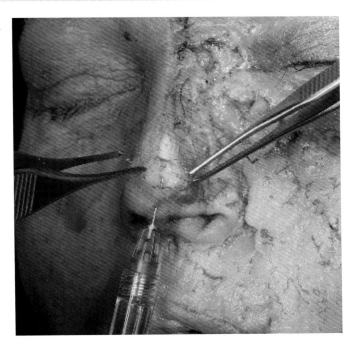

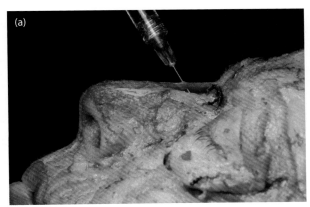

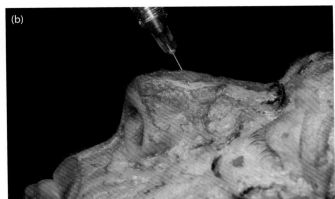

图 12.25　（a）鼻根部深层注射深度。（b）鼻背部深层注射深度

· 鼻根部及鼻背部注射（图12.25、图12.26）。

· 然后，在鼻背中线处注射（鼻根=Na，鼻背=Nd）（图12.27），鼻背动脉在此处由角动脉和眼动脉发出。

· 鼻背注射时也可使用钝针（图12.28~图12.30）。

按照网格分析，鼻部的注射顺序应是：鼻前嵴、双侧鼻基底、鼻尖、鼻根和鼻背部，其余通过网格的点为两侧鼻翼、两侧鼻基底（Rna、Lna、Rnb、Lnb）。

鼻小柱处可于皮下脂肪层浅层注射或穹隆间深层注射来改善形态（图12.31、图12.32）。

单一缺陷

眉间凹陷： 于眉间开始注射，然后向下在鼻背少量注射，再塑形。

驼峰鼻： 先在驼峰上缘注射，扩展和优化鼻额角，避免过度充盈导致前额至驼峰形成直线畸形。然后在驼峰下缘鼻背部注射，如有需要，可继续注射鼻尖。穹隆下注射给人以上旋鼻尖的感觉。最后可注

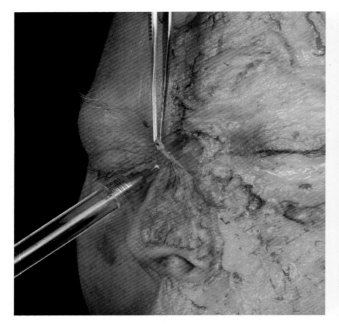

图 12.26　鼻根部深层注射深度

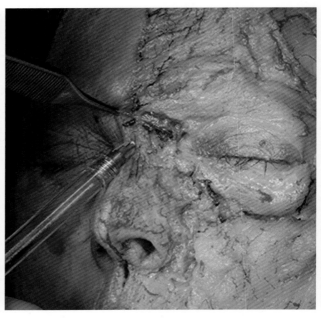

图 12.27　鼻根部深层注射的危险区域

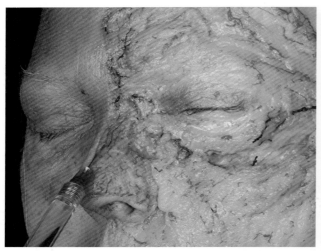

图 12.28　鼻背下段深层注射深度

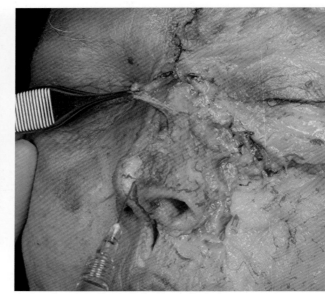

图 12.29　鼻背部用钝针深层注射深度

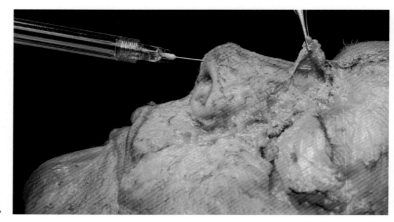

图 12.30　鼻背部用钝针深层注射深度侧面观

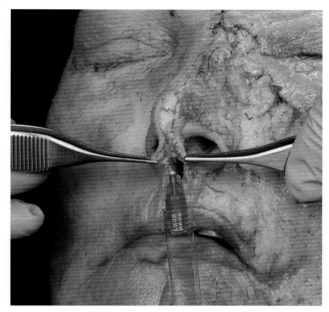

图 12.31　鼻小柱深层注射深度

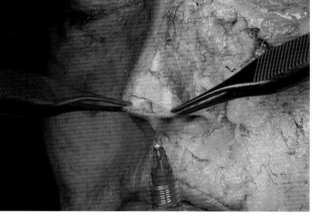

图 12.32　鼻尖深层注射深度

射使鼻尖上旋，故注射顺序为：鼻根、鼻背、鼻尖、鼻尖突出部位。

　　鞍鼻： 亚洲人中较常见。当 CT 扫描可以显示鼻背部解剖结构时，低平处可以使用填充剂矫正。若鼻背矢状方向低平超过 3mm，需要进行多步治疗。首先应确定鼻尖突出度，然后填充鼻根到鼻背，注射顺序为：鼻尖、鼻根、鼻背和鼻尖突出部位。

　　鹰钩鼻： 鼻前嵴、鼻中隔和鼻基底共同组成支撑鼻尖的支架。于鼻前嵴上方的鼻下注射，会有打开鼻唇角和鼻尖上旋的效果。然后填充鼻尖、鼻根、鼻背，使重塑后的鼻根到鼻背部呈一直线；再调整鼻尖突出度，避免过于突出。注射顺序为：鼻前嵴、双侧鼻基底、鼻尖、鼻根、鼻背、鼻尖突出部位。

　　鼻唇角和鼻小柱： 鼻唇间角度是鼻尖和上唇位置是否和谐的重要体现。鼻小柱退缩给人以鼻尖下旋的印象。可于鼻前嵴处行鼻下注射，增加鼻小柱突出度。下一步为填充鼻翼，再于眉间骨膜上深层缓慢仔细注射，避免造成眼动脉栓塞。之后填充鼻尖，最后调整鼻背。注射顺序为：鼻基底、鼻尖、眉间、鼻背。

继发缺陷

　　歪鼻畸形： 通常需要填充凹陷处。关键是避开侧鼻动脉，可于中线进针，达到骨膜层或软骨膜后，针尖滑向凹陷处注射或于中线注射，向凹陷处按压塑形。注射顺序为：鼻前嵴、双侧鼻基底、鼻尖、鼻根、鼻背、鼻尖突出部位。

　　鞍鼻畸形： 可能是手术引起的继发畸形，当 CT 能显示出鼻背的解剖结构时，可在凹陷处填充塑形。先调整鼻尖突出度，然后从鼻根和鼻背注射。注射顺序为鼻尖、鼻根、鼻背、鼻前嵴。当鼻背部存在缺损时，如大面积瘢痕或黏膜缺损，支架结构不完整，不能注射，则需要进行二次鼻整形手术来修补缺损。

　　鼻翼退缩： 可于左、右鼻翼处注射塑形，且应由经验丰富的注射医生——鼻整形外科医生或有 2 年以上注射经验的面部注射医生进行操作，以减小皮肤坏死风险。注射至真皮深层；只要观察到皮肤发白，就要停止注射。

临床注意事项

注射填充鼻尖需定期检查，一次填充效果可持续4~12个月。效果维持方面，一般第1年需注射1~2次，之后每年注射1次。非手术鼻整形术应是序贯治疗方案，而不是只基于填充材料的量。

虽然注射填充可作为治疗面部老化的一种替代手术的有效治疗，但也有局限性。重要的是要针对面部情况选择最适合的填充物。

并发症

危险区域

为避免血管性不良反应的发生，尽量在中线处注射，因为鼻部的主要血管［鼻小柱动脉、角动脉、侧鼻动脉（图12.33）、鼻背动脉］都远离中线。目前，注射层次还有争议，但仍推荐注射至骨膜层和软骨膜层。注射时可用两指夹住治疗区域缓慢推注，避免药物侧向移位。可在中线深层注射，然后将药物按压移位进行塑形。这种方法可有效地矫正血管并发症高风险的侧鼻凹陷。注射结束后用湿手套轻轻触诊和按摩皮肤，以减少"结节"形成。上外侧软骨连接于鼻骨，下外侧软骨分为内、中、外侧脚，中间脚和外侧脚交界处为解剖穹隆。鼻尖的形状取决于下外侧软骨三部分间的内在关系，可以是正常的、球形或方形。鼻尖的支撑结构有皮肤、韧带和软骨。降鼻中隔肌是影响鼻尖和唇复合体最重要的肌肉，其主要作用是在微笑时缩短上唇和下拉鼻尖，手术切断降鼻中隔肌或利用肉毒毒素阻断其作用可增强填充效果，虽然这并不是一个规则。注射隆鼻时需关注鼻唇角和鼻额角，男性的标准鼻唇角为90°~100°，而女性为100°~110°，鼻额角为前额与鼻背形成的夹角。

临床考虑

患者对注射隆鼻术应有合理的期望，并充分理解注射填充可以恢复鼻部各亚单位平衡，改善外观，减少美学缺陷。初次治疗后几周进行随访可优化治疗结果和延长维持时间，填充物维持时间为3~12个月。

微创隆鼻术相对安全但仍有并发症，注射医生经验欠缺、患者选择不恰当、填充剂不匹配是导致并发症的综合影响因素。

虽然大部分注射填充的并发症是短暂的和轻微的，但注射前也须充分告知患者。常规的并发症包括：出血、肿胀、不平整、红斑、瘀青和皮肤颜色改变。不常见的并发症有：感染、结节、丁达尔现象、血管损害、皮肤坏死和失明。

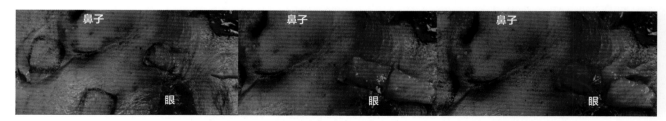

图 12.33 去除皮肤后，暴露出脂肪，可见侧鼻动脉

使用可吸收性填充剂可避免一些并发症的发生，如肉芽肿、结节、移位、过敏和长期不吸收。注射高G'的透明质酸是注射隆鼻的"金标准"。皮肤较薄的患者使用其他填充剂，可被触摸到。半永久性填充剂（如透明质酸钙）或永久性填充剂（如硅胶和Acquamid）会有移位、严重的肉芽肿反应导致蜂窝织炎、结节或溃疡等治疗困难的不良反应，而且如无透明质酸酶的类似药物能溶解填充剂，医生则无法纠正注射错误。

早期并发症

出血：出血与患者的凝血功能有关，如注射期间或近期使用阿斯匹林、非甾体类抗炎药、稀释血液药物等。注射针头较粗、注射至血管丰富区域（如鼻部）都会加重出血。

不平整：很常见。对于鼻子歪斜的情况，最好的方法是分多步缓慢少量注射。

> **注意**
>
> 眼动脉栓塞会引起失明。在面部危险区若直接注射至颈外动脉网内会引起栓塞，栓塞症状注射即刻（大多数病例）就会表现出来，少数情况会延迟到10~60min。研究报道中的透明质酸酶剂量应用差异很大，我们建议频繁间隔（每2~4h）重复使用300~1500IU。最严重后果是眼动脉栓塞，可导致失明。一旦发生，应在90min内使用25G钝针球后注射透明质酸酶。可于下睑板下方8mm处进针，沿眶底弯曲向下深至眶缘下3cm注射；或者于内眦上方1cm进针，沿眶壁与内侧成30°注射。

栓塞可导致其供血的结构坏死，一旦发生，必须尽快注射透明质酸酶，以300U/h的剂量在填充区域均匀注射，注射5~6次。热敷、按摩。外用硝酸甘油（透明质酸酶注射后不是必需的）有助于促进血管扩张，低分子肝素可减少血栓形成。

远期并发症

瘀青：可能是由注射针头损伤引起的，一旦发生，除非必要，尽量避免继续注射。用纱布压迫和冰敷可最大限度地减少瘀青。

感染：少见，但对单纯性疱疹病毒易敏或有过感染史的患者可预防性进行抗病毒治疗。

红斑伴瘙痒和发热：提示存在过敏反应，症状严重者可使用激素治疗。

肿块通常与结节和炎症反应性肉芽肿有关，治疗方法有：注射激素、透明质酸酶和手术切除。

丁达尔现象：注射层次过浅导致皮肤出现淡蓝色现象。选择正确的注射层次，可减少丁达尔现象的发生。可用透明质酸酶治疗。

参考文献

[1] Fedok FG. *Curr Opin Otolaryngol Head Neck Surg*. 2008;16:359–368.
[2] Kurkjian TJ et al. *J. Plast Reconstr Surg*. 2014;133:121e–126e.
[3] Raspaldo H et al. *J Cosmet Dermatol*. 2010;9:11–15.
[4] Humphrey CD et al. *Aesthet Surg J*. 2009;29:477–484. Erratum in: *Aesthet Surg J*. 2010;30:119.
[5] Bertossi D et al. *Eur J Dermatol*. 2013;23:449–455.
[6] Sundaram H et al. *Plast Reconstr Surg*. 2016;137:518e–529e.

[7] Bertossi D et al. *Esperienze Dermatologiche Minerva Editions*. 2016;18(1):1–13.
[8] Rodman R & Kridel R. *JAMA Facial Plast Surg*. 2016;18:305–311.
[9] Jasin ME. *Facial Plast Surg Clin North Am*. 2013;21:241–252. Review.
[10] Moon HJ. *Clin Plast Surg*. 2016;43:307–317. Review.
[11] Saban Y et al. *Arch Facial Plast Surg*. 2008;10:109–115.
[12] Carruthers A et al. *Dermatol Surg*. 2010;36:2121–2134.
[13] Nocini PF et al. *J Oral Maxillofac Surg*. 2011;69:716–723.
[14] Thomas WW. *Facial Plast Surg Clin North Am*. 2016;24:379–389.
[15] Rohrich RJ & Pessa JE. *Plast Reconstr Surg*. 2012;129(5S):31–39.
[16] Rohrich RJ et al. *Plast Reconstr Surg*. 1995;95(5):795–799; discussion 800–801.
[17] Tansatit T et al. *Aesthetic Plast Surg*. 2017;41(1):191–198. Epub 2016 Dec 28.

延伸阅读

[1] Andre P. *J Cosmet Dermatolo*. 2008;7:251–258.
[2] Beer KR. *J Drugs Dermatol*. 2006;5:465–466.
[3] Bertossi D et al. *Plast Reconstr Surg*. 2019;143(2):428–439.
[4] Botti G & Pelle Ceravolo M. *Acta Medica Edizioni*. 2012; vol 1.
[5] Braccini F & Dohan Ehrenfest DM. *Rev Laryngol Otol Rhinol (Bord)*. 2013;134(4–5):251–257.
[6] Choucair RJ & Hamra ST. *Semin Plast Surg*. 2009;23:247–256.
[7] Cosmetic Surgery National Data Bank Statistics. *Aesthet Surg J*. 2015;35(Suppl 2):1–24.
[8] de Maio M. *Aesthetic Plast Surg*. 2018;42(3):798–814.
[9] Donald WB 2nd et al. *J Plast Reconstr Aesthet Surg*. 2009;62:11–18.
[10] Douse-Dean T & Jacob CI. *J Drugs Dermatol*. 2008;7:281–283.
[11] Downs BJ & Wang TD. *Curr Opin Otolaryngol Head Neck Surg*. 2008;16(4):335–338.
[12] Goldman A & Wollina U. *Clin Interv Aging*. 2010;5:293–299. Review.
[13] Humphrey CD et al. *Aesthet Surg J*. 2009;29(6):477–484. Erratum in: *Aesthet Surg J*. 2010;30:119.
[14] Humphrey CD et al. *Aesthet Surg J*. 2009;29:477–484. Erratum in: *Aesthet Surg J*. 2010;30:119.
[15] Lazzeri D et al. *Plast Reconstr Surg*. 2012;129:995–1012. Review.
[16] Raspaldo H et al. *J Cosmet Dermatol*. 2010;9:11–15.
[17] Rootman DB et al. *Ophthal Plast Reconstr Surg*. 2014;30:524–527.
[18] Stupak HD et al. *Arch Facial Plast Surg*. 2007;9(2):130–136.
[19] Sundaram H et al.; Global Aesthetics Consensus Group. *Plast Reconstr Surg*. 2016;137:1410–1423.
[20] Sung MS et al. *Ophthal Plast Reconstr Surg*. 2010;26:289–291.
[21] Youn SH & Seo KK. *Dermatol Surg*. 2016;42(9):1071–1081.
[22] Zenker S. *Prime J*. 2012:40–48.

第13章

鼻唇沟

Berend van der Lei, Jinda Rojanamatin, Marc Nelissen,
Henry Delmar, Jianxing Song, Izolda Heydenrych

引言

尽管解剖术语"褶痕"和"褶皱"可替代使用，但其实它们描述的是两种形态。鼻唇沟褶痕是指上唇和颊部之间的线形褶痕，而鼻唇沟褶皱是指褶痕外侧从鼻翼到延伸至口角的异常凸起。褶痕的深度和数量可随种族、性别、年龄和体重的不同而变化，褶皱起于鼻翼略外侧，止于口角外侧1~2cm。人们普遍认为鼻唇沟褶皱是单纯皮肤凸起，但现在研究指出，鼻唇沟褶皱是指颊部与唇部间的真性解剖交界，颊部具有大量的皮下脂肪，而唇部、皮肤和口轮匝肌连接紧密，不存在中间筋膜层。

鼻唇沟褶痕标志着外侧鼻唇皱褶的起始。柔化褶痕可在视觉上降低鼻唇褶皱的严重性，但当褶痕和褶皱同时较严重时，老化更明显。

在做面部表情时，褶痕也更明显。

边界

鼻唇沟褶痕的形成理论有两种学说：肌肉学说和筋膜学说。肌肉学说认为，提上唇肌的肌纤维附着于真皮，牵拉皮肤形成鼻唇沟褶痕。筋膜学说认为，致密的纤维筋膜组织附着于提上唇肌的筋膜内而形成鼻唇沟褶痕。

Beer等解剖研究了14具半面尸体的鼻唇沟褶痕，发现真皮中有大量的骨骼肌纤维，证实了肌肉学说，并发现肌纤维存在于鼻唇沟内外4mm之间，但鼻唇沟褶痕处肌纤维最多。随后他们又证明，使用小剂量肉毒毒素注射至鼻唇沟褶痕处可放松肌纤维，有效地减轻甚至消除褶痕，褶皱也因此减轻。

Sandulescu等在解剖鼻唇沟后，进行精细三维组织结构重建和电子显微镜扫描（SEM）分析，发现鼻唇沟处存在SMAS结构，这是一个由脂肪细胞支撑的肌肉纤维三维网状结构。鼻唇沟周围有两种SMAS结构类型，颊部SMAS纤维间隔排列规则、垂直和平行排列，形成了相互交通的三维网状结构，在鼻唇沟处聚集而改变形态，并在上唇处形成不规则的结构。电子显微镜扫描发现纤维网和脂肪细胞间存在连接，SMAS的血运供应到皮下，但没有穿过纤维间隔。

另外，骨骼也参与形成鼻唇沟褶皱，Pessa对不同年龄的患者进行了计算机断层扫描，发现上颌骨/眶骨高度值的变化也会增加鼻唇沟的深度。

另外，皮肤也参与鼻唇沟褶皱的形成，老年人的鼻唇沟上方的皮肤增多也会加深鼻唇沟。由于面部

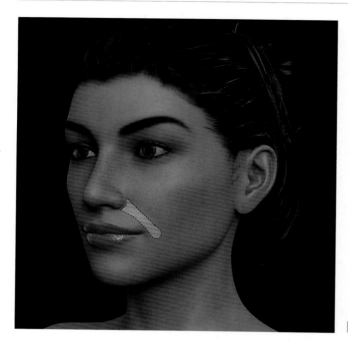

图 13.1 鼻唇沟的边界，粉红色图示

脂肪萎缩，尤其是中面部，皮肤可能是真性增多或假性增多。

总而言之，鼻唇沟为多脂肪区（颊部）和无脂肪区的分界（图13.1），形成的因素包括肌肉运动、SMAS、脂肪、骨骼和皮肤。因此鼻唇沟不是用一种治疗方法可矫正的。

衰老

面部老化是面部组织萎缩、渐进性骨吸收、组织弹性下降和重力共同作用的结果。皮肤软组织的支撑力逐渐下降是导致皮肤松垂和皮肤相对过多的原因，进而表现为鼻唇沟加深。在老年患者中，上面部的矢状径比下面部小，并且由于颧部脂肪的下垂和脂肪组织尾侧迁移，导致颧部脂肪垫下部肥大，这些变化都会使鼻唇沟加深（图13.2）。

在恢复鼻唇沟容积之前，应先解决导致侧面矢量容量缺失的问题，从而减少重力下垂。

皮肤

鼻唇沟的皮肤有丰富的皮脂腺和良好的血液供应（图13.3）。此区域容易发生脂溢性皮炎和痤疮等情况，在注射填充前应仔细评估并在需要时做注射前预处理。

脂肪

中面部由多个脂肪室（4个浅层脂肪室和2个深层脂肪室）组成，其中鼻唇脂肪室和颊内侧深层脂肪室与鼻唇沟相连。

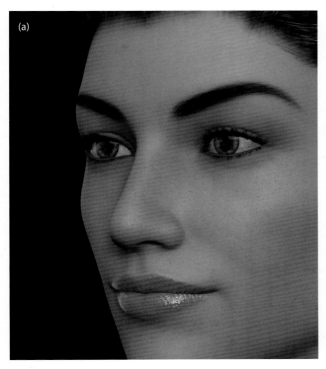
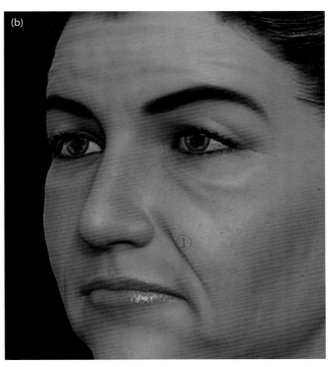

图13.2 （a）年轻人鼻唇沟表现。（b）中年人鼻唇沟表现，鼻唇沟①起自鼻翼略外侧，止于口角外侧1cm，注意两侧鼻唇沟轻微不对称

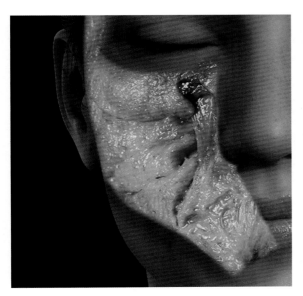

图 13.3 鼻唇沟的皮肤

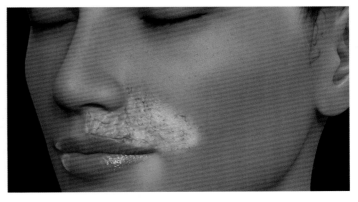

图 13.4 鼻唇浅层脂肪室

　　鼻唇浅层脂肪室内侧与鼻唇沟相连，外侧与中颊沟相连（图13.4~图13.6），其上缘为泪沟的下界，而内侧缘为鼻唇沟的外侧界。鼻唇脂肪垫和上唇由SMAS纤维分隔（鼻唇间隔），间隔中还包含至皮肤的穿支血管。

　　颊内侧深层脂肪垫位于眼轮匝肌下脂肪（SOOF）的下方和内侧，中颊沟的下方，因此位置比内侧、中央浅层脂肪垫更深。在上半部分，颧肌构成鼻唇沟的后缘，在下半部分，提上唇肌为鼻唇沟的前缘。

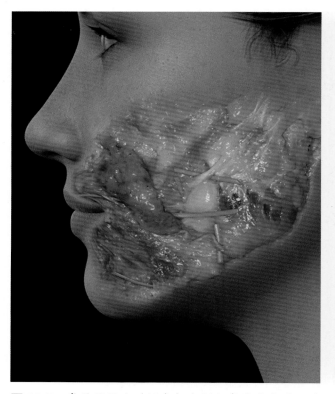

图 13.5 鼻唇脂肪室（绿色）内侧与鼻唇沟交界，外侧与中频沟交界

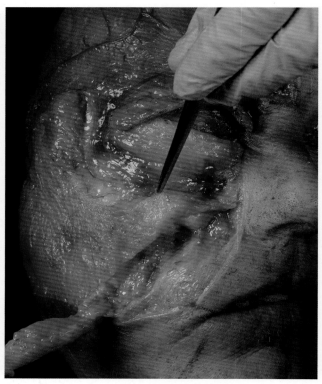

图 13.6 从鼻唇沟外侧掀起鼻唇脂肪室，暴露深层血管和肌肉

肌肉

Sinder等细致地解剖和研究了鼻唇沟的相关肌肉，并发现了一块新肌肉——颧上提肌。与鼻唇沟相关的肌肉（图13.7）以及它们对鼻唇沟的影响将会在下面详细描述。

·提上唇鼻翼肌（LLSAN）。

·提上唇肌（LLS）。

·鼻肌①。

·口轮匝肌（OOrM）②。

·颧大肌（ZM）③。

·颧上提肌（MLM）④。

·提口角肌（LLS）⑤。

·眼轮匝肌（OOM）⑥。

提上唇鼻翼肌是一块长而薄的肌肉，起自上颌额突，附着于鼻外侧壁，并向鼻翼外侧弯曲。肌肉上方的肌纤维延伸至内侧眼轮匝肌深层，下方肌纤维分布在提上唇肌表面。提上唇鼻翼肌在止于口轮匝肌之前肌纤维附着于鼻唇沟内侧和鼻翼基底，进入鼻唇沟内侧时，肌肉平均宽度为3.1mm。上方肌肉最宽处位于提上唇肌外侧，内眦下（8.4±0.9）mm、内眦垂线内侧（4.6±0.8）mm。收缩时提升和外旋鼻翼，加深鼻唇角，产生外侧兔线，加深鼻唇沟（图13.8）。

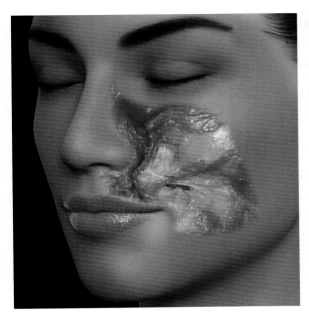

图 13.7　鼻唇沟的肌肉

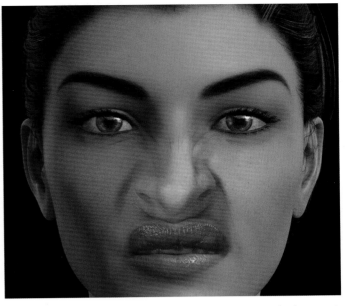

图 13.8　提上唇鼻翼肌是参与产生愤怒、咆哮表情的主要肌肉，可观察到鼻翼外侧抬高和外旋，鼻唇角变锐，鼻唇沟加深，外侧兔线皱纹明显

　　提上唇肌是位于提上唇鼻翼肌深层的扇形肌肉，起自靠近眶下孔的上颌骨，也是肌肉最宽处。在止于口轮匝肌前肌纤维进入鼻唇沟中 1/3。提上唇肌的中点位于内眦下（4.5±0.4）cm、内眦垂线外侧（5.9±0.8）mm，进入鼻唇沟中部的肌纤维平均宽度为（12±0.8）mm。收缩时抬高鼻唇沟中 1/3，是提升上唇的主要肌肉（图13.9）。

　　鼻肌是起源于上颌骨和鼻侧壁的深层横向肌肉，两侧肌肉于鼻背部相连，肌纤维垂直于提上唇鼻翼肌。

　　眼轮匝肌是覆盖上、下睑的环形括约肌，位于皮下及邻近肌肉的表面，与额肌相延续，并且以眼轮匝肌支持韧带为界。在下睑，眼轮匝肌支持韧带是眶缘和颊部的深层界线。眼轮匝肌的眶部皮肤较厚，颜色较深，覆盖上颌骨额突、颊内侧深层脂肪（DMCF）的上段和中段，以及提上唇鼻翼肌的起始部分。

　　颧大肌起于颧骨，止于上唇外侧，肌纤维在提上唇肌的外侧与眼轮匝肌相连。可将上唇向后、向上、向外侧方向拉，参与微笑动作，并参与鼻唇沟的形成。

　　颧上提肌是最近发现的位于眼轮匝肌和提上唇鼻翼肌之间的斜向管状肌肉，由独立的脂肪室隔开。在所有标本中发现，颧上提肌位于眼轮匝肌深层及提上唇鼻翼肌的浅层，它的颜色和形状与邻近的肌肉组织都不相同。在上颌骨额突，颧上提肌的起始部与提上唇鼻翼肌部分相连，并向下走行插入颧脂肪垫。颧上提肌与提上唇鼻翼肌的分开点位于内眦下方约8.7mm和内眦外侧约2.8mm处，长约4.7cm，宽约5mm，支配神经为面神经分支。"颧上提肌"的命名与颧脂肪垫的拉伸方向有关。Snider等可以在患者中识别出此肌肉，并能判断其对眶内侧皱纹和泪沟畸形的影响。在静息状态时，颧上提肌平铺于泪沟之下，在肌肉收缩时，使其表面皮肤隆起，呈如"皱纸"样的外观（图13.10）。

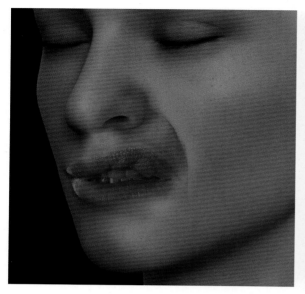

图13.9　提上唇肌上提鼻唇沟中1/3，是提上唇的主要肌肉

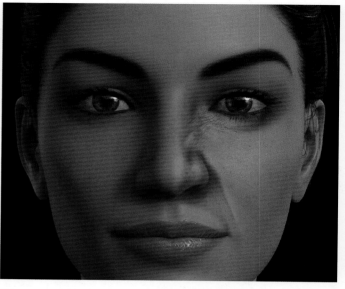

图13.10　颧上提肌运动后会在眶内侧形成动态皱纹，皱纹的程度取决于肌肉的活动强度。自然微笑时颧脂肪垫上移，眶内侧皱纹比较细小，中面部肌肉活动增强时，眼轮匝肌不参与的情况下，在眶周产生皱褶效应。颧上提肌也可改变鼻唇沟的形态及其位置

血管

面动脉起自颈外动脉，在咬肌前区向前上走行至鼻周，面动脉分为上唇动脉、下唇动脉、侧鼻动脉、翼下动脉和角动脉，走行屈曲，分支复杂（图13.11）。

角静脉（内眦静脉）汇入面静脉，角静脉（内眦静脉）有时与眶下动脉的头支、角动脉或屈曲的面动脉在泪沟处伴行。眶下动脉、面横动脉、眶上–眶下动脉弓的分支供应鼻唇沟处的血液（图13.12）。

掌握面动脉及其在鼻唇沟处分支的详尽解剖可有效地预防该区域发生注射入血管内的情况。动脉直接损伤和填充剂堵塞都会导致动脉闭塞，从而产生软组织缺血和/或失明。3篇主要的参考文献作者为Yang、Pilsl、Anderhuber和Kim等。

Yang等详细地描述了面动脉在鼻唇沟处和面动脉迁支的走行，后者是面动脉的一个分支，走行于下睑和眶下区，并与角动脉汇合（图13.13）。他们解剖了35具防腐尸体（男性24具，女性11具，平均年龄70.0岁）共60侧标本和1具新鲜尸体（62岁），发现其中56例（93.3%）的面动脉分支位于鼻唇沟附近。

面动脉位于鼻翼外侧（3.2±4.5）mm（平均值±方差）、口角外侧（13.5±5.4）mm。在口角点与鼻翼点之间，42.9%标本的面动脉走行于鼻唇沟内侧5mm，23.2%走行于鼻唇沟外侧。剩余标本（19例，33.9%）的面动脉穿过鼻唇沟。18例（30%）中发现面动脉浅表迁支。这些分支在面正中线外侧（39.2±8.2）mm、内眦连线下（35.2±8.2）mm处向内侧转至眶下区。迁支的鼻弓部分在眼轮匝肌下缘走行，然后上行至前额，形成角动脉。

Pilsl和Anderhuber共解剖48具尸体标本96侧半面部，并进行了三维重建和水平切片，发现外鼻的3种不同类型的血液供应与面动脉的类型有关，并发现鼻部动脉发出的鼻唇沟深层分支和浅层分支。因此，

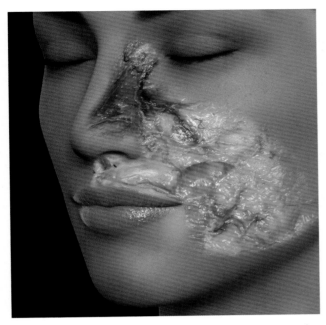

图 13.11　鼻唇沟处血液供应。面动脉用红色标注，注意上唇动脉、翼下动脉和侧鼻动脉

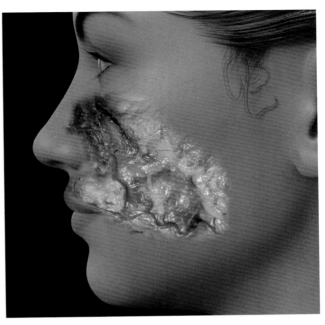

图 13.12　鼻唇沟处的血液供应。注意角静脉（内眦静脉）汇入面静脉（蓝色）

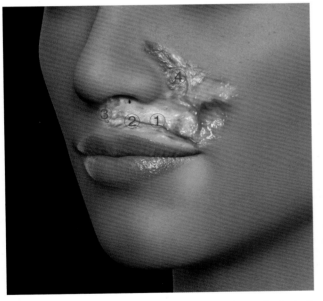

图 13.13　掀起皮肤、皮下脂肪和肌肉可见面动脉的浅表迂支：①口轮匝肌（OOM）；②上唇动脉（SLA）；③鼻小柱动脉（CoA）；④角动脉（AA）

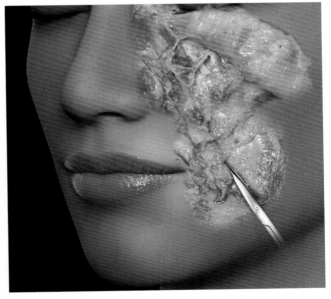

图 13.14　剪刀尖端指向面神经颊支

　　鼻唇沟上1/3常作为注射区，而鼻翼外侧几毫米处为危险区域，在此区域，动脉穿过该注射区到鼻子，容易误伤血管而注射入血管内。他们建议，注射层次要深于动脉，可经皮注射至骨膜上层或经口内注射，以降低损伤动脉的风险。

　　最近，Kim等解剖研究了与鼻唇沟相关的眶下动脉和其对填充鼻唇沟的影响。眶下动脉（IOA）发出3个主要分支——眼睑支（IOAp）、鼻支（IOAn）和唇支（IOAl），在尸体标本中存在的比例为34.7%、

100%和100%。形态学分析显示双侧面动脉（FA）血管优势占19.4%（7/36），非面动脉血管优势区眶下动脉更粗，分布更广，57.1%（4/7）眶下动脉鼻支在鼻外侧与面动脉吻合。

神经

鼻唇沟处的感觉和运动神经有：

感觉： 由三叉神经的分支眶下神经支配，两侧在中线吻合。

运动： 由面神经的颊支支配，颊支从腮腺发出，与腮腺导管并行，向口轮匝肌后走行，颊支位于颧大肌下方、口轮匝肌上方、咬肌筋膜的前缘（图13.14、图13.15）。

骨骼

随着年龄的增长，面部骨骼也会发生形态改变。骨质吸收、眶孔增大会导致其上软组织形态改变。同样的，上颌骨骨质吸收影响鼻唇沟形态。骨质的持续吸收和中面部脂肪室的脂肪萎缩导致中面部的假性下垂，鼻唇沟加深（图13.16）。

肉毒毒素注射

Gertrude Bee证实，鼻唇沟处皮下注射肉毒毒素可作用于其内外侧真皮肌纤维，从而减小鼻唇沟深度。

Michel Kane介绍了在鼻唇沟动态皱纹相关肌肉中肉毒毒素的使用。在部分患者中，鼻唇沟褶皱的皮肤中有肌肉附着，鼻唇沟在30~35岁就开始突显。

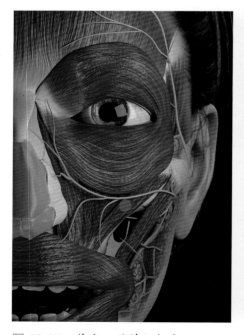

图 13.15　蓝点：面神经颊支

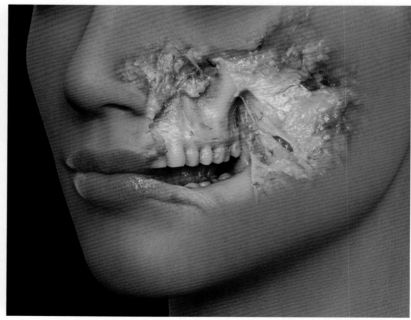

图 13.16　上颌骨支撑的鼻唇沟

在30~60岁，肉毒毒素可放松肌肉（提上唇鼻翼肌）而减少鼻唇沟深度，露龈笑也可以得到改善。但存在软组织松垂情况时，肉毒毒素的作用有限。

填充剂注射

首先应进行细致的全面部评估，分析导致下垂的骨骼和软组织情况。在鼻唇沟填充之前，先解决其形成的原因和外侧面部矢量问题，并在制定治疗计划时严格评估鼻唇沟上、中、下3个部分。

在鼻唇区，面动脉位于中间组织层，所以注射层次或浅至真皮网状层，或深至骨膜层。

鼻唇沟上 1/3（梨状孔）深层注射（图 13.17）

- 仔细清洁并严格消毒。
- 从鼻翼下方进针，朝对侧口角的方向走行至梨状骨。
- 回抽。
- 未到达骨面不能注射。

鼻唇沟上 1/3 浅层注射（锐针或钝针）（图 13.18）

- 注射至真皮深层或皮下层。
- 角动脉的深度为5mm，在鼻唇沟近侧与中1/3部分交界处穿过。
- 扇形浅层注射。

鼻唇沟中、下 1/3 注射

以线形或扇形方式浅层注射，避开面动脉。

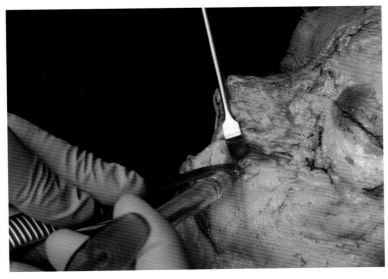

图 13.17　鼻唇沟上 1/3 锐针深层梨状窝注射

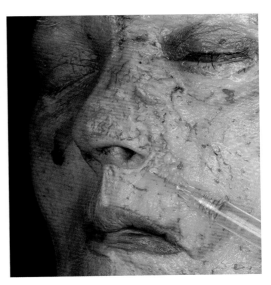

图 13.18　鼻唇沟上 1/3 浅层注射，红色：动脉

- 面动脉通常在鼻唇沟皱褶内侧走行，起始于鼻唇沟下1/3内侧1.7mm，其下走行至上1/3，深度为5mm，然后到达鼻翼外侧3.2mm处。
- 提上唇鼻翼肌、提上唇肌、颧大肌附着于鼻唇沟，面动脉从这些肌肉的内侧穿行至外侧。

并发症

一般并发症和安全注射深度方面，参见第7章。

Seckel将面部分为7个功能性危险区，鼻唇沟为危险区4。

具体注意事项

- 面动脉是鼻唇沟区域最主要的安全风险因素，所以注射层次应浅至真皮下层或深至梨状窝骨面，避免在中间层注射。
- 在鼻唇沟内侧注射，避免造成中面部容量过多。
- 避免产生不自然表情。
- 在梨状窝骨面深处注射可机械性阻断提上唇鼻翼肌而改善露龈笑。对于上唇较长且牙齿支撑力不足的老年患者，尽量不要延长上唇。

参考文献

[1] Pessa JE et al. *Plast Reconstr Surg.* 1998;101:482–486.
[2] Wassef M. *Aesthetic Plast Surg.* 1987;1:171–176.
[3] Barton FE Jr & Gyimesi IM. *Plast Reconstr Surg.* 1997;100:1276–1280.
[4] Beer GM et al. *Clin Anat.* 2013;26:196–203.
[5] Sandulescu T et al. *Ann Anat.* 2018;217:11–17.
[6] Pessa JE et al. *Plast Reconstr Surg.* 1999;103:635–644.
[7] Rohrich RJ & Pessa JE. *Plast Reconstruct Surg.* 2007;119:2219–2227.
[8] Snider CC et al. *Aesth Plast Surg.* 2017;41:1083–1090.
[9] DeLorenzi C. *Aesth Surg J.* 2014;34:584–600.
[10] Yang HM et al. *Plast Reconstr Surg.* 2014;133:1077–1082.
[11] Pilsl U & Anderhuber F. *Plast Reconstruct Surg.* 2016;138:830e–835e.
[12] Kim HS et al. *Plast Reconstr Surg.* 2018;142(3):273e–280e.
[13] Kane MAC. *Plast Reconstruct Surg.* 2003;12:66S–72S.
[14] Seckel B. *Facial Danger Zones*, 2nd ed. Thieme; 2010.

延伸阅读

[1] Barton FE Jr & Meade RA. The "High SMAS" face lift technique. In: Aston SJ, Steinbrech DS, Walden JL, eds. *Aesthetic Plastic Surgery*. London: Elsevier; 2009, p. 133.
[2] Scheuer JF et al. *Plast Reconstruct Surg.* 2017;139:103–108.
[3] Seckle BR, Facial Danger Zones. *Avoiding Nerve Injury in facial Plastic Surgery*. St Louis, Missouri: Quality Medical Publishing Inc.; 1994.
[4] Stenekes MW & Van Der Lei B. *J Plast Reconstr Aesthet Surg.* 2012;65:1618e–1621e.
[5] Van Eijk T & Braun M. *J Drugs Dermatol.* 2007;6:805–808.

第 14 章

唇部

*Ali Pirayesh, Raul Banegas, Per Heden, Khalid Alawadi,
Jennifer Gaona, Alwyn Ray D'Souza*

引言

　　唇部是面部美容的重要部位之一。嘴唇和眼睛一直被认为是人类面部最美丽的两个区域。

　　嘴唇不仅是中面部三角的重要组成部分，而且在感官吸引、面部表情、发音和咀嚼能力方面也起着重要作用。嘴唇还可保持口腔密封，并构成了牙齿的软组织边界。上、下嘴唇的形状和厚度不同，并有明显的个体和种族差异。在年轻的白种人中，上唇通常比下唇窄，嘴唇比例约为60∶40，而在非洲人种中，这个比例为50∶50。

边界

　　唇部美容包括上、下嘴唇容积的扩充和塑形。其目的是改善静息以及运动和说话时与鼻子、牙齿和周围面部结构的三维关系。

　　深入了解唇部和口周的解剖结构是成功和安全进行唇部年轻化治疗的必要条件（图14.1）。

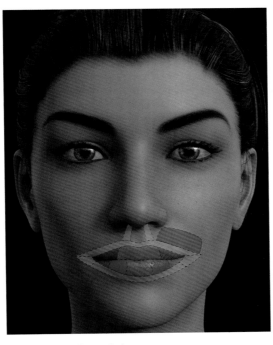

图 14.1　唇部的界线

上唇上界延伸到鼻基底，外侧为鼻唇沟，下界为红唇游离缘。

下唇上界延伸到红唇游离缘，外侧界为口角，下界为下腭。

红唇与皮肤交界处是一圈浅白色皮肤，在两者之间形成明显的颜色差异。

丘比特弓是由沿上唇朱红皮肤边界上两个帕拉米迪亚高地形成的。

人中包括两个凸起的垂直中柱，与中线凹陷相邻。

衰老、光损伤、遗传因素和吸烟导致容量缺失，口周皱纹和颏唇沟突显。

由于遗传引起的薄唇和美学上不对称可以通过软组织填充来治疗。

衰老

年轻嘴唇的特征（图14.2）包括：

（1）皮肤光滑，红唇缘上方无明显皱纹。

（2）轮廓分明的人中嵴。

（3）中央清晰的丘比特弓。

（4）上唇中央有明显唇珠，两边凹陷。

（5）下唇中央有一相对应的小凹陷。

（6）两个横向突起。

在侧面轮廓上，上唇皮肤"白"唇的部分应较短，且凹面应接近"红"唇。上唇应该比下唇略微突出（约2mm）。有吸引力的女性往往具有较厚的红唇、较大的鼻唇角和较大的颏唇角（图14.3）

老化的皮肤表现为上唇和下唇变薄，上唇变长，口周皱纹出现（图14.4）。

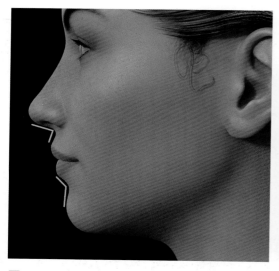

图 14.2 年轻嘴唇的特征

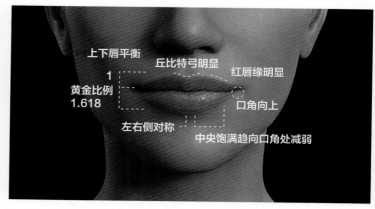

图 14.3 有吸引力的女性嘴唇的特征和尺寸

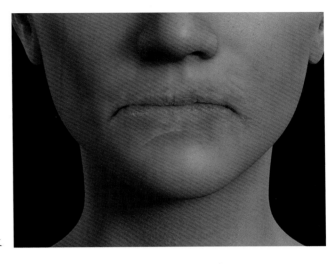

图 14.4　衰老的嘴唇伴有上唇伸长、变薄、口周皱纹

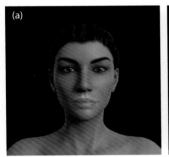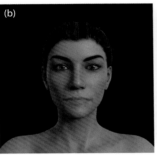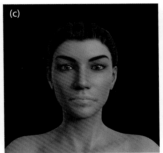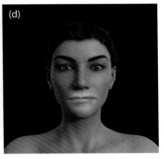

图 14.5　（a）嘴唇皮肤厚。（b）嘴唇皮肤薄。（c）嘴唇油性皮肤。（d）嘴唇干燥皮肤

皮肤（图14.5）

　　嘴唇的皮肤极度暴露在外界环境中，诸如阳光、红外线和污染等诱发因素在这种美容敏感和活动度较大区域的老化过程中起到重要的作用。女性口周区域的皱纹往往比男性多，而且更深，其皮肤的附属组织数量明显少于男性。尽管性别之间的毛囊数量没有显著的差异，但男性唇部皮肤的皮脂腺、汗腺和血管的数量明显较高，在真皮中血管和结缔组织比例较高。尸体解剖研究还发现，男性的口轮匝肌与真皮的距离比女性的长1.5倍。

脂肪

　　嘴唇和面部其他部位一样，脂肪单位是建立在血液供应及固定在皮肤上的隔膜基础上的。皮肤皱褶和皱纹也是由下面的血管供应所决定的，文献中描述了口周皱纹和脂肪流失之间的关系。

　　（1）上唇脂肪室分为中央（上下）、上部、外侧和外下侧。

　　（2）下唇脂肪室分为中央室和外侧室（图14.6）。

　　（3）下唇作为一个解剖单位，其皮下组织比下颌薄（这是颏唇沟形成的原因之一）。

　　（4）下唇的主要皱纹显示出浅层解剖性脂肪隔室，除非在肌下平面进行治疗，否则需要用填充剂单独处理。

　　（5）口轮匝肌下脂肪位于肌肉深面，位于红唇和白唇下方（图14.7）。

　　（6）增加红唇的口轮匝肌下脂肪可以改善高光点、形状和轮廓。

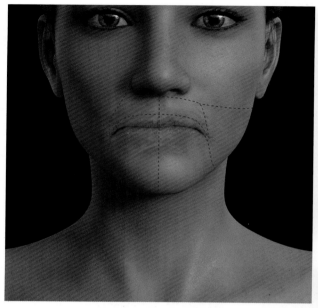

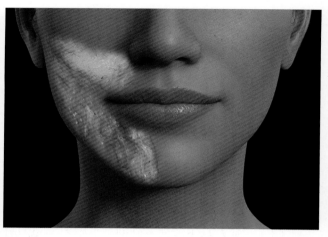

图 14.7　红唇及白唇区域，位于口轮匝肌浅层的皮下脂肪

图 14.6　上唇脂肪室：中央（上下）、上部、外侧和下外侧。下唇脂肪室：中央和侧面隔室

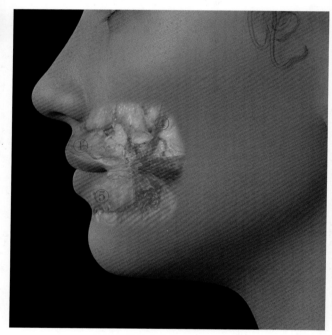

图 14.8　唇周肌肉止点：①口轮匝肌；②降口角肌；③笑肌；④颧大肌；⑤降下唇肌

（7）红唇扩充可以减少深层脂肪塌陷而产生的红唇纹。

（8）上侧白唇皮下深部脂肪增容可以改善前凸，从而重现年轻化的凸度。

（9）红唇皮肤交界处扩充，消除了口周皱纹，并使上唇年轻化。

肌肉

　　口周和眼周的面部表情肌作为括约肌，在嘴唇中，肌肉收缩呈现出复杂的三维排列，能够进行复杂的动作和表情（图14.8）。

　　多个口周肌合并形成口角蜗轴，这是一个致密、紧致、可移动的纤维肌肉束，位于嘴唇外侧。事实证明，口角蜗轴的大小和形状随年龄、种族和性别的不同而变化。

　　口腔周围有4层不同的肌层，从深到浅依次是：

（1）深部：口轮匝肌、LLSAN深层、颧大肌、颊肌。

（2）中部：降下唇肌、颈阔肌深层。

（3）浅表：上唇组（LLSAN、LLS），口角蜗轴组（LAO、Zyg Maj、DAO），颧骨组。

（4）最浅层：上唇组（颧骨肌和颧小肌）、口蜗轴组（笑肌）。

复杂的三维肌肉解剖可行使复杂的运动和嘴唇定位，颧肌止点较表浅，颊肌止于口周深层。

这样可以使嘴唇有一定的突度，还可以使嘴唇闭合。

止于下唇的肌肉

包括3种肌肉：

（1）颏肌：从下唇向下延伸到下腭切迹窝的起点处。

（2）降下唇肌：位于颏肌外侧浅面，起自颏联合和颏孔之间的下颌骨上。

（3）颈阔肌：一块薄的片状肌肉，其起自胸大肌上缘和三角肌筋膜，并向上止于下唇。

止于嘴角的肌肉（口角蜗轴）

口角蜗轴是一种纤维组织和肌肉紧密交织的解剖结构，位于口角的外上方。

它包括6种肌肉：

（1）口轮匝肌：口周括约肌与邻近肌肉交叉。它有两部分：①边缘部：位于红唇上，起到收缩闭嘴的作用，位于外周部的前方，使嘴唇呈一定的弧形。②外周部：位于白唇皮下，起到舒张张嘴的功能。

（2）颊肌：起源于下颌骨和上颌骨的牙槽突，并向口角蜗轴汇合。

（3）笑肌：肌肉很细，解剖时很难辨认。起止点位于咬肌浅面真皮内。该肌肉并不是骨性起源的。

（4）提口角肌：从口角蜗轴止点向上到其起点上颌骨的犬齿窝。

（5）降口角肌：从口角蜗轴向下斜行到它的起点，位于降下唇肌的外侧下颌骨。

（6）颧大肌：在腮腺导管的前面进入颊肌，向颧弓的起始处横向斜行。

止于上唇的肌肉

止于上唇的肌肉有3块：

（1）提上唇肌：起源于眶骨下方的眶下孔，走行在眼轮匝肌的深面，位于提口角肌的浅面。

（2）提上唇鼻翼肌：从上唇向上走行，位于提上唇肌的内侧，起源于上颌骨额突。

（3）颧小肌：起源于颧弓，从颊部斜向穿过。与颧大肌相比，其起始部位在颊部更加靠前、靠近颅骨。

血管

上、下唇的血供主要来自颈外动脉系统。

上唇动脉起源于面动脉，从口裂平面或者口裂以上分出，也有少部分在口裂以下部位分出。上唇动脉起始处的直径为1~1.8mm。上唇动脉向前至上唇，并走行至颧大肌深面。上唇动脉通常比下唇动脉更大、更屈曲。它进入口轮匝肌，沿着上唇边缘在肌肉和黏膜之间走行（图14.9~图14.12）。

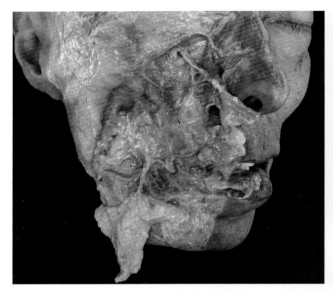

图 14.9　面动脉向上分出上唇动脉和下唇动脉

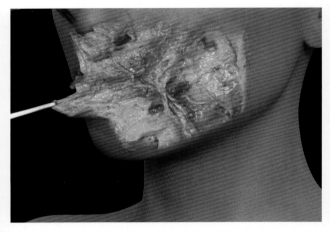

图 14.10　唇动脉在降口角肌深部走行

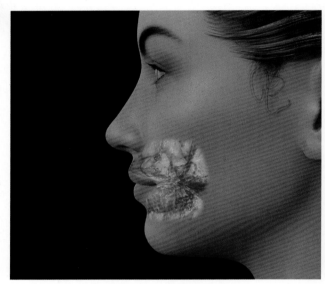

图 14.11　上唇动脉从面动脉分出的走行

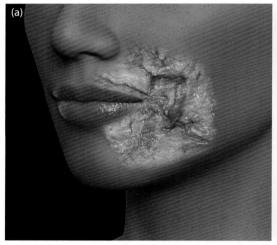

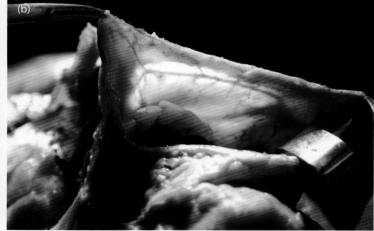

图 14.12　（a）上行的人中动脉。（b）唇部横断面

下唇动脉是面动脉的分支，一般在口角水平或以下发出，很少高于口角水平。直径平均为1.2~1.4mm。与上唇动脉一样，从面动脉发出的下唇动脉分支，其起点与口角之间的距离具有高度变异性，范围为0.5~4cm，平均距离为2~2.5cm。从面动脉分出后，下唇动脉蜿蜒地向上走行至下唇，在降口角肌的深面。动脉穿过口轮匝肌，沿着下唇的边缘在肌肉和黏膜之间迂回行进。

神经

面部表皮富含无髓感觉纤维，毛囊周围真皮富含有髓感觉纤维。整个面部的感觉敏感度不同，通常从外侧到内侧逐渐增强，红唇是最敏感的区域。

感觉神经支配（图 14.13）

上唇的皮肤由眶下神经（ION）的分支支配，它是上颌神经的一个感觉神经末梢端。主要的感觉支配源自上唇支，它有两个分支：支配上唇中央的内侧支和支配上唇外侧的外侧支。上唇的感觉支配可与鼻外侧支重叠。

人中的一小块区域感觉由鼻内支支配。

下唇的皮肤感觉由下牙槽神经的两个末端分支之一的颏神经支配。颏神经通过位于下颌第二尖牙下方的颏孔穿出，具有6~10mm的横向变异性。颏神经分为下唇内侧支和外侧支、角支（口角）和颏支。

口角的皮肤也接受源自颊长神经末端支的感觉神经支配。

运动神经支配

唇和口周肌主要接受第7对颅神经的颊支和下颌支支配。

运动神经支配：面神经颊支和下颌支（CN Ⅶ）。

骨骼

嘴唇的骨骼支撑是影响嘴唇形状的基本解剖结构（图14.14）。

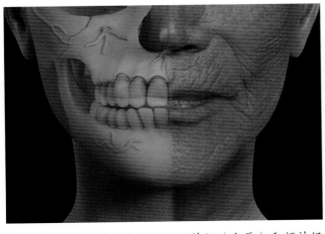
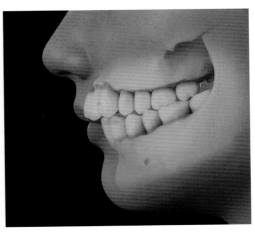

图 14.13 感觉神经支配：眶下神经（上唇）和颏神经（下唇）　图 14.14 骨与软组织的关系

由于种族、语言、环境因素以及个人习惯（吮拇指或其他个人习惯）的不同，骨骼可能会有所不同。

一般来说，我们通过观察位于上、下腭的两个牙弓来区分牙齿之间的关系。

第一类咬合，上、下腭与上、下牙齿完美匹配接触（图14.15a、d）。

第二类咬合，下腭位置靠后，有时包含在腭弓深处，造成下唇内翻（图14.15b、e）。

第三类畸形，下颌位置相对于上颌向前突出（图14.15c、f）。在极端情况下，下唇不接触上唇。

一般来说，在嘴唇放松时，上唇不应覆盖上门牙，露出的长度男性为1.8mm，女性为2.4mm。

另一个要考虑的因素应该是牙齿覆盖，也就是上、下切牙轴向前突出的程度。我们可以观察到覆盖值越大，上唇突出越厉害（图14.16）。

牙咬合是指上切牙边缘覆盖下切牙的程度。牙咬合的程度越高，下齿被上齿所覆盖的程度就越高，造成下面部较短和唇部接触冗余（图14.17）。

肉毒毒素注射

（1）明确患者的实际期望：肉毒毒素治疗可以改善口周动态放射性皱纹，但不能去除静态皱纹。

（2）可以通过结合填充剂注射和光电设备治疗以达到进一步改善。

（3）治疗剂量逐渐增加，以免影响发音吐字，尤其是对于歌手和公共演讲者等。

（4）考虑双倍稀释肉毒毒素，以便对一些小的部位进行精确的治疗。

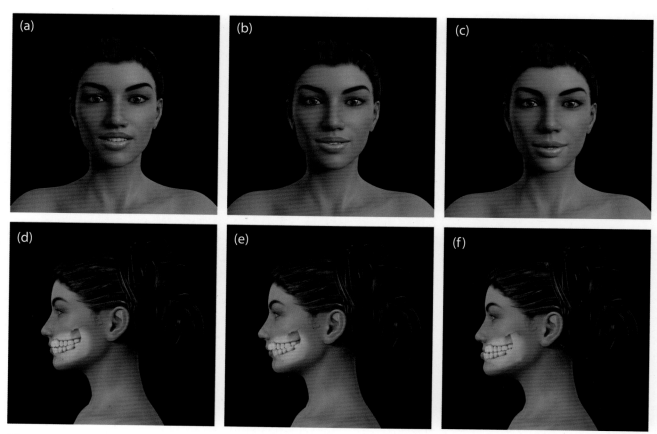

图 14.15 （a、b）第一类关系。（b、e）第二类关系。（c、f）第三类关系

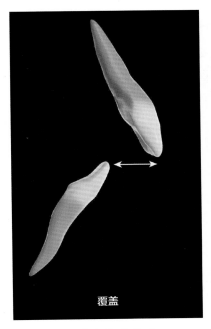

图 14.16 牙齿覆盖关系

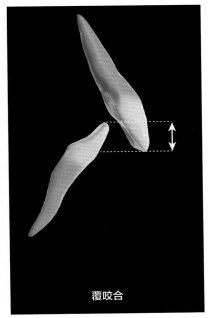

图 14.17 咬合关系

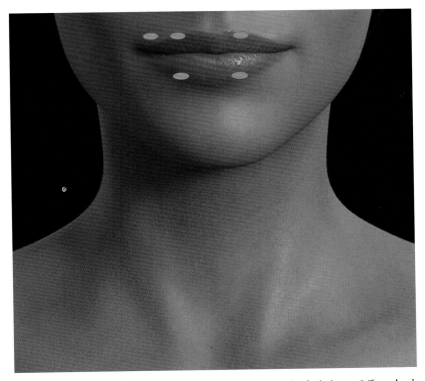

图 14.18 在红唇边缘注射肉毒毒素：上唇 2~4 个对称点，下唇 2 个对称点

（5）在上唇上标记 2~4 个对称点，在下唇上标记 2 个对称点（图14.18）。

（6）浅表且精确地将肉毒毒素（0.5~1U）注入紧靠红唇的部位，以防止肉毒毒素扩散到邻近的肌肉组织（图14.19）。

（7）建议上唇和下唇注射肉毒毒素的累积剂量为4~6U。

（8）冰敷、表面麻醉或振动可以减轻注射时的疼痛。

填充剂注射（图14.20~图14.29）

线性技术

线性技术通常为退针注射，在退出锐针或钝针时注入填充物。顺行技术是指在针前进时注射。这种方法可能比其他技术更安全，因为填充剂流动到针尖，将血管推到一边，从而最大限度地减少组织损伤，避免潜在的血管内注射风险。

这项技术的主要注射部位是：

（1）红唇边缘： 退针注射技术。不应注射皮肤，以避免造成锐利和过于清晰的嘴唇轮廓，这可能导致红唇缘不自然的丰满和上唇皮肤进一步延长。

（2）口周皱纹： 30G锐针直接于皱纹下退针注射。这种技术可以同时矫正静态皱纹和动态皱纹。

（3）人中嵴： 将针头插入丘比特弓形成的两个隆起的顶部，朝向鼻中隔，采用缓慢的退针注射技术，注射时用非优势手捏住皮肤，防止侧方移位。在退针注射结束时，也可以沉积少量凝胶，使丘比特弓抬起，支撑上唇中央的高光点。

扇形技术

这种技术类似于线性注射，因为它涉及针的纵向插入及在退针时推出填充剂。然而，针头并没有完全拔出，而是朝着新的填充区域改变方向。因此，填充剂沿着多条短线注射，优点是进针点少，组织损伤小。

这项技术的主要注射部位是：

红唇，从这个区域开始治疗，最大限度地减少了过度矫正的风险，并改善相关的口周放射状皱纹。在这个部位，注射应该从唇黏膜侧45°进针或使用钝针，以减少治疗后瘀青和肿胀的可能性。然后，以20°角朝向中心注射，每次改变方向，以提供均匀和完整的填充。

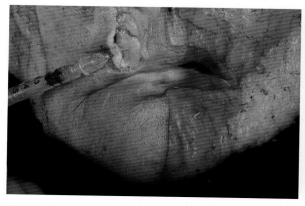

图14.19　肉毒毒素注射：靠近红唇的每个点浅表注射（0.5~1U）；建议上、下唇使用4~6U的肉毒毒素

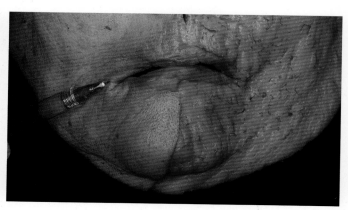

图14.20　线性注射技术：注射前回抽

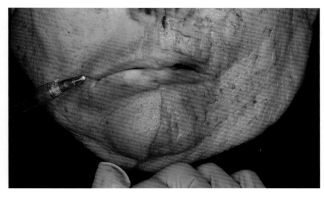

图 14.21　线性注射可以逆行或顺行（顺行被认为是更安全的选择）

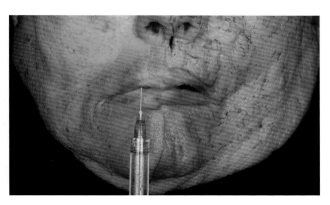

图 14.22　连续穿刺技术涉及多点密集注射

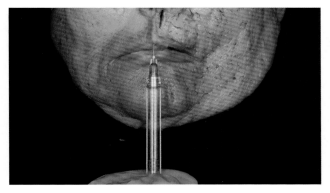

图 14.23　人中部位采取退针微滴注射，从鼻底到唇结节逐渐增加

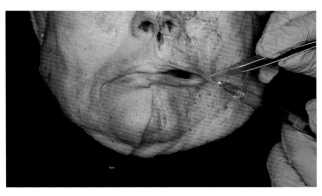

图 14.24　扇形技术：纵向长距离插入针头并注射填充剂，但针头并不完全拔出，改变其方向朝向新填充区域

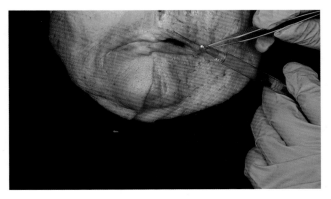

图 14.25　退针微滴注射

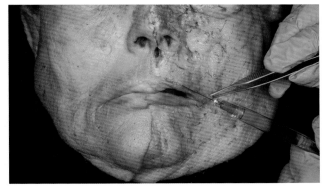

图 14.26　注射前回抽和改变方向增加安全性

连续穿刺技术

连续穿刺技术包括多点、密集注射。注射时轻轻向外牵拉皮肤，使皮肤紧绷。多点密集注射，如果注射后出现间隙，轻轻按摩以混合填充剂。这项技术可严格控制用量，精准填充。然而，由于组织创伤增加，瘀青和肿胀的可能性增加，该技术仍然有争议。

这项技术的主要注射部位是：

红唇边缘，注射于上唇下1/3，以扩充体积，矫正口周短皱纹。

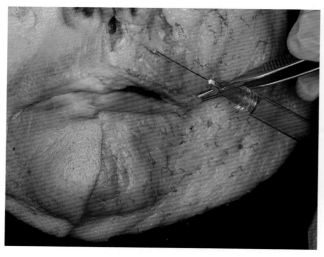

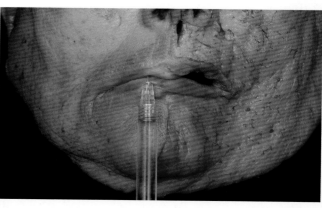

图 14.28 口周皱纹：直接在皱纹部位用 30G 的针头退针注射。这种技术可以同时矫正静态皱纹和动态皱纹

图 14.27 扇形技术：填充剂沿多条短线注射，具有进针点少、组织损伤小的优点

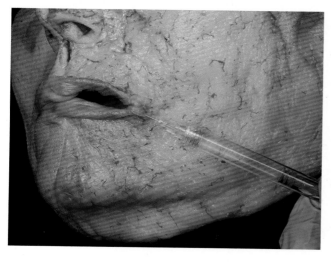

图 14.29 口角蜗轴区域填充，以提高嘴角

治疗选择

现如今的颌面外科医生比以往任何时候都有更多的选择来使口周区域年轻化和增加嘴唇丰满度；治疗嘴唇区域有非手术治疗和手术治疗两种选择。非手术治疗因其最短恢复期及无手术相关风险而成为患者寻求嘴唇丰满的理想方法。准确的患者选择、病史了解和详细的会诊，了解嘴唇塑形的益处、局限性和不良事件，对于获得良好效果至关重要。尊重患者现实和理性的愿望是很重要的，不切实际的期望应该值得商榷。还应告知患者，注射填充剂是一个塑形过程，而不是单一的治疗。

要求丰唇的患者通常分为3组：

（1）嘴唇形状好，想要更丰满的患者。

（2）希望扩充因衰老或遗传所导致嘴唇萎缩的患者。

（3）红唇边界不清的患者，常伴有高龄或吸烟史。

患者应该身体健康。如果有单纯疱疹病史，则应预处理开具药物进行抗病毒治疗，如果可见单纯疱疹病变，则不应进行治疗。但对易导致瘀伤的药物（止痛药、非甾体类抗炎药、抗凝药、维生素E等）的了解是必不可少的。

书面知情同意书还必须在每页上签字及注明日期。

术前和术后的正面和侧面照片至关重要。这些照片将明确显示任何不对称，这些情况必须在开始治疗前告知患者。

> **术前注意事项**
> （1）必须对嘴唇进行精确细致的解剖评估。
> （2）选择合适的填充剂（类型和质量）和最佳的注射技术至关重要。
> （3）治疗前后照片有助于说明平均治疗结果。

麻醉

多种局部麻醉剂是有效的，包括利多卡因、普鲁卡因、丁卡因和苯肾上腺素的组合。治疗前约30min使用表面麻醉剂。也可以从口内或经皮对眶下神经和颏神经进行阻滞。关键是不要使嘴唇的形状发生改变。目前，术前在透明质酸凝胶中混和利多卡因用以止痛更易操作。

有几种常见的注射技术：

（1）线状注射技术（顺行或逆行）：将针头纵向完全插入皱纹、褶皱或唇部的中间，并沿着需要填充的线状部位注射。

（2）线形或扇形技术：将填充剂注射为连续的线状，同时保持注射器向前或向后移动。

（3）连续穿刺技术：在红唇单点连续注射填充剂。

所需的器械（钝针或锐针）取决于首选技术。

钝针有一个空心孔和圆钝的头端。注射过程包括用冰块使皮肤麻木，用小针头注射少量局部麻醉剂，后用锐针针头刺穿皮肤。然后将钝针从穿刺部位穿入，沿着组织的自然平面前进，从而提供注射大面积填充剂的通道。需要较少的入针点进行注射时，使用钝针进行扇形注射。

使用钝针注射的好处：

（1）治疗时疼痛较轻。

（2）出血和瘀青的风险更小。

（3）避免血管内注射的安全选择。

虽然钝针有许多潜在好处，在对痤疮瘢痕或极细的浅表纹进行注射时不是理想选择。当需要非常少量地补充或小面积注射时，如对于上唇的丘比特弓，锐针仍然是最好的选择。

当需要多点注射时，最好使用27G或30G锐针。然而，多点注射增加了穿刺进血管的风险，同时也增加了发生瘀青的风险。锐针注射也可能导致更多的组织损伤和后期肿胀，特别是在嘴唇区域。其他风险很少见，包括皮肤凹凸不平、注射部位感染，以及意外注射入血管内后导致组织坏死。

哪里注射？

由于嘴唇没有完整的表皮真皮复合体，注射时应该在真皮中层进行。在正确的真皮中层进行注射时，有下述风险：

（1）不会出现严重的皮肤变白的情况（表明注射位置太浅）。

（2）不会出现填充后没有效果的情况（表明注射的位置太深）。

如果填充的目的是增加嘴唇的容量，那么注射针头应该进入唇部的深层，为唇部厚度的1/3~1/2。

注射什么？

理想的唇部填充剂包括：

（1）低G'到中G'的透明质酸填充剂。

（2）粒径和形状均匀的凝胶颗粒。

（3）低黏度、低密度。

正确的流变特性（弹性、黏度、硬度和黏弹性比）有助于在真皮网状层中轻松注射，从而有助于降低注射部位颜色变蓝的风险（丁达尔效应）。

这使得填充剂所需的量更少。

产品的降解方面，通常是随着时间的推移逐渐被周围组织吸收（等容降解）。在这个过程中，每一个分子都继续与水结合，随着时间的推移保持着与水结合状态。6~12个月会被完全吸收。

并发症

关于一般并发症和"安全深度"的内容，参见第7章。

Seckel把脸分成7个功能性危险区。嘴唇包括危险区4和7：危险区3受伤可导致下唇麻痹；危险区4受伤可导致上唇麻痹；危险区6受伤可导致上唇麻木；危险区7受伤可导致下唇麻木。

特别注意事项

瘀青和肿胀是常见的副作用。

其他常见的并发症包括：

（1）变苍白/血管闭塞。

（2）感染。

（3）迟发性结节。

（4）可触及或可见的填充剂。

需要特别注意的是唇动脉走行于嘴唇的深部，进行深层注射时可能导致挫伤或血管内注射。

在危险区域使用尽可能细的针头或钝针，尽量减少瘀青和肿胀。

初次进行唇部填充时，可以使用单点少于0.1mL或总量少于1mL的小剂量注射方法；如有必要，可再次进行填充，至少在2周后进行。

术后可以选择使用冰袋，口服类固醇对早期肿胀可能有用。

瘀青的发生可能很难预测；当严重瘀伤发生时，可使用血管激光加快解决。

血管内注射是一种早期严重并发症，可能导致组织坏死和潜在的瘢痕。为了避免发生这种情况，有用的操作方法有如下几种：

（1）注射前进行回抽，在注射前确保针头不改变位置。

（2）缓慢注射。

（3）每个部位使用少于0.1mL的填充剂。

（4）积极检查动脉损害的迹象，特别是在血管交汇地区，如鼻尖和眉间，主要症状是变苍白和疼痛。

（5）对于血管内注射，最佳的治疗方案是使用高浓度透明质酸酶冲击治疗。

其他早期并发症包括治疗不足、过度治疗和不对称，这可能会引起患者不同程度的不满；与患者沟通是找到最佳解决方案的基础。

对于过度治疗/从美容方面不能接受的填充剂：每0.1mL HA用10~15U透明质酸酶溶解即可。

可以触摸到填充剂的原因包括：

（1）过度注射：小的、非炎症的可触及结节可以简单地按摩去除。

（2）感染：应尽早使用抗生素治疗。

（3）透明质酸酶可用于溶解可见的或美容上不可接受的透明质酸填充剂。

（4）不均匀的注射产品：嘴唇填充经常导致不均匀，这可能与技术有关。据推测，口轮匝肌收缩可能会通过将产品聚集而加重这一问题。

参考文献

[1] Trevidic P. Ageing of the lips. In: Azib N & Charrier JB & Cornette de Saint-Cyr B et al., eds. *Anatomy and Lip Enhancement*. E2e Medical; 2013, p. 9.

[2] Jacono AA. *Arch Facial Plast Surg*. 2008: 25–29.

[3] Paes EC et al. *Aesthetic Surg J*. 2009;29(6):467–472.

[4] Seckel B. *Facial Danger Zones*, 2nd ed. Thieme; 2010.

[5] Goldman MP. *Cosmet Dermatol*. 2007;20:14–26.

[6] Glogau RG et al. *Dermatol Surg*. 2012;38(7 Pt 2):1180–1192.

[7] Sundaram H. & Cassuto D. *Plast Reconstr Surg*. 2013;132(4 Suppl 2):5S–21S.

[8] Kim JH et al. *J Korean Med Sci*. 2014;29(Suppl 3):S176–S182.

[9] Signorini M et al. *Plast Reconstr Surg*. 2016;137(6):961–971.

[10] Tansatit T et al. *Aesthetic Plast Surg*. 2014;38(6):1083–1089.

[11] Von Arx T et al. *Swiss Dent J*. 2017;127(12):1066–1075.

延伸阅读

[1] Carruthers A et al. *Dermatol Surg*. 2008;34(Suppl 2): S161–S166.

[2] Park CG & Ha B. *Plast Reconstr Surg*. 1995;96:780–788.

第 15 章　口周区域

Krishan Mohan Kapoor, Philippe Kestemont, Jay Galvez,
André Braz, John J. Martin, Dario Bertossi

引言

我们对面部衰老过程的了解已经不局限于面部皮肤弹性丧失和下垂了；现在，人们更深入地认识到皮肤软组织容量、韧带悬吊系统和骨骼质量的变化。口周的美容敏感区域，包括嘴唇、下颌线、下颌、鼻下和下颌骨。人们以前对口腔周围组织萎缩和皱纹的易感因素分析不足；目前，人们越来越认识到对容量扩充、肉毒毒素微滴注射和其他有效的皮肤紧致方法的需求，这预示着中下面部年轻化治疗的新篇章开始了。

边界

上唇从鼻底的鼻中隔下点/鼻下点（颅骨），到鼻唇沟（双侧），到红唇的下缘（尾端）。下唇从其红唇游离缘（颅骨）延伸至口角（侧面）和颏唇沟（下侧）。在红唇皮肤交界处，有一条被称为"白卷"的苍白细线突出了红唇和皮肤之间的色差。在上唇中央区，白色的细线形成V形，与旁正中红色突起一起形成丘比特弓。两个垂直的组织柱（人中嵴）形成一个中间凹陷（人中凹），从唇缘延伸到上面的小柱（图15.1）。颏唇沟的褶痕水平地以倒U形穿过下唇，将其与下颌分开。

衰老

年轻的唇特征包括上唇外翻，导致2~3mm上齿外露。随着年龄的增长，唇由于组织体积和支持结构的丧失而引起内翻。年轻时，上唇比下唇突出1~2mm。随着年龄的增长，组织容量的丧失会导致上唇凸出度的丧失，随后在侧视图上会出现凹陷和变平。年轻、轮廓分明的唇缘/白卷会随着年龄的增长而失去清晰度。年轻人的人中嵴轮廓分明、突出，在人中凹处形成了一个阴影区。

年轻人，嘴唇外翻增加了干湿交界处的可见度，从鼻孔到红唇缘区域形成了一个清晰的凹陷或斜坡。随着体积和组织容量的缺失，该自然曲线减小（图15.2）。

皮肤

传统的衰老迹象很少会被忽视，患者经常注意到口周衰老的细微迹象，这可能会使人比实际年龄更显老，甚至影响人放松时的面部表情。女性口周皮肤较薄，男性较厚，尤其是下颌区域。口角和口角蜗轴

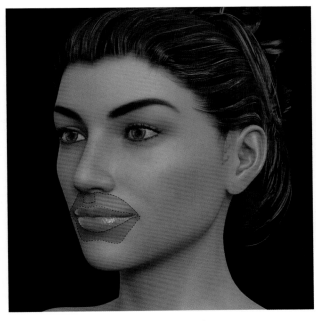

图 15.1　口周边界。绿色表示人中

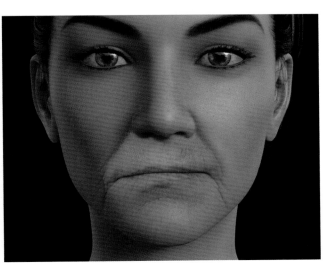

图 15.2　由于组织容量和支持结构减少导致上唇自然弧度消失。注意皮肤变化，口角下垂以及相应的木偶纹

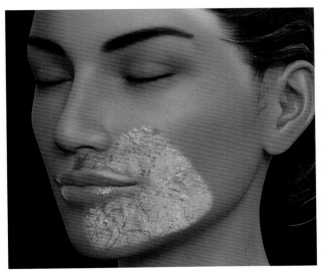

图 15.3　口周区和颌面部的浅表脂肪垫。注意表浅的上唇动脉沿上红唇边缘走行，有垂直分支

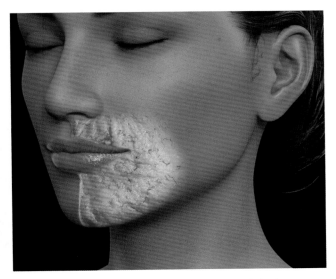

图 15.4　表浅的唇部脂肪位于口轮匝肌的浅面

发育饱满，以降口角肌（DAO）作用为主。口角下垂会引起严肃和悲伤外观。由此产生的下拉力导致口角纹或"木偶纹"出现，即从口角到下颌的垂直线，从而造成令人不快的嘴角下垂。丘比特弓变平和人中嵴的突出度降低，导致上唇变薄和细长。唇红缘的皮肤与其下的肌肉结合紧密，因此随着时间的推移，反复的肌肉收缩会导致皮肤产生皱纹或褶皱。改善口周皱纹和软组织轮廓可以恢复年轻饱满的下面部。

脂肪

　　下面部脂肪室分区是一个相对较新的概念，包括识别延伸到下颌骨下缘的上、下颌骨脂肪室。这一区域的软组织改变常伴随骨质的缓慢吸收。下面部脂肪室分为浅层和深层。浅层脂肪（图15.3、图15.4）

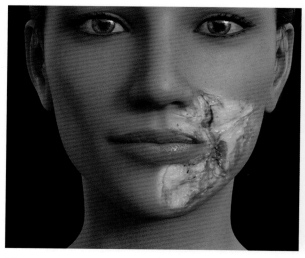

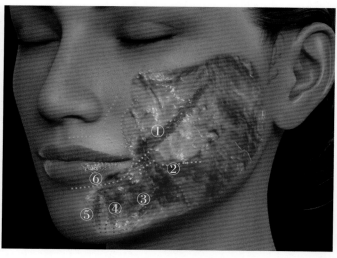

图 15.5 口周深部的脂肪位于口轮匝肌和颏肌的下方

图 15.6 口周区域重要的肌肉：①颧大肌；②笑肌；③降口角肌（DAO）；④降下唇肌（DLI）；⑤颏肌；⑥口轮匝肌

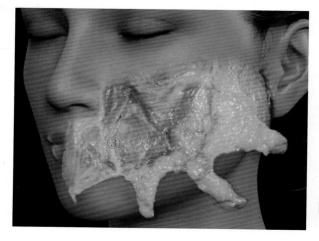

图 15.7 止于口角蜗轴的肌肉（Mod）：①颧大肌；②降口角肌（DAO）；③口轮匝肌

覆盖在口轮匝肌上，而深层脂肪（图15.5）位于口轮匝肌和颏肌深处。口周脂肪室的老年性萎缩和脂肪错位导致软组织和下颌骨边缘轮廓变形。口周脂肪萎缩导致皮肤轮廓进行性恶化，明显的凹陷和阴影则被描述为像干瘪的橘子。下颌纹、木偶纹和加深的颏前沟是衰老的常见症状。"女巫的下颌"可能由严重容量缺失和支承减弱导致。

肌肉

止于口角蜗轴的肌肉

口角蜗轴位于外侧，略高于或低于口角。它形成了中面部和下面部两侧的7块肌肉连接点，由纤维组织连接在一起。面部肌肉汇聚、交织，看起来像是围绕着口角蜗轴的车轮辐条（图15.6、图15.7）。它的结构对口腔运动、面部表情和下牙列的稳定性至关重要。口角蜗轴的血供来自面动脉和唇动脉的分支，其运动由面神经支配。

口轮匝肌

口轮匝肌（OOM）是位于口周的宽大呈椭圆形的肌肉。由于口轮匝肌强直收缩，嘴唇闭合完全。吹口哨或接吻时，需要主动或阶段性地收缩口轮匝肌以缩小嘴巴。外侧纤维止于口角两侧的口角蜗轴。OOM有两部分：

边缘部：红唇区的纤维。

外周部：唇周皮下部分的纤维。

解剖上，发现外周部纤维在中线水平交叉，止于对侧人中嵴。另一方面，边缘部纤维从一侧口角蜗轴到对侧形成一个连续带。

口轮匝肌的血供主要来自面动脉发出的上唇动脉和下唇动脉。额外的血液供应来自颏动脉和眶下动脉、上颌动脉和面横动脉的分支以及颞浅动脉的分支。运动神经支配来自面神经的颊支和下颌缘支。

颧大肌

颧大肌起源于颧颞缝前的颧骨。它通过口角与口轮匝肌和提口角肌纤维混合，并于口角蜗轴汇合。颧大肌把口角拉向上外侧，就像在笑的时候看到的那样。其血供主要由面动脉分支——上唇动脉供应。肌肉神经由面神经的颧支和颊支支配。

提口角肌

提口角肌（LAO）起源于上颌尖牙窝，尾侧至眶下孔。它的纤维向下和横向止于口角蜗轴。眶下神经和动脉从眶下孔出来，在提口角肌下缘和上唇提肌上缘之间。在笑的时候提口角肌抬高嘴角。血供由上唇动脉（面动脉分支）和眶下动脉（上颌动脉分支）供应。肌肉神经由面神经的颧支和颊支支配。

笑肌

从形态学上看，笑肌由纤细的肌纤维集合成宽而细的扇形。它的纤维可能来自广泛的区域，包括颧弓、腮腺筋膜、咬肌筋膜和乳突上方的筋膜。这些纤维聚集在口角蜗轴。在各种面部表情（包括微笑和大笑）中，笑肌收缩时把嘴角拉向外侧。笑肌的血供主要来自面动脉分支上唇动脉。肌肉神经由面神经颊支支配。

颊肌

颊肌起源于上颌骨和下颌骨牙槽突的外表面，分别与两侧的磨牙相对。它的纤维向口角蜗轴汇合。在咀嚼过程中，颊肌将脸颊紧贴牙齿和牙龈，并排出嘴唇之间膨胀的脸颊空气（吹奏管乐器时这项活动很重要）。颊肌由面动脉和颊动脉的分支供应。后者是上颌动脉的一个分支。肌肉神经由面神经颊支支配。

降口角肌

降口角肌（DAO）起源于颏结节和下颌骨斜面，位于降下唇肌（Dli）的下外侧。肌肉纤维汇合成一个狭窄的束，向口角方向走行，与口轮匝肌和笑肌的纤维混合后止于口角蜗轴。降口角肌由面动脉下唇支和上颌动脉颏支供血。肌肉神经由面神经颊支和下颌支支配。

颈阔肌

颈阔肌虽然被认为是颈部的肌肉，但参与口周肌群的形成。它有3个部分：下颌骨部、唇部和蜗轴部。下颌骨部附着在下颌骨的下缘。唇部位于降口角肌和降下唇肌之间，并且三者位于同一平面。3块肌肉的相邻边缘融合形成唇部附着物。蜗轴部颈阔肌的纤维位于降口角肌的后外侧，并在笑肌的深度向上内侧走行止于口角蜗轴。

止于上唇的肌肉

颧小肌

颧小肌起始于颧颌缝外侧的颧骨区域，向内下侧走行，止于上唇肌肉。颧小肌提升上唇，收缩时露出上颌牙齿，鼻唇沟加深。颧小肌主要由面动脉分支上唇动脉供血。肌肉神经由面神经的颧支和颊支支配。

提上唇肌

提上唇肌起源于眶下孔上方的上颌骨和颧骨。它的纤维与颧小肌和提上唇鼻翼肌的外侧束混合向下止于上唇肌肉组织。提上唇肌收缩可以抬起上唇并外翻。它由面动脉和眶下动脉的分支提供血供，眶下动脉是上颌动脉的分支。肌肉神经由面神经的颧支和颊支支配。

提上唇鼻翼肌

提上唇鼻翼肌（LLSAN）起源于上颌骨额突的上部，其肌纤维向下外侧走行，分为内侧和外侧束。内侧束与鼻翼软骨外侧脚的软骨膜融合。外侧束延伸到上唇的外侧部分，并在此与提上唇肌和口轮匝肌融合。外侧束收缩使上唇抬高并外翻，并增加鼻唇沟上部的曲度。提上唇鼻翼肌由面动脉和眶下动脉的分支提供血供，眶下动脉是上颌动脉的分支。肌肉神经由面神经颧支和颊上支支配。

止于下唇的肌肉

降下唇肌

降下唇肌（Dli）起源于颏联合与颏孔之间的下颌骨斜线。肌纤维向上内侧进入下唇的皮肤和黏膜。这些纤维还与对侧的肌纤维和口轮匝肌纤维混合，并且与颈阔肌的下外侧相连续。降下唇肌收缩将下唇向下外侧拉动，有助于下唇外翻。降下唇肌由面动脉的分支下唇动脉和上颌动脉的分支颏动脉提供血供。肌肉神经由面神经下颌缘支支配。

颏肌

颏肌起源于下颌骨的切迹窝，其纤维向下走行并附着在下颌的皮肤上。肌肉收缩将下颌的皮肤向上拉，颏唇沟加深。颏肌收缩抬高下唇，导致下颌出现皱纹。颏部由面动脉的分支下唇动脉和下颌动脉的分支颏动脉提供血供。肌肉神经由面神经下颌缘支支配。

血管

皮肤填充剂注射入动脉血管内可引起严重并发症，因此了解待注射面部区域的血管解剖结构可以显

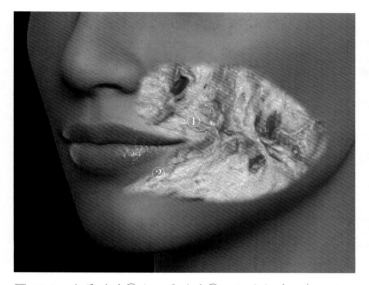

图 15.8 上唇动脉①比下唇动脉②口径更大并且走行更曲折

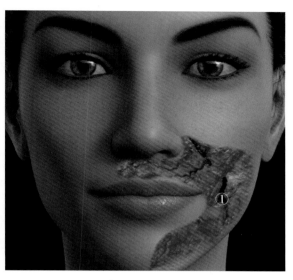

图 15.9 面静脉①位于面动脉的外侧，它的走行比屈曲的面动脉要更为直接

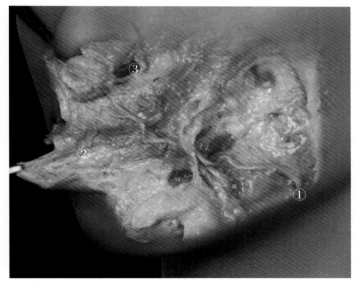

图 15.10 口周区域面动脉及其分支：①在咬肌前缘 1cm 处的下颌骨边缘进入面部；②下唇动脉；③上唇动脉

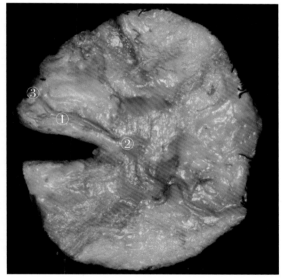

图 15.11 上唇动脉①走行在颧大肌②深部然后向浅面延伸分出上升的鼻小柱人中动脉③靠近人中凹

著降低严重并发症的发生风险（图15.8~图15.11）。充分了解面动脉及其分支路径有助于注射者选择正确的注射位置和深度。

面动脉及其分支

　　面动脉起源于颈部的颈外动脉。它最初在颈阔肌下走行，然后经过咬肌前缘进入面部，在此可感觉到其搏动，因其在下颌骨缘走行。动脉最初走行于皮肤和皮下脂肪深层；在其向上的走行过程中，它位于颧大肌和笑肌的深面，颊肌和提口角肌的浅面。在鼻唇沟处走行开始表浅。它经过或穿过提上唇肌，从鼻外侧蜿蜒延伸至内眦。在终端附近，它可以嵌入提上唇鼻翼肌的肌纤维中。

面静脉位于动脉外侧，在面部的走行更为简单。在咬肌前缘水平，两支血管非常接近，面静脉位于较外侧，而在颈部，面静脉比面动脉表浅。在其走行过程中，面动脉的多个分支为面部肌肉和皮肤提供血供。口周分支为上唇动脉、下唇动脉和鼻外侧动脉。面动脉的终末支进入鼻外侧动脉称为角动脉。

下唇动脉

下唇动脉（ILA）在口角前或口角附近由面动脉发出，在降口角肌下向上内侧走行，可在颏部褶痕处穿行。下唇动脉或其分支可穿过口轮匝肌，在肌层与黏膜之间穿行。它供应下唇腺体、黏膜、肌肉层和皮肤的血供。它与对侧动脉和从颏孔出来的下牙槽动脉的分支颏动脉吻合。

上唇动脉

与下唇动脉相比，上唇动脉（SLA）口径更大，走行更曲折。它于口角附近由面动脉发出，在颧大肌或降口角肌深层走行。穿过口轮匝肌，在肌肉和黏膜之间穿行，与对侧动脉吻合，供应上唇黏膜、肌层和皮肤部分。它在鼻中隔下部发出鼻翼支和鼻小柱支。

颏下动脉

颏下动脉是面动脉进入面部前发出的最大颈支。它起源于面动脉，在下颌下腺周围弯曲走行，于下颌骨下方的舌骨肌上向前延伸。其分支为皮肤和肌肉提供血供，并与舌动脉舌下支和下牙槽动脉舌骨支吻合。当其到达下颌时，越过下颌骨，分为浅支和深支。这些分支与下唇动脉和同侧颏动脉吻合，共同供应下颌和下唇区域。

口周区内的上颌动脉分支

颏动脉

颏动脉作为下牙槽动脉的终末支从颏孔穿出，其起源于上颌动脉的第一分支。它从颏孔穿出进入面部后，穿过下颌管，供应下颌区域的肌肉和皮肤。它在下唇和下颌区域与下唇动脉、颏下动脉吻合形成血管网。

眶下动脉

眶下动脉起源于上颌动脉的第3分支。从眶下孔穿出供应下眼睑、颊部、鼻外侧和同侧上唇。眶下动脉与面横动脉及面动脉、眼动脉的分支有广泛交通。

口周静脉系统

面部静脉是面部引流的主要静脉。它接受滑车上静脉和眶上静脉的汇入，沿鼻外侧缘向下走行，经过颧大肌、笑肌和颈阔肌下方。它向下走行到下颌骨的前缘，在颈部继续向下延伸，流入颈内静脉。其最上面的部分角静脉，在上唇与上唇静脉汇合，形成面静脉。角静脉使口周静脉和海绵窦之间相互连通。面静脉在口周接受上下唇静脉、颊静脉、腮腺静脉和咬肌静脉的汇入。

神经

感觉神经

三叉神经

　　3个重要的面部区域可以用来显示与三叉神经的3个分支相关的感觉范围。胚胎学上，三叉神经的每一个分支都属于面部发育的过程，从而支配成年面部的特定区域：眼神经供应额鼻突发育而来的结构，上颌神经供应上颌突的结构，下颌神经供应下颌突的结构。因此，口周区的感觉神经来源于上颌神经眶下支和下颌神经的颏支（图15.12）。

眶下神经

　　眶下神经是上颌神经的终末支，通过眶下孔进入面部，位于提上唇肌与提口角肌之间。它分出眼睑支、鼻支和上唇支。鼻支为鼻子、鼻翼和鼻小柱提供感觉。在口周区，它产生多个较粗的上唇支，这些分支在上唇提肌深部向下延伸，支配前颊部和上唇的皮肤。

颏神经

　　颏神经是下牙槽神经的终末支，通过颏孔进入面部。支配下唇皮肤和唇龈。

运动神经

面神经及其分支

　　面神经从颅底的茎突乳突孔出来，然后进入腮腺，分出上干（颞面）和下干（颈面部）。这些干支形成腮腺神经丛，最终分出5个主要的终末支，在腮腺前内侧表面离开腮腺，支配面部表情肌（图15.13）。

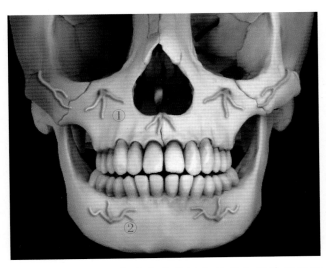

图 15.12　口周区域的感觉神经来源于上颌神经的眶下支①和下颌神经的颏支②

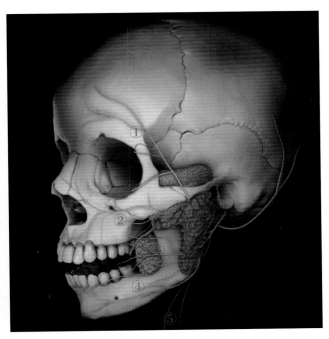

图 15.13　出腮腺后的面神经 CN Ⅶ分支：①额支；②颧支；③颊支；④下颌缘支；⑤颈支

上下颊神经

面神经颊支从腮腺出来后，与腮腺导管关系密切，长约2.5cm。上部的颊深支支配颧大肌和提上唇肌。这些分支也作为运动神经支配颧小肌、提口角肌、提上唇鼻翼肌和一些小的鼻肌。下深支支配口轮匝肌和颊肌。

下颌缘神经

通常有两个下颌缘分支支配下面部肌肉。在颈阔肌深面，它们朝下颌角方向向下、向前走行。然后这些分支向上跨过下颌骨，在降口角肌下走行。这些分支支配笑肌和下唇及下颌的肌肉。

颈支

颈支出腮腺下部，在颈阔肌下向前下走行至颈前部。支配这个区域的颈阔肌。

骨骼

颅面骨骼老化是骨萎缩、骨膨胀和骨丢失的累积效应。牙齿缺失导致下颌骨牙槽嵴吸收，而上颌骨吸收导致上唇缺乏支撑，导致出现口周皱纹（图15.14）。

肉毒毒素注射

口周美容单元的上界为鼻基底，两侧横向延伸至鼻唇沟，下缘为唇颏沟。上唇包括白唇、红唇和人中，下唇分为白唇和红唇。

在这个区域需要进行重点肉毒毒素治疗的肌肉是口轮匝肌（OOM）、降口角肌和提上唇鼻翼肌（图15.15）。

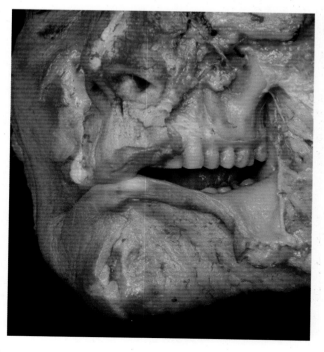

图 15.14 上颌骨缺失导致软组织的衰老

口轮匝肌：可以进行2个部位的表浅注射，每个点0.25U肉毒毒素，在治疗过程中要小心过度治疗或影响发声或者影响嘴唇闭合。

降口角肌：每侧可用2~4U肉毒毒素进行治疗。沿着鼻唇沟到下颌线的连线略靠后，在下颌上靠近头侧1cm处进行注射。

提上唇鼻翼肌：在鼻外侧对每侧提上唇鼻翼肌注射2U肉毒毒素可以用于治疗露龈笑。注意小心引起上唇过度延长。

选择能量设备（如非剥脱点阵激光）对皮肤进行预处理，可以为口腔周围填充治疗增强效果。

实用要点

（1）对于有感染单纯疱疹病毒（HSV）病史的患者，从前一天开始预防性口服抗病毒药物（如万乃洛韦）进行预处理，完成5天的疗程，以防止单纯疱疹病毒（HSV）复发或随后的疱疹性湿疹。

（2）仔细评估该区域是否存在需要预处理的潜在皮肤状况，如痤疮、黄褐斑、口周皮炎、口角炎和单纯疱疹。

（3）仔细清洁皮肤，建议使用洗必泰漱口水进行预处理，并告知不要有舔和玩弄嘴唇的习惯，否则会增加感染的风险。

（4）治疗上唇过长或牙齿支撑不足的患者时应谨慎。

（5）口周是一个重要的美学区域，也提供了重要的嘴唇支持作用。这个移动区域要求非常高，在产品选择、体积和位置上需要非常小心。具有最佳黏弹性特性的可逆性透明质酸衍生物最适用于这一精微区域，产品应根据放置位置、审美要求和个人专业知识进行深入选择。

填充剂注射

（1）单个皱纹可以用透明质酸衍生物进行治疗，通过真皮内或者真皮下微量注射，针头与皮肤成10°角，以确保位置极浅。由于最初会出现轻微发白，有时被称为"表面发白技术"（图15.16）。

（2）另一种方法是使用25G/27G钝针和皮下扇形技术，将非常低G'的透明质酸产品对称性地注入上唇区域。

（3）填充剂位于口腔周围动态性肌肉的上层或下层都可能会诱发肌肉调节效应。口周或下颌可能需要较大容量，因此应谨慎选择正确的注射层次，这可能会暂时改变发音。

（4）在降口角肌或口轮匝肌上用钝针进行注射，可减少肌肉活动。在治疗面瘫患者时，可以有意识地利用这种效应。

并发症

关于一般并发症和"安全深度"的内容见第7章。

Seckel将面部划分为7个功能危险区；嘴唇和口周区包括危险区4和危险区7。

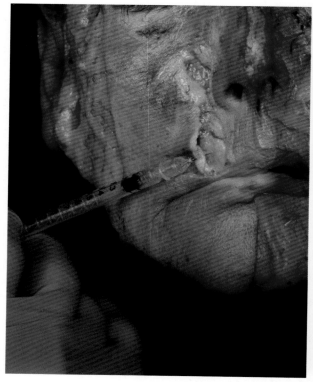

图 15.15 成人口周肉毒毒素注射可以改善口周皱纹和使红唇上翘，并且可以预防年轻上唇出现"吸烟者"纹

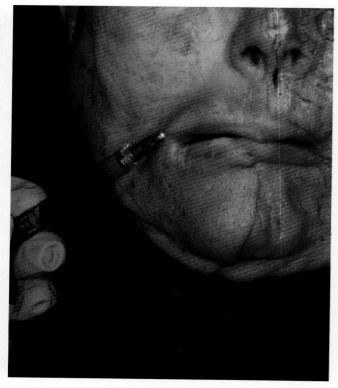

图 15.16 通过在真皮下微量注射低 G' 透明质酸可减轻口周皱纹。这种技术被称作"表面发白技术"

填充剂注射应避免的陷阱：

（1）颏动脉的血管内注射。

（2）口角蜗轴周围高密度注射入静脉造成的瘀青。

（3）由于口腔周围肌肉活动或黏膜注射过浅而导致继发性填充剂移位，形成可触及或可见的结节。

参考文献

[1] Seckel B. *Facial Danger Zones*, 2nd ed. Thieme; 2010.

延伸阅读

[1] Ehsani AH et al. *J Cosmet Dermatol*. 2019;18(6):1632–1634.
[2] Ho TT et al. *Aesthet Surg J*. 2019, sjz108 Mar 15.
[3] Lee KL et al. *Clin Anat*. 2019. Mar 25.
[4] Linkov G et al. *Arch Plast Surg*. 2019;46(3):248–254.
[5] Palomar-Gallego MA et al. *Dermatology*. 2019; 235(2):156–163.
[6] Rauso R et al. *Aesthet Surg J*. 2019;39(5):565–571.
[7] Samizadeh S et al. *Aesthet Surg J*. 2019;39(11):1225–1235.
[8] Stojanovič L & Majdič N. *J Cosmet Dermatol*. 2019; 18(2):436–443.
[9] Taylor SC et al. *Dermatol Surg*. 2019;45(7):959–967.
[10] Vidič M & Bartenjev I. *Acta Dermatovenerol Alp Pannonica Adriat*. 2018;27(3):165–167.

第16章　颏及下颌线

Ash Mosahebi, Anna Marie C Olsen, Mohammad Ali Jawad,
Tatjana Pavicic, Tim Papadopoulos, Izolda Heydenrych

引言

　　下颏和下颌线在解剖学上是不同的区域，应该被视为独立但在美学上关系密切的区域；其衰老同时进行，治疗其中一处会影响另一部位的外观。对该区域进行注射时，应该注意这一点。

边界

　　在解剖学上，下颌骨包括1个体、1个角和1个支。两侧下颌骨体从面部两侧于矢中线处融合，形成下颌骨正中联合。下颌线是指从颏部（下颏最突出的部分）到下颌骨角部（下颌角）之间的区域。嘴角沟纹也被称为木偶纹，是指从口角到相邻颏部区域之间形成的褶痕（图16.1）。

颏部

　　颏部是下颌骨正中联合处及其表面覆盖的组织所构成的区域。解剖层次依次是皮肤、浅层脂肪室、颏肌、深层脂肪室和骨。

　　颏部形态可进一步细分为6个浅表解剖亚单位（图16.2）：

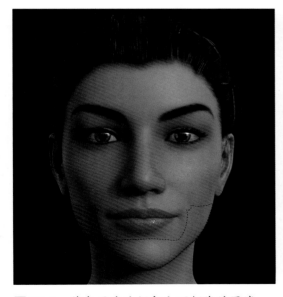

图 16.1　蓝色区域为颏部和下颌线的区域

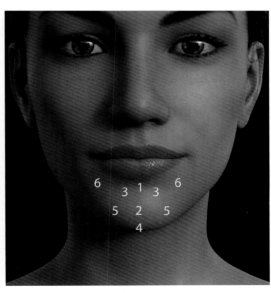

图 16.2　数字1~6分别表示6个颏部浅表解剖亚单位

（1）颏部褶痕（唇颏沟）。

（2）顶点。

（3）颏前软组织弓。

（4）正中颏下软组织。

（5）下颏外侧区。

（6）颏前沟。

衰老

皮肤弹性下降、骨质吸收、脂肪萎缩和下颌骨隔膜开裂等情况逐渐进展和不均衡的发生，导致上、下颌间隔向下移位。

嘴角沟纹，也称木偶纹，是在嘴角和颏部邻近区域之间形成的褶痕。该皱褶贯穿面部结构的所有层次，即皮肤、浅层脂肪室、降口角肌（DAO）和骨。Carruthers等已经对木偶纹的严重程度进行了量化，并创建了一种经过验证的5级数字图像评分量表（图16.3），该量表可以确定注射的体积量。

这个区域的老化与性别、激素变化、牙槽骨和牙齿支撑有关。

熟悉面部层次的解剖知识对于安全和有效的注射填充十分重要。颏前沟位于颏部和下腭之间。下腭部起始于颈阔肌下颌韧带（PML）和下颌骨皮肤韧带（MOCL）后方，解剖层次依次为皮肤、浅层脂肪室、颈阔肌和融合的降口角肌、深层脂肪室和骨。下颌线处层次包括皮肤、浅层脂肪间室、颈阔肌、深层脂肪间室和骨。

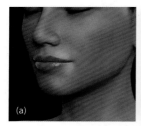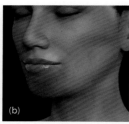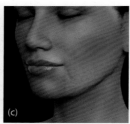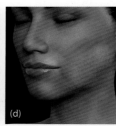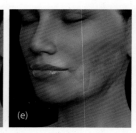

图 16.3 木偶纹分级。（a）0，无可见褶皱，连续的皮肤。（b）1，可见浅褶皱，有轻微压痕。（c）2，中等程度褶皱。（d）3，褶皱很长很深。（e）4，褶皱极长极深

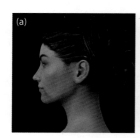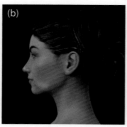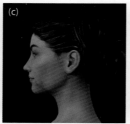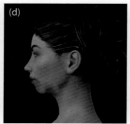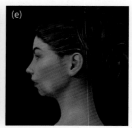

图 16.4 颏部和下颌皮肤的逐渐老化。（a）没有可见褶皱，皮肤线条连续。（b）浅且可见的褶皱，有轻微的压痕。（c）中等深的褶皱。（d）非常长和深的褶皱。（e）极长且深的褶皱

皮肤（图 16.4）

颏部有丰富的皮脂腺，容易出现痤疮、口周皮炎和单纯性疱疹等问题。对已有情况应进行预处理，预留足够的时间清除局部病灶并修复屏障功能。

脂肪

可以区分出明显的颏部和颏下脂肪室（图16.5~图16.8）。颏部与相邻结构界线清楚，但颏下区的界线常有变异。

· 唇颏沟是唇和颏部之间的边界，并提示此处有一个深层的血管弓走行。

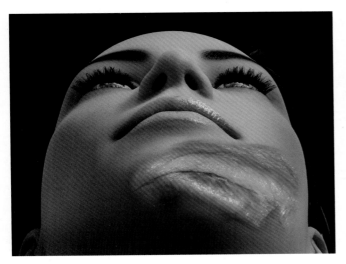

图 16.5　颏部浅层脂肪层

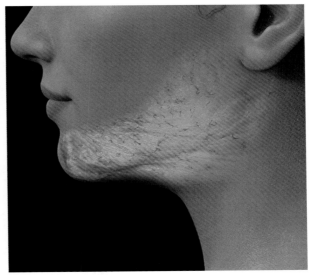

图 16.6　颏部和下颌下浅层脂肪室

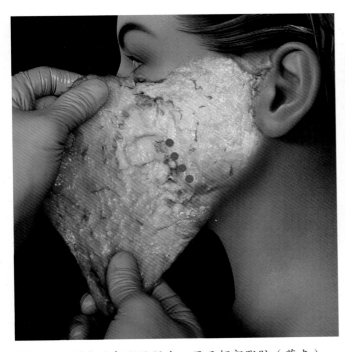

图 16.7　剥离面部脂肪隔室，显示颊部脂肪（蓝点）

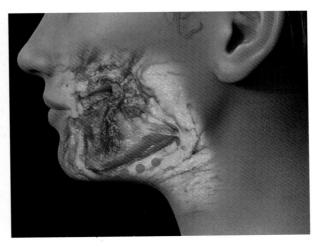

图 16.8　颊部深层脂肪（绿点）和下颌下脂肪室（蓝点）

- 有散在的脂肪室从红唇一直延伸到唇颏沟。
- 颏部脂肪室上至唇颏沟，下至颏下韧带，两侧至木偶纹。
- 颏部肌肉下脂肪独立于口轮匝肌下脂肪。
- 颏下脂肪位于颏肌深处，分布在正中线两侧的位置，且在正中线处并不连续。颏下脂肪室上方与颏部以颏下韧带为界，两侧边界为旁正中颈阔肌支持韧带，下方边界为舌骨韧带。

韧带

在颏部和下腭有两条重要的支持韧带（图16.9）。颈阔肌下颌韧带（PML）将下颌脂肪室分隔为上、下浅层颊部脂肪室。该肌肉隔膜距离下颌骨角约5cm，位于下颌骨缘上方。颈阔肌下颌韧带被认为可以维持下腭的结构，同时也是维持横跨下颌骨的颈阔肌稳定性的因素。随着时间的推移，颈阔肌下颌韧带结构完整性的丧失将会导致下腭下垂。下颌骨皮肤韧带（MOCL）位于颈阔肌下颌韧带的头侧位置，距下颌角约5.5cm，位于下颌骨边缘上方1cm。下颌骨皮肤韧带约3.5mm宽，其远端纤维与降口角肌（DAO）交织，形成木偶纹的下半部分。在临床上，下颌骨皮肤韧带作为前下腭部和木偶纹之间的连接点，可以被触摸到。在除皱术中，下颌骨皮肤韧带的松解可使皮肤和浅层肌肉腱膜系统（SMAS）得到适当的活动度，由此可知下颌骨皮肤韧带对于将皮肤附着在下颌骨上起着重要作用。

颈阔肌下颌韧带和下颌骨皮肤韧带为真性韧带。而假性韧带，如咬肌皮肤韧带，可将皮肤与其覆盖的肌肉固定，对保持面部结构的完整性也很重要。

肌肉

对肌肉解剖的重要发现源于几代人的仔细解剖和观察。最近，Olszewski等进行了体内三维磁共振成像（MRI）同位素研究，以阐明该区域肌肉解剖的独特性。

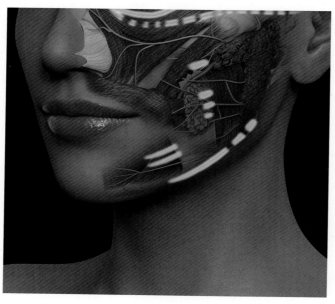

图 16.9 颏部和下颌线的韧带

　　下腭部和颏部区域包含3块关键肌肉：降下唇肌（Dli）、降口角肌（DAO）和颏肌。这3块肌肉在尾部与颈阔肌交错，并与口轮匝肌有密切联系。

口轮匝肌

　　这块复杂的肌肉包含构成嘴唇的部分肌肉纤维，同时嘴唇还有来自其他面部肌肉的纤维，这些纤维在不同的层次进入嘴唇。口轮匝肌的深层由来自颊肌的纤维组成，其内侧纤维在口角上交叉分布。起源于上颌骨的颊肌纤维止于下唇，而起源于下颌骨的纤维止于上唇。与这些中间的纤维不同，最上和最下的颊肌纤维从一边穿过嘴唇到另一边，没有交叉。

　　在它的表面是另一层口轮匝肌，它由来自提上唇肌和降下唇肌的纤维交错而成。提口角肌（LAO）与降口角肌在口角处交叉，提口角肌纤维穿过下唇，降口角肌纤维穿过上唇，然后在中线处止于皮肤。该层还有来自提上唇肌（LLS）的肌纤维，它与提口角肌、降下唇肌和颧大肌相邻，且与口轮匝肌垂直部分的外侧缘相邻。这些肌肉纤维主要呈斜向分布（图16.10）。

　　这些交织而成的嘴唇肌纤维，使嘴唇从皮肤到黏膜有一定厚度。在唇括约肌内还有一层固有层，位于口轮匝肌与黏膜之间，增加了结构的完整性。

　　口轮匝肌受面神经的颊支支配，控制嘴唇的括约肌运动并使其有一定的突度。随着时间的推移，它可以导致口周皱纹的产生。

降下唇肌（Dli）

　　降下唇肌起始于正中联合和颏孔之间的下颌线，止于口轮匝肌和下唇皮肤。它受面神经的下颌支支配，可使下唇向下运动。

降口角肌（DAO）

　　降口角肌起始于下颌骨和下颌结节的斜线，与颈阔肌融合。止于口角蜗轴，并与口轮匝肌和笑肌融

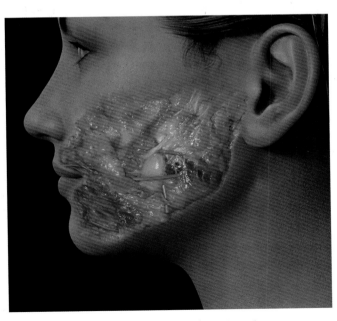

图 16.10　颏部和下颌线肌肉的外侧剖面图

合。它由面神经的下颌支支配，可使口角向下运动，

颏肌

颏肌起始于下颌正中联合上部和颏部脂肪室。肌肉纤维呈扇形向头侧伸展，止于口轮匝肌和下唇的皮肤。它由面神经的下颌支支配，可使下唇向上运动和向前突出。

它还会导致颏部皮肤出现皱纹，过度使用或颏肌肥大会导致永久性皱纹的形成和出现"女巫下颌"的外观。

V形的颏肌与两侧的降下唇肌结合在下唇和颏部形成M形。颏肌劳损常发生在颏部脂肪垫因老化而萎缩时，或发生于Angle Ⅱ级下颌咬合错位的患者中。

咬肌

咬肌由浅部和深部组成：浅部起始于颧突和颧弓的前2/3，止于下颌角和下颌支下段；深部起始于颧弓的后1/3，止于下颌支的上段。

咬肌向前覆盖在颊肌上，后侧被腮腺覆盖。从腮腺开始，腮腺导管穿过咬肌，向前走行穿过颊肌进入口腔，开口正对第二上磨牙（图16.11）。

血管

了解该区域的血管系统对于避免注射入血管内和血管栓塞等并发症至关重要。面动脉（图16.12）在下颌骨上方上行，深达颈阔肌，距下颌骨角约3cm，可在咬肌前缘前方（0.3~10mm）触诊到其搏动而识别。

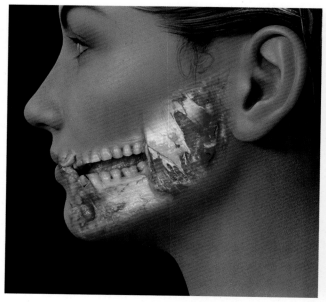

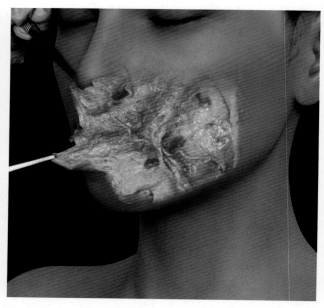

图 16.11　颏部和下颌线侧视图，蓝线与绿线之间为咬肌浅部

图 16.12　面动脉在下颌骨上方上行，深达颈阔肌，距下颌骨角约 3cm，于咬肌前缘前方（0.3~10mm）可被触及

面动脉分布常有解剖变异，这会使注射复杂化。计算机断层扫描、血管造影和尸体解剖研究已经表明了面部动脉如何从颈部颈外动脉发出，在靠近面动脉起始处，颈外动脉还发出颏下动脉。面动脉是否占主导地位与同侧角系统的存在与否有关。然而，在临床上，这对于确定哪些患者适合深层注射几乎没有价值。

不过，在这个层面的血管网中，面动脉的平均直径为2.3mm，位于降口角肌和颧大肌的深层。这样从口角到鼻唇沟可以安全地进行浅层注射。

面动脉发出下唇动脉（ILA）和上唇动脉（SLA），并在经过口角后向鼻部走行延续为角动脉（内眦动脉）。研究发现，与左侧相比，右侧的下唇动脉更有可能存在或占主导地位。下唇动脉走行于颈阔肌深面并常与颏唇动脉相连形成一个共同的干。下唇动脉发出处距口角约2.5cm，在下颌骨下缘上2.5cm（图16.13）。下唇动脉平均直径为1.3mm。下唇动脉走行于牙槽嵴上方口腔前壁黏膜下层。颊肌的下缘可以用来估计下唇动脉向中线走行的位置。在大多数情况下，下唇动脉延伸至唇颏沟，既可以走行在口轮匝肌内部，也可以走行在口轮匝肌与周围肌肉交错形成的不同层次之间。

下唇动脉发出一个分支，与颏神经伴行并向下唇发出垂直的穿支。有11%的情况，下唇动脉和上唇动脉在分叉前会共用一个干，这时下唇动脉沿着下唇的红白唇交界处走行。当在红白唇交界或口角处注射时，这就是一个不确定的注射危险区域。对于下唇动脉的深度并没有明确的共识，但迄今为止的研究表明，在起始处的血管深度平均为4.7mm，到达中间线后其深度超过2.3mm。

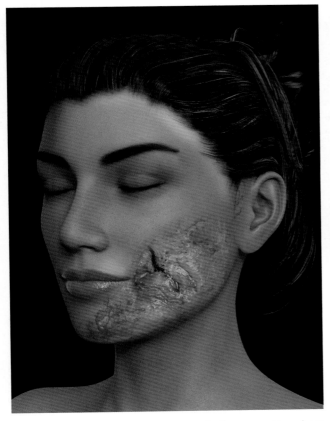

图 16.13　下唇动脉发出于距口角约 2.5cm 处，在下颌骨下缘上方 2.5cm

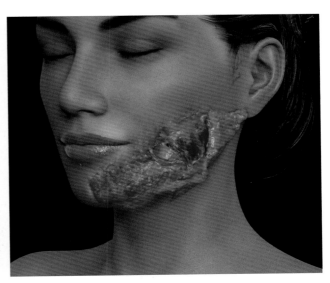

图 16.14　面动脉的外侧深处为面静脉

面动脉的外侧深处为面静脉（图16.14）。

神经

颏血管神经束通过颏孔进入面部。颏孔位于第一前磨牙与第二前磨牙之间，下颌骨上下边界的中点。颏神经为下唇、颏部和颏部提供感觉神经支配（图16.15）。

面部的运动神经支配主要来自面神经的分支，在这个区域，颊支和下颌缘支至关重要。面神经在腮腺分为5个主要分支：

· 颞支。

· 颧支。

· 颊支。

· 下颌缘支。

· 颈支。

下颌缘支从腮腺咬肌筋膜穿出后，在SMAS下走行，穿过面动静脉表面约3mm。因此，面动脉的搏动可以作为识别下颌缘支的一个标志点。下颌缘支在这个层次继续走行直至降口角肌，然后穿出至其浅面，最终形成两个分支，主要分支在下颌骨皮肤韧带上1cm处终止（图16.16）。

下颌缘支支配降下唇肌、降口角肌和颏肌。有81%的情况，该神经从颅到下颌缘走行。在中线进行唇颏沟尾侧注射和下颌骨边缘的骨膜下注射，被认为是安全的，可以避免损伤神经。

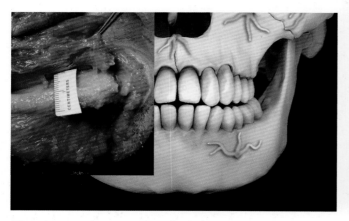

图 16.15 颏部和下颌线的感觉神经：颏神经

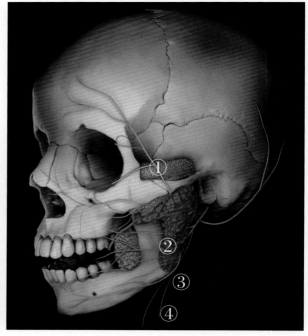

图 16.16 颏部和下颌线的运动神经支配。面神经：①颞支；②颊支；③下颌缘支；④颈支

骨骼

随着年龄的增长，由于上颌骨和下颌骨的变化以及面部宽度和深度的轻微增加，颏部的突出度和形态都会发生变化。在下颌骨，牙齿缺失导致牙槽嵴明显吸收。颏脂肪垫的下垂继发于下颌骨的骨质吸收。在咀嚼肌汇合点有下颌骨常有骨性突起而变粗（如下颌角和颧突的下缘）（图16.17、16.18）。

肉毒毒素注射

降口角肌

关于降口角肌的肉毒毒素治疗有多种方法。当在下面部使用肉毒毒素时，效果是微妙的，但副作用可能是不可原谅的。最安全的方法包括：

· 从鼻唇沟延伸到下颌骨画一条斜线。
· 用32G 4mm针头，垂直皮肤进针深度为4mm，在鼻唇沟延长线前1cm和下颌线（下颌骨边缘）上1cm处注射肉毒毒素2~4U（图16.19）。

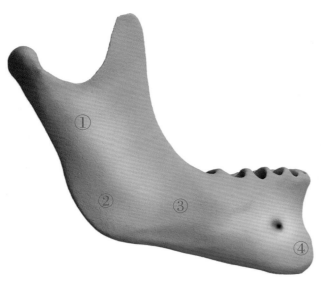

图 16.17　下颌骨：①下颌支；②下颌角；③下颌体；（4）颏部

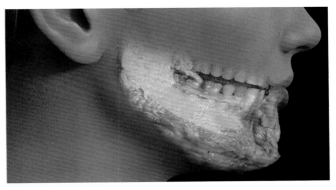

图 16.18　下颌骨和牙齿的侧视图。蓝点为第一前磨牙，绿点为第二前磨牙

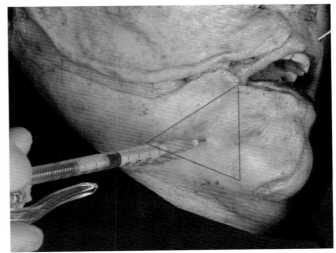

图 16.19　肉毒毒素治疗降口角肌注射方法：蓝色三角为降口角肌，在红线前 1cm 处或降口角肌后缘以及下颌缘上 1cm 处注射

- 对颈阔肌和颏肌的额外治疗可促进协同作用。
- 注意不要让药液向内侧影响到降下唇肌，并要求患者在治疗后不要按揉该区域。

颏肌

- 在颏肌下部于中心或两个相邻区域注射。
- 垂直进针穿过皮肤并深入大块肌肉进行注射（图16.20）。
- 肉毒毒素平均剂量为每侧4U。

咬肌

- 从耳屏到口角画线并标出咬肌前缘。
- 垂直进针穿过皮肤并深入（13mm针头）大块肌肉进行注射（图16.21）。
- 肉毒毒素平均剂量为每侧20~30U，分成3~5点进行注射。

填充剂注射

- 每个患者都要经过全面评估，并需在预评估诊所里进行。
- 仔细考虑患者的目标并与实际的临床结果取得平衡。
- 准备无菌场所和正确的设备。
- 标记注射部位，行局部表面麻醉。
- 轻柔地按摩以使填充剂分布均匀。
- 根据患者的目标，在静态和动态下评估结果。
- 宁少勿多。
- 治疗后，至少24h内避免常规化妆，并为患者安排定期随访。
- 建议在治疗前后进行高质量的摄像。

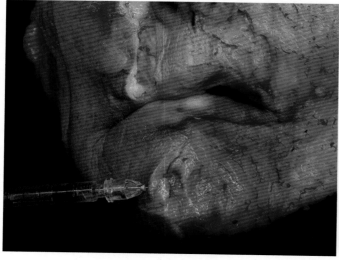

图 16.20　肉毒毒素治疗颏肌垂直注射技术

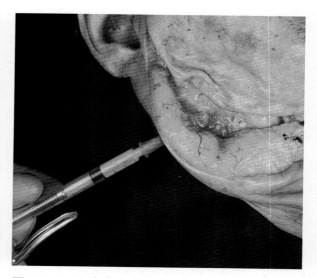

图 16.21　肉毒毒素治疗咬肌垂直注射技术

嘴角沟纹／木偶纹

· 根据对患者的评估和对局部解剖的了解，同时结合对填充剂和肉毒毒素的生理和美容特性的深刻认识，才能制定出对于木偶纹的最佳治疗方案。我们倾向于使用高弹性、高黏度的透明质酸填充剂，因为它可以通过纠正容量缺失恢复结构完整性，并进一步为口角提供支撑。

· 为了填充前颊沟，我们可以垂直进针将真皮填充剂注射在骨膜下层（图16.22）。在真皮深层和黏膜下层注射真皮填充剂可增加木偶纹和口角处组织容量。注射后，轻轻按摩注射部位，使填充剂分布均匀，轮廓平滑。

下颌线

· 下颌线和前颊沟是面部重要的美学区域，可使用高弹力、高黏度透明质酸沿着下颌骨缘注射至皮下层（有时可注射至骨膜下层）（图16.23、图16.24）。

· 女性的下颌线趋向于光滑、连续的线条，直至耳廓，而男性的下颌线更趋向于有棱角。因此，女性下颌线的注射可以通过一个进针点进行退针注射，而男性下颌线注射通常需要两个进针点，一个用于退针线性注射，另一个用于最后的垂直注射。

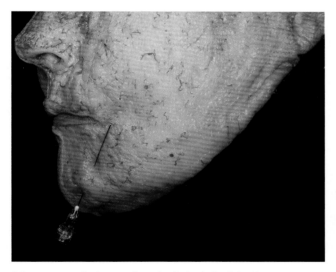

图 16.22　骨膜下垂直注射技术填充前颊沟

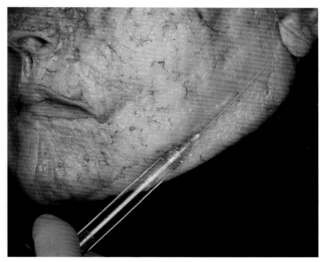

图 16.23　下颌线高弹性填充剂浅表注射技术

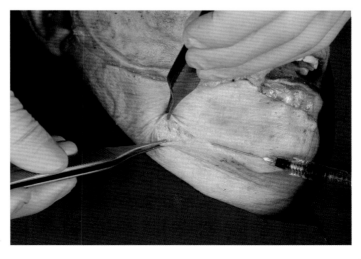

图 16.24　皮下平行注射技术

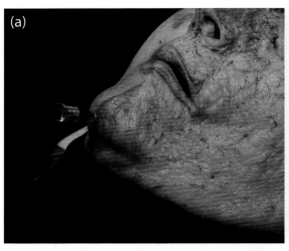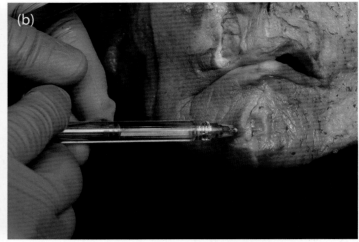

图 16.25 颏部注射填充技术。（a）颏部注射填充技术侧视图。（b）颏部注射填充技术正视图

・注射前颊沟可使用25G 38mm钝针平行于皮肤进行皮肤层注射。其美学目的是为了使下颌缘变得光滑和清晰，减少颏前沟前后的凹陷并提升下腭部。也可以在下颌缘使用锐针垂直进针注射。

・使用锐针还是钝针取决于个人的偏好。在面部这一区域使用锐针速度更快，触觉反馈更好，而且更容易穿过由于既往注射或手术所形成的纤维组织。

颏部

・在美学实践中，颏部是一个经常被忽视的区域，它被看作是下颌韧带凹陷和口角之间的区域。仅仅增加一个区域的容量往往会导致不理想的美学效果。

・推荐使用高弹性、高黏度的透明质酸或羟基磷灰石作为颏部填充材料。

・13mm 27G锐针可用于骨膜下深层注射，当皮肤直接附着在下方骨骼上时，我们建议使用钝针。在颏孔附近要特别小心。使用双层次注射填充可以获得更好的效果，先进行深层注射以增加下颌脂肪垫容积，然后在皮下真皮层注射以改善轮廓（图16.25）。

◦ 恢复唇颏沟的容量可以支撑和扩大下唇和颏部的连接。下唇动脉靠近下唇深侧的唇颏沟走行，必须避免损伤。可以在颏肌止点上方，沿着口轮匝肌后部降下唇肌上方增加注射容量。行浅层的皮下注射可以增加支撑度并减少并发症，但是如果填充剂注射过于接近皮肤，则会导致美观度下降。

◦ 当出现颏肌劳损时，颏部脂肪垫可通过填充剂增加容量。以颏部最突处为进针点，在皮下与中线成一定角度，直到遇到阻力才进入脂肪垫。

◦ 颏外侧深部是增加容量的关键部位。这些脂肪垫在降口角肌的深层，便于肌肉在其上方滑动。在该脂肪垫的前方有一层膜，可以保护颏神经。颏神经有一部分常与下唇动脉伴行，因此在该区域注射时有一定风险。使用27G锐针或38mm 25G钝针，进针点位于下颌骨旁正中下缘，可向头侧进入降口角肌深面，将填充剂注射至颏外侧深部腔室（图16.26）。该技术可让注射器从尾侧到达颏孔，并在下颌骨骨膜上方从内向外移动。填充这个位置可以协助更好地勾勒出下颌轮廓，修饰前颏区域。

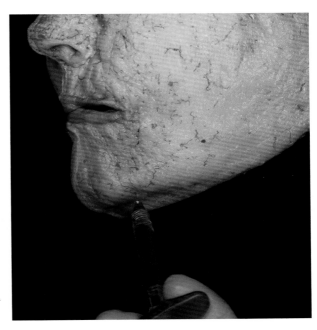

图 16.26　通过旁正中下颌缘进针点向头侧进针填充颏外侧深部腔室

并发症

关于一般并发症和安全深度的内容详见第7章。

Seckel将面部分为7个功能性危险区；在这一章的颏部和下颌注射中涉及危险区3、危险区4和危险区7。

肉毒毒素

· 在肉毒毒素治疗颏肌和降口角肌的过程中，需要小心谨慎，防止药液弥散到降下唇肌。

· 在口周注射时要注意肉毒毒素的剂量和注射位置，以防止发音、吹口哨、喝水困难。

填充剂

· 注意颏孔的位置。

· 注意颏下动脉。

· 如果注射位置太浅或注射量过多，可能会出现明显的轮廓畸形、不对称和肿块。有规律地按摩可轻微改善不均匀的现象，但可能持续较长时间。

· 由于口周区域的活动性，不理想的注射位置可能导致说话时出现不自然的外观。

· 在治疗后的1周内，如果颏部和口周区域的注射量过大，可能会因为影响到口轮匝肌或降口角肌，而影响正常说话。

· 颏沟是一个疼痛敏感的区域。

· 建议注射后进行口内/双手按摩以减少可能出现的不均匀。注射后的肿胀可在口腔内触摸到。

危险区 3

· 该区域包括面神经下颌缘支以及面动静脉的最易损伤处（图16.27）。该区域的定位是以口角后2cm为圆心画一个半径为2cm的圆。在这个区域，颈阔肌-SMAS层变薄，使神经和邻近面部血管暴露，容易受损。

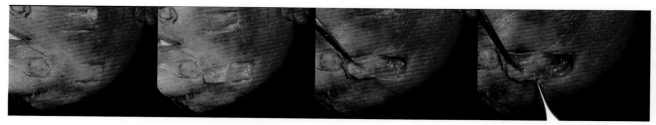

图 16.27 逐层解剖显示危险区 3 的面动静脉位置

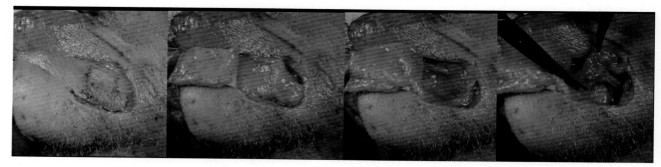

图 16.28 解剖显示危险区 7：颏神经

- 该神经的损伤会导致严重的美学和功能障碍。在静息状态下，正常受神经支配的颧大肌的张力将不会被失去神经支配的降口角肌所对抗，导致嘴角上升，下唇上移超过牙齿。在做鬼脸或皱眉时，失去神经支配的降口角肌不能下降嘴角和下唇，导致下牙难以在患侧显现。

危险区 4

- 这个区域包括面神经的颧支和颊支，它们在咬肌和颊脂肪垫的浅面，但在颈阔肌-SMAS和腮腺筋膜层的深面。这些分支不再受到腮腺的保护因此更加脆弱。危险区为下界至下颌骨体部、后界至腮腺、前界至颧大肌的三角形区域。根据表面解剖学，为口角、颧突最高点以及下颌角后缘3个点围成的区域。

- 这些神经的损伤会导致颧大肌、颧小肌和提上唇肌的麻痹。这将导致在静息状态下上唇下垂，而当微笑时，由于健侧颧大肌、颧小肌失去对抗阻力，会将嘴拉向健侧，造成更明显的畸形。

- 如果发生神经损伤，由于颊支和颧支之间存在许多交通支，肌肉麻痹时间往往不会很长。

危险区 7

- 此区域包含颏神经（图16.28），它对同侧颏部和下唇起到感觉支配作用，是三叉神经下颌支的一个分支。颏神经从颏孔穿出，颏孔位于下颌骨体的中点，与第二下前磨牙在一条直线上。经过颏孔的矢状面，同时还经过瞳孔中点、眶上孔和眶下孔。

- 神经损伤的影响是显著的。咀嚼时也可能会无意中咬到嘴唇。

参考文献

[1]　Dallara JM et al. *J Cosmet Dermatol.* 2014;13(1): 3–14.

[2]　Pessa JERR. *Facial Topography, Clinical Anatomy of the Face.* Missouri: Quality Medical Publishing; 2012.

[3]　Carruthers A et al. *Dermatol Surg.* 2008;34(Suppl 2):S167–S172.

[4]　Pilsl U and Anderhuber F. *Dermatologic Surg.* 2010;36(2):214–218.

[5]　Lamb JSC. *Facial Volumization: An Anatomic Approach.* Thieme; 2017.

[6]　Olszewski R et al. *Int J Comput Assist Radiol Surg.* 2009;4(4):349–352.

[7]　Braz AV et al. *An Bras Dermatol.* 2013;88(1):138–140.

[8]　Angle EH. *Dent Cosmos.* 1899;41:248–264.

[9]　Mommaerts MY. *J Cranio-Maxillofacial Surg.* 2018;44(4):381–391.

[10]　Seckel B. *Facial Danger Zones. Avoiding Nerve Injury in Facial Plastic Surgery.* 2nd ed., Thieme; 2010.

延伸阅读

[1]　Iblher N et al. *J Plast Reconstr Aesthet Surg.* 2008; 61(10):1170–1176.

[2]　Penna V et al. *Plast Reconstr Surg.* 2009;124(2): 624–628.

[3]　Reece EM et al. *Plast Reconstr Surg.* 2008;121(4): 1414–1420.

[4]　Rohrich RJ and Pessa JE *Plast Reconstr Surg.* 2009; 124(1):266–271.

第17章　颈部和肩部

*Kate Goldie, Uliana Gout, Randy B. Miller, Fernando
Felice, Paraskevas Kontoes, Izolda Heydenrych*

引言

颈部的定义是指从下颌骨下方向前延伸至胸骨柄上方的解剖学区域。

面部美容治疗的目标可能是使年轻患者变得更加美丽，使老年患者变得更加年轻，而颈部美容治疗主要关注点则是预防和矫正衰老的表现。

边界

颈后部的边界上至枕骨，下至C7和T1椎间盘（图17.1）。颈部通常分为前三角和后三角。前三角由胸锁乳突肌的前缘、颈部的正中线和下颌骨下缘构成，后三角是以胸锁乳突肌的后缘（SCM）、斜方肌的前缘和锁骨的外1/3为界的颈部区域。前三角作为暴露部位，是美学治疗的焦点。

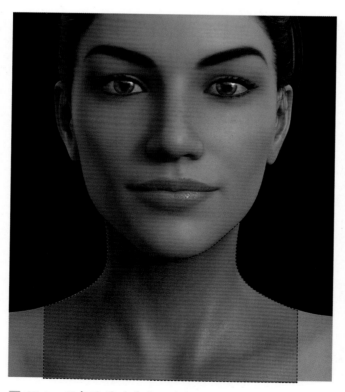

图 17.1　颈部边界（紫色区域）

衰老

颈部老化的特征可见图17.2~图17.5。

· 软组织松弛度增加。

· 多余的皮肤。

· 脂肪堆积。

· 颈颏角消失。

　　了解衰老是如何影响颈部每一层组织，有助于诊断和选择最佳治疗方案。颈部皮肤经常暴露于外界环境中。连同老化的内在因素，细胞和组织的衰老也可导致端粒缩短和Hayflick界线。这些进程导致松弛、广泛皱纹和颈横纹，同时伴有色素的改变和毛细血管扩张。

　　组织学上，表皮在真皮-表皮交界处变扁平。当结缔组织结构和成纤维细胞减少时，真皮体积减少。

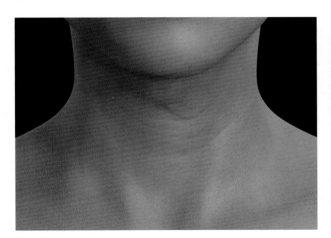

图 17.2　老化的颈部出现颈横纹和垂直的皱纹

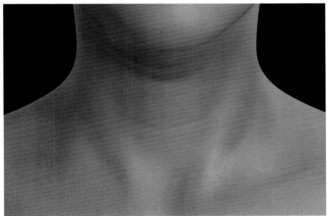

图 17.3　老化的颈部出现多余的皮肤，脂肪堆积和颈横纹

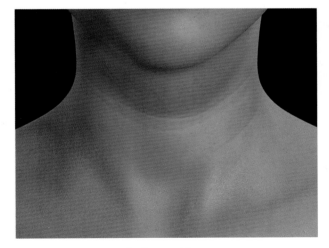

图 17.4　老化的颈部出现颈横纹

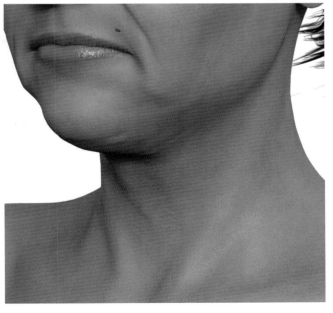

图 17.5　颈部皮肤显示颈横纹和颈阔肌条索

213

从美学角度看，颈阔肌形态会影响老化。颈阔肌随着年龄的增长向内侧发散，失去张力，并且深部支持韧带的支撑作用减弱。在颈阔肌纤维交叉较少的个体，出现脂肪下降和颈阔肌下深层脂肪结构下垂的风险较高，从而导致颈部轮廓不清晰。

更详细的解剖细节，包括二腹肌的长度和舌骨的位置，均有可能影响颈部的美观，并对颈颏角（CMA）产生负面影响。下颌下腺体过大也会导致颈部上缘模糊（图17.2、图17.5）。

皮肤

颈部的皮肤比面部的大部分区域的皮肤都要薄，但它具有更大的延展性和弹性，因为它已经进化成能够承受头部抬起和转动等活动的结构。真皮下含有不同量的表浅脂肪，这些脂肪的量与BMI呈正相关关系。

脂肪

颈阔肌前脂肪厚度存在年龄和种族的差异（图17.6~图17.8）。颈部的颈阔肌下脂肪有明确的分区，可以通过它们与颈阔肌、二腹肌和下颌舌骨肌的稳定关系来识别。下颌舌骨肌构成后界。

中央、内侧、外侧3个腔室（图17.9）相互毗邻，形成颈阔肌下脂肪层。这些腔室的厚度是不同的。

由于颜色和外观的不同，中央脂肪很容易与内侧和外侧脂肪区分开来。

肌肉

在美学上，颈阔肌是颈部最重要的结构。颈阔肌是一块宽而平的肌肉，在大多数情况下起源于胸腔上部锁骨前。颈阔肌最常见的是向上内走行，然而，几乎有1/3的人，颈阔肌从锁骨一直垂直上升到面部。

颈阔肌的肌肉止点呈多样性：颊部皮肤（57.5%）、口周皮肤肌肉（18.6%）、下颌皮肤韧带和颧骨。在一些个体中，深层纤维附着在下颌骨骨膜或腮腺筋膜上，形成一个更深的锚定点，而更多的表层

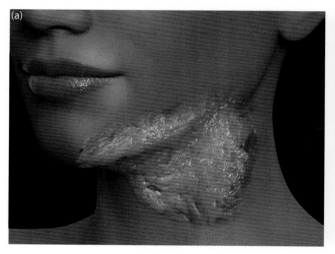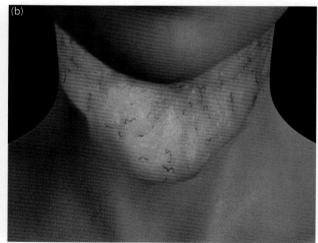

图 17.6 （a）颈阔肌前脂肪斜位图。（b）颈阔肌前脂肪正位图

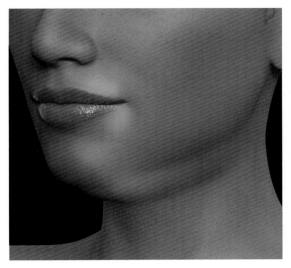

图 17.7　颈部脂肪过多导致颏下过度丰满

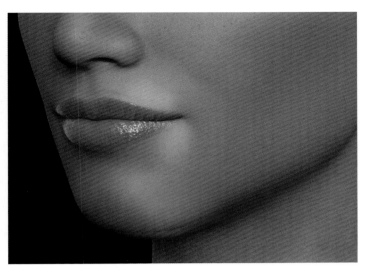

图 17.8　中度的颏下脂肪

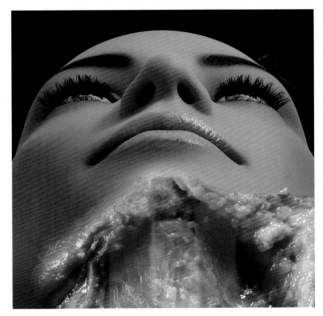

图 17.9　颈阔肌下脂肪的 3 个脂肪室：蓝色（中央）、白色（内侧）和绿色（外侧）

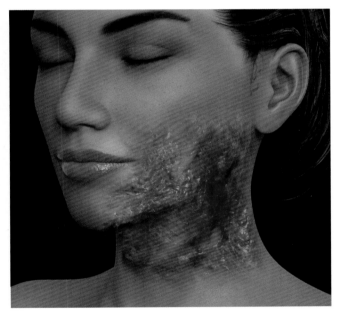

图 17.10　颈阔肌上部的 3 段：PPM、PPL 和 PPMo

纤维在上方延续。

　　功能上，颈阔肌收缩会将口角往下拉，与其他关键的下面部降肌如颏肌和降口角肌协同作用。此外，颈阔肌还能帮助口角向外下方移动。所有这些个体差异都可能影响颈阔肌在下面部和颈部所起到的美学作用。

　　多年来，人们一直使用肉毒毒素治疗颈阔肌条索。最近，肉毒毒素在颈部的使用已经得到扩展，除了减少垂直条索，还可提升和重塑下面部，淡化颈横纹以及改善皮肤外观。

　　在保持表情自然的同时，要实现下面部的提升和重塑，需要对下面部肌肉与颈阔肌之间的解剖学联系，以及它们在下面部松垂中的作用有更深的了解。De Almeida 等提出，增强对上、下颈阔肌不同功能的理解，将有助于提高美容效果。对于下面部重塑，颈阔肌上部是关键。颈阔肌上部可分为3段（图

17.10）：

·下颌部颈阔肌（PPM）。

·唇部颈阔肌（PPL）。

·口角部颈阔肌（PPMo）。

PPM附着在下颌骨缘、降口角肌和和下面部的皮肤。该部分颈阔肌的收缩可使下颌下方颈部轮廓线从降口角肌下缘向外下方移动。在功能上，降口角肌和PPM有协同作用。单独治疗任何一块肌肉都可能导致肌肉组合过度活跃的患者出现不自然的效果。

PPL在穿过降口角肌深面后，止于下面部内侧肌肉，如口轮匝肌和降下唇肌，从而抑制口外侧1/3。

最后是PPMo，它是位于降口角肌后外方的部分颈阔肌。在微笑时，这部分颈阔肌占主导，会导致夸张的颊部微笑线，使皮肤起皱，影响中面部的外观。

其他颈部的浅表肌肉包括胸锁乳突肌和斜方肌。这些肌肉在美学上不那么重要。舌骨上肌群和舌骨下肌群位于前三角的深处，它们对吞咽和抬高、压低舌骨很重要。因此，应避免在前方和中线位置注射过量肉毒毒素，以防止可能对肌肉功能产生影响。

血管

动脉

·颈总动脉是颈部主要的动脉，颈总动脉在喉部甲状软骨上缘分叉（颈4），形成颈内动脉和颈外动脉（图17.11）。

·颈前皮肤的血管来自甲状腺上动脉和锁骨下动脉的颈横支。

·颈阔肌由面动脉的颏下支和锁骨下动脉分出的肩胛上动脉供应血液。

·在胸锁乳突肌、颈前肌群和斜方肌之间的肌皮穿支供应真皮–真皮下血管丛的血供。这些血管丛横跨中线，主要由甲状腺上动脉、面动脉的分支和颈前肌群的肌皮穿支供应。

静脉

·颈部最大的静脉是颈内静脉，起源于颈静脉孔，作为颈动脉鞘的一部分在颈部下行。

·颈外静脉位于下颌骨角附近，靠近耳廓下部，并斜跨过胸锁乳突肌。

神经

颈部皮神经支配来源于颈部脊神经。

前三角由颈横神经支配，颈横神经从胸锁乳突肌的后方发出，并向内侧走行。

在美学治疗中，了解耳大神经（GAN）的位置对于预防神经损伤是非常重要的。耳大神经是颈丛最大的上行分支，有时紧贴颈阔肌深面走行。该神经最浅的位置在乳突（或耳道）和锁骨间1/3处。

颈阔肌的支配神经为面神经的颈支，走行在颈阔肌深面，靠近下颌缘下方（图17.12）。

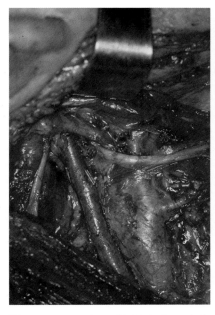

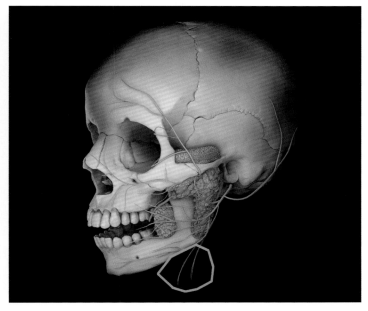

图 17.11　颈部血管侧面图；注意颈总动脉和颈外静脉

图 17.12　颈部神经支配（注意面神经颈支）

骨骼

颈部的两种骨是颈椎骨和舌骨，这两种骨都不会影响美学治疗。下颌骨的形状、大小和构造虽然不属颈部的范畴，但在颈部软组织悬吊和颈部整体美学中起着不可或缺的作用。非手术方法改善颈颏角（CMA）的首要步骤之一是采用颏下前方隆颏术矫正颏后缩畸形，使用软组织填充剂突出颏前点。

肉毒毒素注射

颈部的治疗

美观的颈颏角为105°~120°，下颌缘清晰，舌骨下软骨有明显凹陷，甲状软骨突出（图17.13）。此外，没有明显的垂直颈阔肌条索以及水润、紧致、质地均一的皮肤。根据对每个患者颈部不同老化模式的诊断，可以选择多种治疗方式。

在皮肤不是特别厚的患者中，颈阔肌垂直条索和轻中度颈横纹的治疗方法中，肉毒毒素注射是理想方案。对于下面部没有过多脂肪的患者，肉毒毒素非常适用于下面部重塑和增加下颌缘清晰度。可用小针头（30~35G）进行肉毒毒素小剂量皮下注射（图17.13）。本章后面将介绍可能的治疗方案。

注意事项

· 初始阶段，整个颈部单次治疗总剂量（Botox、Xeomin、Bocouture、Vistabel）为30~60U已经足够。2周后如果效果明显，可再次注射。

· 颈阔肌神经调节过度会导致平躺时抬头困难。此外，注意不要在中线附近注射过量肉毒毒素，因为有迁移到深层肌肉结构从而导致吞咽困难的风险。

· 同时，也要避免仅对颈部外侧进行神经调节，这使得颈部内侧完全没有肉毒毒素作用。在一些病例

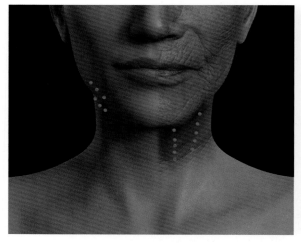

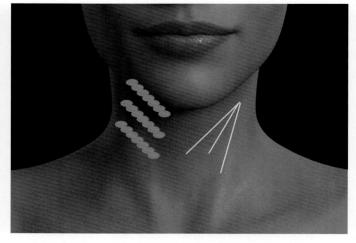

图 17.13　肉毒毒素治疗颈阔肌条索和下颌线模糊区域

图 17.14　颈部透明质酸填充剂治疗区域

中，这种注射方式会导致内侧颈阔肌聚集和过度活跃，使颈阔肌内侧条索加重，面部轮廓变方，颈颏角变钝。

· 皮肤过度松弛和脂肪堆积的部位，注射肉毒毒素基本无法产生令人满意的美学效果。

· 和所有的注射一样，可能会出现一些瘀青、肿胀和发红，但通常都很轻微。

· 可能会有人对肉毒毒素过敏，但极为罕见。

填充剂注射

透明质酸

透明质酸填充剂在颈部的作用通常是直接消除水平的"项链"纹，以及使皮肤全面保湿、质地改善和细纹缓解（图17.14）。这些审美目标的实现技术是不同的。理想患者应有轻中度水平纹，极少的皮肤松弛且没有大量的颈部皱褶。透明质酸对于没有过多颈部容量的厚皮肤患者也可能是有效的。

使用低黏度、低弹性的透明质酸填充剂是十分重要的。由于注射深度非常浅，因此辨别出产生丁达尔现象风险最小的透明质酸配方非常重要。

可使用锐针或25G 5cm钝针直接将透明质酸注射到水平颈横纹处。填充颈纹的锐针通常使用小号（30G）或更细的针。优点是可以非常准确地将透明质酸填充剂注射到皮内深度。推注时要缓慢多次、少量、线性或连续的微滴将透明质酸注射在皱纹最深处。这里的关键是在皮内注射，在注射后纹路即刻变平。透明质酸也可以在颈部广泛注射，用于一般的补水和改善肤质；这些注射方式不是线性的，而是使用锐针或钝针将透明质酸均匀地分布在颈前部浅表位置。

新型热交联透明质酸可使用锐针采用少点位、大剂量注射方式，每点位注射0.1~0.2mL。这些透明质酸小泡经过数小时的渗透在颈部扩散，使皮肤更紧致、更水润。在6个月时间内患者可能需要接受2次治疗。虽然这不是完全理想的治疗，但注射的简易性、产品沉积的均匀性和皮肤质量的改善使其成为一种成功的治疗方法。

在颈部使用钝针注射可降低注射到浅表血管内和不慎进入更深部高风险组织层次的风险。在颈部使用钝针技术上更加困难，特别是对于那些以前接受过非手术治疗的患者。在颈部较平的地方可以使用多个注射位点和较细的钝针（25G / 50mm），这样可以减少在真皮下使用钝针的难度。

注意事项

· 颈部透明质酸注射后出现瘀青、红斑和轻度水肿是正常的。特别是，与中下面部相比，红斑、水肿可持续数天。

· 使用锐针时，保持正确的组织层次至关重要，不要到达菲薄的颈阔肌深面。

· 治疗后最常见的问题是填充剂显现，无论是在垂线的深度或紧邻它的部位。小剂量准确注射有助于防止这种情况出现。治疗后的前几天有些肿胀和可见性是正常的，但如果持续存在，可以使用透明质酸酶完全溶解去除或调整形态。

羟基磷灰石钙（CaHA）

这种治疗是紧致和加强颈部真皮的理想方法，尤其填充在下颌下真皮下层时效果明显。CaHA传统用于颊部和鼻唇沟的填充。最初设计时，CaHA不仅是一种填充剂，而且还可以发挥生物刺激和组织再生作用。该凝胶由70%羧甲基纤维素凝胶和30%羟基磷灰石钙组成。真皮下填充时，凝胶载体在接下来的3~6个月内会被吸收。在此期间，胶原蛋白和弹性蛋白基质形成，真皮厚度增加，血管生成增多。胶原蛋白最初为3型，但随着时间的推移，大部分会转化为1型。

颈部治疗时，用无菌生理盐水1 : 2稀释产品并充分混合是很重要的，这样使用方便，并且降低注射后填充剂显现的风险。

注意事项

· 除了透明质酸的注意事项外，在颈部使用CaHA前进行稀释十分重要。

· CaHA应该使用小剂量多点位线性注射填充方法。

联合治疗

许多治疗通常与肉毒毒素、透明质酸填充剂和生物刺激剂联合使用。

许多设备成功地治疗颈部老化症状，如改善皮肤质量、提升组织和减少脂肪。皮肤质量的改善是通过强脉冲光、剥脱性点阵激光和非剥脱性点阵激光来实现的。

组织提升设备包括单极射频和可视化的微聚焦超声。

有效的局部减脂方法包括冷冻溶脂、化学溶脂和激光溶脂。

并发症

关于一般并发症和安全深度的内容详见第7章。

Seckel将面部分为7个功能性危险区；在颈部注射中，涉及危险区1。

肉毒毒素

· 颈部肉毒毒素注射的常见并发症包括内侧颈阔肌意外聚集、瘀青、轻度肿胀和水肿。

· 在内侧颈阔肌过度使用肉毒毒素可能导致吞咽困难。

· 颈部整体治疗过度可能导致抬头困难。

填充剂

· 瘀青是常见的副作用。

· 颈部皮肤填充剂治疗最常见的并发症是填充剂显现。小剂量精细操作将有助于防止这种情况。

· 透明质酸注射后长时间的美观度欠佳可通过透明质酸酶溶解来解决。

· 治疗后，应再次用洗必泰清洗治疗区域，并在术后至少6h内不要接触注射区域，不要戴围巾。

参考文献

[1] Rohrich RJ & Pessa JE. *Plastic Reconstr Surg*. 2010;126(2):589–595.
[2] Goldie K et al. *Dermatol Surg*. 2018 Nov;44 (Suppl 1):S32–S41.
[3] Seckel B. *Facial Danger Zones*, 2nd ed. Thieme; 2010.
[4] Kim E et al. *Skin Res Technol*. 2013 Aug; 19(3):236–241.
[5] Guidera AK et al. *Head Neck*. 2014;36(7): 1058–1068.
[6] Hwang K et al. *J Craniofac Surg*. 2017;28(2): 539–542.

延伸阅读

[1] Cardoso & de Castro C. *Plast Reconstr Surg*. 2000 Feb;105(2):764–775.
[2] De Almeida ART et al. *Dermatol Surg*. 2017;43(8): 1042–1049.
[3] Rohrich RJ et al. *Plast Reconstr Surg*. 2011;127(2): 835–843.
[4] Shadfar S & Perkins SW. *Facial Plast Surg Clin North Am*. 2014;22(2):161–170.
[5] Sykes JM. *Facial Plast Surg*. 2001;17(2):99–107.